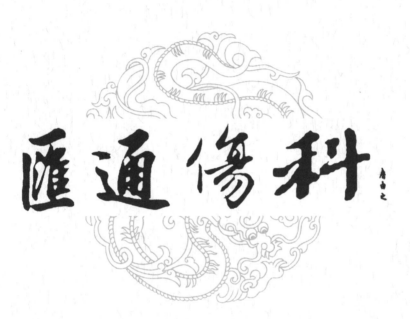

匯通傷科

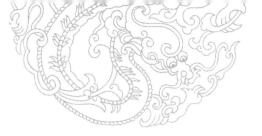

国家古籍整理出版专项经费资助项目

古代中医伤科图书集成

汇通伤科

主　编　丁继华

副主编　余瀛鳌　施　杞

特约编委（以姓氏笔画为序）

王和鸣　王咪咪　石仰山　石关桐　邬扬清

刘柏龄　苏玉新　李同生　何天佐　秦克枫

郭维淮　萧劲夫　董福慧

编　委（以姓氏笔画为序）

丁怀宇　王　宏　王　勇　王宏川　朱淑芬

刘　茜　刘白羽　刘福英　苏　静　苏继承

杜　宁　李　智　李飞跃　李金学　李家红

连智华　吴子明　邱德华　张世明　陈　晶

范少云　范婵娟　赵宏普　奚小冰　郭艳幸

程爱华　蔡静怡

中国中医药出版社

·北京·

图书在版编目（CIP）数据

汇通伤科 / 丁继华主编 . —北京：中国中医药出版社，2021.8
（古代中医伤科图书集成）
ISBN 978-7-5132-3971-4

Ⅰ.①汇…　Ⅱ.①丁…　Ⅲ.①中医伤科学—古籍—汇编　Ⅳ.① R274

中国版本图书馆 CIP 数据核字（2017）第 006648 号

中国中医药出版社出版
北京经济技术开发区科创十三街 31 号院二区 8 号楼
邮政编码　100176
传真　010-64405721
山东临沂新华印刷物流集团有限责任公司印刷
各地新华书店经销

开本 787×1092　1/16　印张 18　彩插 1.25　字数 359 千字
2021 年 8 月第 1 版　2021 年 8 月第 1 次印刷
书号　ISBN 978 – 7 – 5132 – 3971 – 4

定价　108.00 元
网址　www.cptcm.com

服 务 热 线　010-64405720
购 书 热 线　010-89535836
维 权 打 假　010-64405753

微信服务号　zgzyycbs
微商城网址　https://kdt.im/LIdUGr
官 方 微 博　http://e.weibo.com/cptcm
天猫旗舰店网址　https://zgzyycbs.tmall.com

丁继华（1932—2016），浙江奉化人氏。1954年毕业于哈尔滨医科大学，曾任中国中医研究院骨伤科研究所所长、研究员、主任医师，硕士研究生导师，中国中医骨伤科学会顾问。丁氏擅长创伤外科和中医内伤的临床医疗工作，多年潜心研究伤科理论和伤科文献，先后编撰了十余部伤科专著，并发表了数十篇学术论文。1986年，丁继华被英国剑桥传记中心录入《国际知识分子名人录》，1992年获国务院政府特殊津贴。

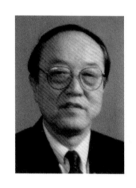

余瀛鳌，1933年生，江苏阜宁人氏。1955年毕业于上海第二医学院，曾任中国中医研究院医史文献研究所所长、研究员、主任医师，博士研究生导师，现为国务院古籍整理规划小组成员。余氏擅长中医临床工作，潜心研究中医临床文献，系我国中医医史文献学科带头人之一。余氏编撰出版了众多著作，发表学术论文170余篇。被英国剑桥国际传记中心收录入《国际知识分子名人录》，1992年获国务院政府特殊津贴。

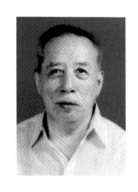

施杞，1937年生，江苏东台人氏。1963年毕业于上海中医学院，曾任上海市卫生局副局长、上海中医药大学校长，主任医师、教授，博士研究生导师，兼任中华全国中医药学会副主任委员、中医骨伤科专业委员会理事长。施氏擅长伤科临床医疗工作，主持参加了许多伤科的临床和实验研究，主编出版伤科专著60余部，发表学术论文数百篇。1993年获国务院政府特殊津贴。

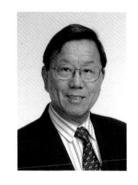

余　序

在人类繁衍迄今的漫长岁月中，骨伤科疾病素以常见、多发著称于世。从文献记述而言，早在《周礼·天官》中已有医学分科的载述。当时所分"食、疾、疡、兽"四科，其中的"疡科"包括了外科和骨伤科。特别是"折疡"和"金疡"，几乎可以涵盖骨伤科的所有病证，亦可视作骨伤科疾病早期分科的渊薮。

现存最早的骨伤科专著，则系唐·蔺道人的《仙授理伤续断秘方》(简称《理伤续断方》)。须予指出的是，《理伤续断方》虽为较早期的骨伤科专著，但其学术奠基的"深广"与"高水平"为历代医家所重视。该书载述了骨折、脱臼、跌仆损伤、出血等病症，实施牵引、手术复位、扩创、填塞、止血、缝合诸治法，并有若干经验效方；难能可贵的是，书中载述了较为成熟、切于临床实用的整骨手法及其施术步骤。从诊疗学发展的角度而言，当时我国骨伤科在世界各国处于领先地位，是毋庸置疑的。嗣后，历代不断有骨伤科著作问世，尤以明、清更为丰富多彩。举其要者，如明·薛己《正体类要》，该书重视整体施治，强调手法须与脉理和人体虚实互参以决定治法。清·钱秀昌《伤科补要》，则详审经穴，明辨骨度之长短与断裂情况，以测其预后。邵勤俊之《跌打新书》，在手法上详于擒拿、运手、点穴。另如清·吴谦《医宗金鉴·正骨心法要旨》、赵竹泉《伤科大成》、胡廷光《伤科汇纂》、江考卿《江氏伤科学》等书亦各具特色，并有较大的学术影响。

释、道中的骨伤科名著，如明·异远真人之《跌损妙方》，该书根据人体损伤部位，分之为七门，药用平稳，立法精审。而少林寺伤科，清代有多种编著传世。其中如《少林寺跌打损伤奇验全方》《少林真传伤科秘方》等书，列述骨折、金疮、夹打、跌损、坠压、闪挫等多种病证，其中《少林寺跌打奇验全方》载方多达500余首，或"以方列病"，或"以证论方"，使读者易于学用，而该书选方之多，在清以前于骨伤科专著之类亦享有盛誉。军事家如元、明之际刘基（伯温）等，曾撰著《金疮秘传禁方》等书；拳术家如清·王瑞伯，撰著《秘授伤科集验良方》等书，再如《中国医学大成》所收编之《伤科要方》（作者佚名）等书，在内容方面均各有侧重。前者详于内伤脏腑之方药治疗；后者着重指出人体108穴中有36个大穴最易伤损，如打中某穴，可见何项外证，用何方加减施治，服药后见何证可治、何证不可治等，均予备载，可谓辨证详明，切于实用。又如《沈元善先生伤科》，沈氏在清乾隆年间曾任镖师，书中介绍接骨上髎、取箭破弹、气血流行之生理病理，辨析腧穴明堂和受伤轻重，均能突出重点，并附经验效方⋯⋯

在我国自春秋战国至明清，骨伤科专著不足200种（包括一些散在于民间、有较高学术和临床价值的古抄本），但综合医著及其他临床医学古籍文献中，抑或有伤科章节及散在性的伤科论述。

丁继华教授寝馈于中医骨伤科领域不下数十年，在学术临床方面多有建树，论著丰富。在担任中国中医研究院骨伤科研究所所长期间，广泛收集有关古代伤科的专著、章节、其他名医名著中有关骨伤科病证的载述，与国内众多的伤科专家一起，首次将伤科分成经典、儒家、道家、佛家、兵家、民族、汇通、流派、导引、杂家十类伤科，予以分别列述、阐析，明示各个学派的学术临床特点及其同中之异，突出其诊疗（治法包括手法及方药等）诸法。难能可贵的是，丁继华教授又组织全国骨伤科专家合作，将此十类伤科分别编成十册本的丛书，在"十三五"规划的感召下，由中国中医药出版社组织出版。

敝见认为：本套丛书具有以下学术特色：①这是一套划时代的骨伤科宏编，编著体现了继承与弘扬相结合的高水平的学术风貌。共参阅了300

余种医籍、文献，由我国现代的伤科权威专家书写各书按语（含书法），突出了学术中继承与弘扬的编撰风格；②本套丛书始终以"学术与临床并重"作为编写的主旋律。现今存传于世的骨伤科专著颇多，但大多详于临证施治，而在学术方面论析不足。本丛书重视学理的论析，具有丰富的骨伤科病证学术内涵和丰富多彩的治法、方药。在"传其学验，阐其蕴旨"方面下了一番功夫，如此丰盈的集成之作，堪称骨伤科前所未有的宏编；③本套丛书在治法上"去粗存精，去伪存真"，作者重视反映不同学术流派的治法和方药，均足以体现其"方、术并重"的施治特色；④作者阐论诸章节，又能适当注意融贯中西医学，在某种程度上反映了当前骨伤科在治法上的改良与创新，使中西医结合治疗的综合疗效能明显提高，并将使中医骨伤科在"步出国门，面向世界"方面加快步伐，促进中医药学为世界各国人民的医疗保健做出新的贡献。我在访问日本国时，オリエント出版社社长野濑真先生对我国医学界在挖掘和整理古代文献资料方面所做的工作亦予高度赞赏。

编撰、刊行《古代中医伤科图书集成》这套伤科传世之作，是中医学术临床界的盛举。我在欣忭之余，不顾识谫学陋，引笔以为序言。

余瀛鳌

二〇一五年十二月

前　言

　　1983 年，卫生部责成中国中医研究院骨伤科研究所召开伤科发展座谈会，由卫生部下文给全国各省市卫生部门，分别推荐 1～3 位伤科专家来京，时任卫生部中医司田景福司长主持会议，卫生部钱信忠老部长亲临会场指导。会议达成三项共识：①尽快成立伤科学会；②尽快组办伤科杂志；③尽快开始发掘伤科古籍。

　　历经近三十年伤科古籍的收集，1999 年，经众多伤科专家努力，达成伤科十大分类的共识：①经典伤科：历代伤科医家公认并常引用的伤科医籍；②儒家伤科：儒医撰写的伤科论述及医籍；③道家伤科：崇尚道学的医家撰写的伤科论述及医籍；④佛家伤科：崇尚佛学的医家撰写的伤科论述及医籍；⑤兵家伤科：历代带兵的医家及军医撰写的伤科论述及医籍；⑥汇通伤科：西方医学与中医伤科相结合的伤科论述及医籍；⑦民族伤科：少数民族医家撰写的伤科论述及医籍；⑧流派伤科：流派创始人及后继掌门人撰写的伤科医籍；⑨导引伤科：从事导引的医家撰写的伤科论述及医籍；⑩杂家伤科：上述九类之外的医家撰写的伤科论述及医籍。

　　在国家中医药管理局第十三个五年规划感召下，中国中医药出版社按伤科十大分类编制了十册本的《古代中医伤科图书集成》丛书，它们既是医书，亦是史书。本套丛书收载了自春秋至明清的有关伤科论述、章节和专著，同时书中还载有 19—20 世纪对伤科发展有贡献、有作为的专家们的学术思想和观点、治伤经验、崇高医德和珍贵墨迹。

　　本套丛书共计十册，分别由名家题写书名。原卫生部部长钱信忠先生题写《经典伤科》书名、著名儒医施杞教授题写《儒家伤科》书名、道学专家李同生教授题写《道家伤科》书名、著名医家余瀛鳌教授题写《佛家伤科》书名、原八一骨科医院院长何天佐先生题写《兵家伤科》书名、我国当前汇通派掌门人唐由之教授题写《汇通伤科》书名、原伤科学会副会长李国衡先生题写《民族伤科》书名、当前补肾学派掌门人刘柏龄教授题写《流派伤科》书名、体育运动系专家何天祺教授题写《导引伤科》书名；伤科权威专家郭维淮教授题写《杂家伤科》书名。众多大家名医助阵本套丛书的出版工作，以飨读者。

丛书中不同的专辑可能出现书目的重名，如《仙授理伤续断秘方》是经典专辑，故于《经典伤科》中全文录载，但有学者因其著者名为"蔺道人"而误将其列入道家伤科。其实隋唐时期称"道人"者系指有道之人、有学问之人，而非一定是道家的道士。另如，《秘方》系头陀所传，为正视听，《秘方》在《佛家伤科》一辑中仅挂名而略文；又如《跌损妙方》系道家异远真人所撰，但又系经典著作，故其文归入《道家伤科》一辑，名挂《经典伤科》一辑等。

本套丛书内容翔实，图文并茂，对从事伤科专业的同道及骨伤科爱好者来说，不失为一套实用的工具书及参考书。

丁继华　识

丙申年三月十六日

中西医结合学会第一任会长季钟朴题词

一、君如天马玉花骢，万里须臾不计功。投刃皆虚有余地，运斤不辍自成风。如何十日敲榜外，已复千篇笑语中。只恐学禅余此在，卓锥犹是去年穷。

二、苏子曰："客亦知夫水与月乎？逝者如斯，而未尝往也；赢虚者如彼而卒，莫消长也。盖将自其变者而观之，则天地曾不能以一瞬；自其不变者而观之，则物与我皆无尽也，而又何羡乎！且夫天地之间，物各有主，苟非吾之所有，虽一毫而莫取。惟江上之清风，与山间之明月，耳得之而为声，目遇之成色，取之无禁，用之不竭。是造物者之无尽藏也。"

三、相见时难别亦难，东风无力百花残。春蚕到死丝方尽，蜡炬成灰泪始干。晓镜但愁云鬓改，夜吟应觉月光寒。蓬山此去无多路，青鸟殷勤为探看。

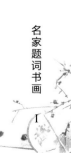

慈华学长　惠存

天地有可消之灾
形体有可愈之疾

中國中醫科學院　唐由之 〔印〕

中国中西医结合学会第一任副会长唐由之题词

天地有可消之灾，形体有可愈之疾

大医精诚

汇通伤科按语撰写者石仰山院长题词

大医精诚

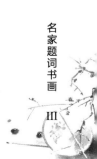

石仰山按

石仰山（1931—2015），从父石筱山先生学习中医伤科、外科及针灸，并师从黄文东医师攻读中医经典著作。1955 年开业行医。首批享受国务院特殊津贴专家，上海市继承老中医学说经验继承研究班指导老师，首批上海市领先特色专科——石氏伤科学科带头人，1995 年被评为上海市名中医。2006 年获中华中医药学会中医药传承特别贡献奖，2007 年获中华中医药学会首届中国骨伤名师称号，2014 年获"国医大师"称号。生前任上海市黄浦区中心医院名誉院长。

19 世纪下半叶至 20 世纪初，随着西方医学在我国的广泛传播和发展，在中医界激起了波澜。一批有识之士敏锐地发现实验科学的长处，在强大的保守势力围困下，开始吸取西方医学精华。他们或接纳西学，提倡汇通；或互验勘比，中西对照；或授西证中，取长补短；或借鉴西医以便中医科学化，提出了种种主张，汇成了轰动一时的学术派别——中西汇通学派。

中西汇通学派主要产生于中医内部，而其汇通思想核心是为了保存中医，提高和发展中医。但由于当时历史条件所限，中西汇通学派的基础并不十分坚实，无法构建新医学的蓝图，只能从较浅表的层次进行粗略的比较、牵强的解释和生硬的引用。然而在其学派兴盛时期，著书立说者颇多，据不完全统计有 600 余种，如果按其学术观点及编写体裁来分类，可分为中西对照、衷中参西、中医科学化三大类。在这些书籍中，也有不少从解剖生理、理论与临床治疗上阐述伤科学术思想方面的书，诸如《医林改错》《血证论》《中西骨格辩正》等，对中医伤科学术的发展起到了一定的作用。

（一）王清任

王清任通过长期的临床治疗实践和实地脏腑观察，著成《医林改错》一书，其中对伤科临证亦多有发挥。王氏冲破封建礼教的束缚，勇于革新，经过多年的人体结构观察和研究，在伤科方面比较正确地描述了胸腔积血的病理解剖现象，以及主动脉、髂动脉、肋间动脉、肾动脉等重要血管的形状和解剖位置，这无疑对伤科疾病的定位诊断具有重要的意义。在伤科治疗上，王氏从气血立论，认为"治病之要诀，在明白气血，无论外感、内伤，要知初病伤人何妨，不能伤脏腑，不能伤筋骨，不能伤皮肉，所伤者无非气血。气有虚实，实者邪气实，虚者正气虚。"又说："血有亏瘀，血亏必有亏血之因。"可见王氏把伤科的病理变化归因于气之虚实和血之亏瘀，由此形成了益气活血和行气化瘀两大治疗法则和组方，对后世产生了很大的影响。

从益气活血法则而言，王氏指出血与气虚有着密切关系，认为"元气既虚，必不能达于血管，血管无气，必停留而瘀"；又提出"人行坐动转，全仗元气，若元气足则有力，元气虚则无力，元气绝则死矣"。元气在人体内是维持生命活动最根本的东西，气血互根互用，王氏阐发了元气虚自然导致血瘀的理论见解，并基于此创立了著名的"补阳还五汤"。王氏主张"元气即火，火即元气，此乃人体生命之源"，所以"补阳还五汤"重用黄芪大补元气，以治其本，并冠之曰"补阳"二字，使气旺而血生；同时又配以桃仁、红花、归尾、赤芍、地龙、川芎等活血之品，兼以治标，从而达到气帅血行、通畅无阻的治疗效果。此方广泛运用于颈椎病、腰椎间盘突出、股骨头缺血性坏死、周围神经损伤等多种伤科及其他疾病的治疗。此外，王氏依此思想创制的黄芪赤风汤、黄芪防风汤、黄芪桃红汤、助阳止痒汤等方剂亦为现今临床所采用。总之，正如王氏所言，益气以活血之法"不能言尽其妙……治诸病皆效者，能使周身之气通而不滞，血活而不瘀，气通血活，何患疾病不除"。

从行气活血治则来讲，骨伤有"损伤一证，专从血论"之说，王氏对于活血祛瘀之法的运用可谓匠心独具，发前人之所未发。依据"气滞则血凝，气行则血畅"的原理，王氏从定位立方与因证方药统一出发，设立祛瘀活血类方剂十四条，其所列的六个逐瘀汤及通窍活血汤等方剂，就是为不同病位的血瘀证而设，从而知其瘀在何处而分别论治。王氏说："立通窍活血汤，治头面四肢周身血管血瘀之症；立血府逐瘀汤，治胸中血瘀之症；立膈下逐瘀汤，治肚腹血瘀之症；立通经逐瘀汤，治瘀血凝滞于血管之症；立会厌逐瘀汤，治血瘀会厌之症；立身痛逐瘀汤，治血瘀周身疼痛之痹症；立少腹逐瘀汤，治少腹积块不妊之症。"如此等等，这为药达血瘀之所提供了治疗方法。在组方上，王氏深知行气通达对于活血化瘀的重要性，每每配有柴胡、枳壳、香附、桔梗、小茴香、乌药、羌活等疏利气机之品，以致气畅助血行，气通以祛瘀。在伤科临床上，经常可选用这些方药治疗胸肋损伤、血胸、肋骨骨折、外伤性颅内血肿、颅脑损伤及后遗症、腹部损伤、骨盆骨折等疾病，每每可获得良好的治疗效果。在具体选方用药时，可根据实际情况，灵活化裁。头部损伤借麝香、川芎之香窜直达头面瘀窍；胸部损伤用丹参、桃红等祛瘀生新；胁肋损伤取延胡索（玄胡）、香附、灵脂等疏肝通络；腹部损伤投没药、蒲黄、灵脂等荡瘀排浊；上肢增桂枝、姜黄等；下肢添川牛膝、川断等；腰部佐以地鳖虫；颈部又可配以穿山甲，等等。配伍变化，运用之妙，存乎一心，以求药到病除，气血冲和。

同时王氏活血化瘀配伍的运用规律，又可为伤科临床治疗、用药提供诸多启示。肝既藏血，又疏达气机，气血之和，有赖肝气条畅。王氏恒以四逆散合活血化瘀之药，组成疏肝理气、活血化瘀之法，特别运用于胸肋损伤的治疗；寒邪滞浊，易闭气阻血，致使血脉不畅，造成周身四肢疼痛，王氏取干姜、肉桂及老葱、鲜姜、麝香诸药开窍通闭，温经散寒，以助活血化瘀，则诸症可解；跌打损伤，有时会瘀热交结于内，腑肠结滞不得通利，王氏之大黄、芒硝通里泻热辅活血化瘀之法，可谓对症之举；外伤骨折，每易化热，营血受煎，甚之化毒成腐，王氏所用连翘、赤芍、丹皮、生地、甘草等寒凉清血之品，协同活血化瘀，亦是伤科常用之法，风寒湿之气杂至而成痹，痹证日久，必多血瘀之证，此时若单纯化瘀，均不能奏良效，王氏灵活地把祛邪与祛瘀合力，使周身经络关节通达，痹证而解；脾为后天之本，气血生化之源，损伤而气血流失，宜固护后天，健运中州，王氏从此立法，活血化瘀而又生化后天，又成一良法；损伤出血，以至神失其所养，王氏以活血化瘀之中加酸枣仁等安神，黄芪、党参、白术等益气，使血得气而生，神得血而安，称得上是治伤有效之法。王氏的这些方法不一而足，确实"予人以规矩"，对于伤科临床具有重要价值。

（二）唐容川

唐容川是中西汇通历史上里程碑式的人物，他全面地运用西医解剖生理学知识，对中医学说进行了新的阐释，甚至采用西方化学和物理，如氧化原理、透镜原理、摩擦生电等理论来解释中医的阴阳气化学说，力证中医理论之正确，但唐氏的中西汇通工作毕竟过多直观比附、尊经宗古，乃致汇而不通。唐氏所著《血证论》一书是其代表作，对中医理论与实践经验多有阐发，特别是对于血证论治多有剖析，是一部具有学习和研究价值的著作。

《血证论》中直接论述伤科方面的内容集中在"创血"和"跌打血"两篇。唐氏治损伤首辨外伤与内伤之不同，认为外伤出血"无偏阴偏阳之病气"，因为内伤是从内而生，常先有体内阴阳失调，气血紊乱，而外伤是受创于外，若损伤日久不愈，出血伤阴耗气，出现偏阴偏阳的变化，所以在治疗上，就有内外之别。若跌打、刀伤出血则"一味止血为主，或以热药敷上，或以凉药敷上"；而内伤出血，则"必治主病"，核心是发现发病之源，找出病因，对证治疗，不可单用止血方法，如此才能使阴阳和调，病气得退。唐氏指出，若是外伤出血，仍是气泄血漏；出血过多，必致阴伤，治疗上当以补气为先，不可一味清气凉血，大遣咸寒之品。唐氏所用圣愈汤、八珍养荣汤等方加减，均以补气为主，佐以补血止血之药，这对于损伤中期的治疗可谓切中要害，对于这种情况，笔者亦常用益气为主的调中保元汤进行治疗。一方面因为气能摄其血，另一方面是脾胃功能健全则能统其血，从而使脾健血止，阴阳调和。若皮毛破伤，卫气虚损，风邪乘虚而入，见汗者为风中夹热，唐氏用当归地黄汤加僵蚕、蝉衣之类以清散其热；无汗者系风中夹寒，唐氏取小柴胡汤加减治疗。唐氏认为外伤危症是血攻心肺，血攻心当属心脏裂伤、肝破裂之类，血攻肺者当属肺挫伤气胸及肺破裂之类。这些病症较为严重，宜酌情用药。同时，唐氏对脓的形成机理有深刻认识，明确指出外伤溃烂成脓是"血凝不散，为气所煎"，即瘀血化脓，相对于《内经》所谓"热盛则肉腐，肉腐则成脓"之说，无疑是一大进步。

总而言之，唐氏认为损伤内外迥异，当分清内外，外伤出血是气中之血先动，其病机为"血蕴于气分之中"，是气中之血病；内伤出血是血中之气先动，其病机为"气蕴血分之中"，是血中之气病。前者治法当重视气分，在表的从气分发之，在里的从气分夺之，在半表半里的从气分和之，从而以"疏发其气，气散则血散"，再配以血分药物，以期达到良好效果。对于后者治法，则应重视血分，治宜"清理其血为主"，一则泻血分之虚，二则滋补阴血之亏，并兼用气分之药，可望获得预期之效。

此外，唐氏在《血证论》所揭示的论治血证诸法，对治伤多有启迪，尤其是他提出的痰瘀相关理论，对于治疗伤科该类疾患具有重要意义。唐氏指出"气与水本属一家，治气即是治水，治水即是治气"，同时"……血者即是气，宗气者即是血"，由此"气为阳，气盛即为火盛，血为阴，血虚即是水虚，一而二、二而一者也"，如此"必深明此理，而后治血理气，调阴和阳，可以左右逢源"。笔者从痰瘀相关论出发，创制"牛蒡地鳖汤"用于治疗多种伤科病患，如术后关节粘连症、增生性关节炎、肩关节周围炎等，均获得了良效。

总之，唐氏所创治血之法，实属系列化、规范化之总结，对后世临床实践产生了很大的影响，不愧为后世之楷模。

（三）刘廷桢

刘廷桢考证历代有关中医典籍，"审其中各节意文，空论居多，与人身固有之骨未尽吻合"，认为这种情况"致后学无所适从，亦安能辨析之而舍通之耶"？故著成《中西骨格辩正》一书，以西医解剖学为基础，从骨之总体、骨之原质、骨之体质及骨之形式、骨之名数等方面，与中医之说"互相析证"。刘氏指出，虽然中医书籍汗牛充栋，但对骨骼结构的认识"散见错出，其融会而贯通者鲜"，与西医学实体解剖相比，"大端虽具，而于全体骨数难免失实，且有大相径庭者"，之所以造成如此局面，是因为中医缺乏创新变革的意识，只知"牢守古训"，而"不事检验"，没有能够开展实证研究，"以致承伪袭缪，失其真原"。刘氏的这一认识，显示出不泥古的批判性精神。刘氏此书全面引述了当时西医学的知识，对中医骨骼"略而未见变，查无确论"的状况进行了订正，以求明显骨之真伪原因。这里尤其值得一提的他对骨质的论述。刘氏指出骨质"由生质、土质合成"，生质为"冻、胶、血珠之类"，土质是"磷、镁、钙之类"，大体随年龄阶段的不同，其土质与生质的组合比例也不一样，"年壮时骨中生质居多，偶遇跌扑，其骨坚韧不断；年老时骨中土质居多，偶或跌扑，其骨松脆易折如幼年"，因为骨中生质、土质均借饮食滋补长大，人身全体即不外生质、土质合成，故各种食物亦不外乎植物、动物两种，植物补养身中之土质，动物补养身中之生质，幼儿专饮乳汁（不食植物各料），是以骨多生质，老年血气枯衰（骨中生质渐减），是以骨多土质，此骨之原也。"刘氏这种直观的比附引申，虽然不无道理，但没有建立在科学的研究论证基础上，体现了当时中西汇通的局限性。

石仰山按

时光达按

时光达（1922—），山东省枣庄市人。1949 年毕业于国立贵阳医学院。1974 年转任贵阳中医学院骨伤科教研室主任，骨伤科研究所所长。1985—1988 年任卫生部西南地区骨伤科医师进修基地班主任，为指定省份、地区培养了骨伤科医师近百名。近 10 年来，其对骨伤科最基本的"肾主骨"理论以最先进的骨组织形态计量学手段，采用半自动图像分析系统（Semiautomatic Image Analysis system.MOP–40 IBAS 1000/ "Soft OSTEOPLAN".OPTON W.G）进行了探索，取得了一定的成果。编写了《实验骨伤科学》等 8 本专著，公开发表"骨折愈合过程中红细胞沉降速率的改变"等 19 篇论文，进行了"中草药促进骨折愈合作用的研究"等。

　　根据中医药学的历史渊源和发展情况看来，如以汉族医学为中心的话，则中医药学吸取了我国的少数民族医学以及国外各民族医药学的许多特长，融汇在中医药学中，从而发展成为今日之中医药学。因此，汇通学派者，实是取世界各民族医药学与中医药学汇聚而沟通之义。

　　早在东汉，朝廷派遣郎中蔡愔等人去天竺求取佛学，随着印度佛教之传入我国，印度医学亦随之而入。南北朝的陶弘景，其《百一方》之"百一"即取自佛教"一百一病"之说。唐朝孙思邈《千金要方》中"四立""四德""四神安和""一气不调，百一病生"皆取自佛学之说。至于乳香、没药、血竭、胡椒等药，更是自外传入。不论是学术、治法或方药，只要科学，能提高疗效，即取来为我所用，久而久之，便融汇在本民族的医药学之中，难分你我。这也是医药学今后发展之趋势。

　　从上述事实看来，汇通派的历史就很悠久了，唐、宋、元时期，与朝鲜、日本、越南、印度、波斯诸国均有往来，医药学也随之互通有无，相互影响。如南宋宋慈的

《洗冤录》就曾被译成俄文、朝鲜、日、英、德、法、荷兰文，这是输出；阿拉伯医学由"广惠司""回回药物院"来进行研究，《回回药方》就是汇通派工作的结晶。至明朝时，西洋医学比较集中地传入我国，解剖学、神经学、药物学、治疗学、性学等相继渗入国内，给汇通派的兴起创造了有利条件。

（一）学术思想及专长

汇通派的渊源可溯自西汉，张骞出使中亚，苏武被困匈奴，元代旭烈兀直驱波斯湾，意大利马可·波罗越洋来华，在医学上必然有所交流，尽管是零星半点，一方一药，但终究积少成多，逐渐互相渗透。直至清朝时，一方面西洋医学通过侵华战争涌入，影响较大；另一方面，国内不少医家愿意接受西方医学知识，其宗旨是以彼之所长，补我之所短，不分畛域，择善而从。持这种观点的医家，即为汇通派者。

（二）传人

汇通派本身就是一个汇而通之的学派，广义的汇通派伤科，是指骨伤科医家博采众长，为我所用；狭义的汇通派伤科则是指中医骨伤科医家，吸取现代科学或现代医学的营养，为发展和发扬我中医之特色；反之，西医骨科医家学习中医基础理论，吸取中医药的营养，为提高或完善其学术水平和临床疗效者，均属于汇通派伤科。现重点介绍几位在命门学说及对骨伤科发展有促进作用的汇通派代表医家。

1. 王清任

王清任，1768 年生于河北省玉田县鸦鸿桥河东村，殁于 1831 年，享年 63 岁。在世时，从医四十余年，为求医理，阅读过大量的前人医药著述。在诸论著中，他发现众多名医之间对医理的理解差异甚大，如对心包、胆、两肾、命门、三焦等各执一词。王清任认为主要是对脏腑的实际结构部位了解不清所致，故曾提出"夫业医诊病，当先明脏腑"，"自恨不明脏腑，岂不是痴人说梦"，"治病不明脏腑，何异于盲子夜行"。为求对脏腑的理解，他不顾当时封建礼教的戒规，去义冢、刑场对尸体做实地考察，了解脏腑的形象及在体内的部位，在观察了完整的三十余具尸体后绘出《亲见改正脏腑图》，和古人脏腑图做对照，依此著《医林改错》。这种实事求是的科学态度和创造性的革命精神是值得我们好好学习的。

在观察到具体的"气府""血府"的定位后，联系到气血关系，写出了"气血合脉说"，并根据其本人的理解认为心及卫营中运行着"气"，而此种"气"就是推动血行的动力，这就给"气行血行，气滞血瘀"提供了解剖学的依据。这也表现了王清任的求实精神，只不过是限于时代背景没有观察到活体血液运行的真实途径，难免行成误解。虽然如此，这和传统的"心气"是推动血行的动力的理论是相吻合的。

王清任的另一伟大创作，即建立了瘀血证型及其系列的活血化瘀方剂。他具体列举了八种活血化瘀方剂及四十余种疾病证型，并把瘀血证根据人体的不同部位分别处理。如把活血汤剂分作治脑部的"通窍活血汤"，治胸部的"血府逐瘀汤"，治上腹部的"膈下逐瘀汤"及治下腹包块、不育症的"少腹逐瘀汤"等。又对不同部位的逐瘀汤，除给予基本活血化瘀药味外，依据脏腑辨证授以辨证性的药物，如对通窍活血汤提出使用真麝香以通窍脑部，对"血府"及"膈下"等给予疏肝理气之品。在论述"痹症有瘀血说"后，"立身痛逐瘀汤"以治疗全身性痹痛症。他这种活血化瘀和脏腑辨证相结合的诊治方法，是值得我们学习和运用的。

当今"活血化瘀"在中医，特别是在中西医结合方面已成为重要的治则之一。对之进行药理、病理以及临床研究均有重大的发现和发展是众所周知的事实。如对烧伤瘢痕的软化，对心脏冠状血管通道的改善等均是运用此法则，并已取得了可贵的成果。

活血化瘀治则同样也适用于骨伤科范围，"身痛逐瘀汤"除治疗痹症全身疼痛（主要是软组织炎类疾患）外，对骨伤、骨病及一些骨关节炎症等也同样具有良好的疗效。从我们实验研究的骨片中我们体会到活血应理解为活化血系统，不但活化了血源性细胞，同样也活化了与血源细胞有直接关联的结缔组织，如血管壁的纤维组织，这些组织在一定的条件下均可转化为需要的细胞，进行骨的修复、转换、再塑造等。

总之，瘀血症及其治则尚远不止以上所述，其广阔的前景、新的适应证及机理研究亟待后世学者去发掘和探求。

2. 唐宗海

（1）简介

唐宗海，字容川，四川省彭县人，生于同治元年（1862年），卒于民国七年（1918年），享年56岁。

唐宗海早年学文，精通《易经》，后学医术，由于刻苦学习，在他中进士前已"名闻三蜀"了。他对《内经》《伤寒论》《金匮要略》等经典著作反复研究，"触类旁通，豁然心有所得"。对各家学说的态度是取其所长，弃其所短。如对补土派的认识："李东垣后，重脾胃者，但知宜补脾阳，而不知滋养脾阴。"对朱丹溪的评价："治病以血为主，故用药偏于寒凉，不知病在火脏宜寒凉，病在土脏宜甘缓。"他善于汲取前人的长处，加上自己的实践经验，逐渐总结出一套治疗血证的经验，编撰出著名的《血证论》一书。

由于唐宗海所处的年代，适逢西医大量传入中国，统治阶层及时人多重西医、轻中医，唐宗海则主张中西医各有长短，提出了"中西汇通"取长补短的观点，从而为汇通派的创建正式奠定了基础。

唐宗海先后著有《中西汇通医经精义》《金匮要略浅注补正》《伤寒论浅注补正》《本草问答》《血证论》等书，并将五书合称为《中西汇通医书五种》（1884 年刊行）。《中西汇通医经精义》一书，系他以《灵枢》《素问》所述古代医学理论为基础，既"以经解经"，又"兼以西医之义解之"，并采用了西医的解剖图说。他对《伤寒》《金匮》的浅注补正，更是令人赞叹不已，名医邓甚章读了他的医著后说："仲景之书如锁，此其钥也，真鸿宝钦。"

唐宗海虽提倡中西医汇通，但由于他盲目地重中轻西，又失于偏向崇尚远古，因此虽汇而未致于通也。

（2）学术思想

唐宗海著《中西汇通医经精义》，并将所撰五书合称《中西汇通医书五种》，可见"中西汇通"是其终生奋斗的宗旨。在汇通上他所持的观点："西医亦有所长，中医岂无所短。盖西医初出，未尽周详；中医沿讹，率多差谬。"同时，他又指出了两者不足之处："西医详于形迹，而略于气化；中医精于阴阳气化，而绘人身脏腑真形多不能合。"这里强调中西医学术体系虽不同，但可去彼之短，用彼之长，以我之长，盖彼之短，互相汇通，达到"不存疆域异同之见，但求折衷归于一是"，这才是汇通真正的本义。但唐宗海在汇通具体过程中，又受到他重中医、轻西医的干扰。他认为："西医剖割视验，只知其形，不知其气，以所剖割，只能验死尸之形，安能见生人之气化哉！"这种看法是比较片面而臆测的，他只看到了解剖学，而忽视了生理学和病理学。另外，他说西医"以骨中有髓，知为脑髓生骨，而不知并脑髓皆肾所生也"，这是他忽略了中、西医系两种独立不同的医学体系。西医无"肾主骨""肾藏精、精生髓""脑为髓海"等理论，这是强人之难，以己之长来比彼之短了。

他还因西人学算数是源自《周髀》；机器流传是出于公输般、墨子；手术开刀，也系华佗所传。他认为以上的这些科学，都是发源于中国，就没有必要去学西人了，这是典型的闭关自守、固步自封的思想了。

唐宗海不但有丰富的临床实践经验，而且有较深的理论造诣，对血证的辨治，尤为其长。他认为人身气血，即是水火，亦即阴阳。气血的关系，是水火互济、阴阳互根的关系。同时他又认为气生于水，即能化水，水化于气，亦能病气，气之所至，水亦无不至焉。这里强调气与肾的关系，他的观点是：肾虽为水脏，但水中含阳，化生元气，此气乃水中之阳，别名为命火，如肾虚则火不归元。肾主藏精气（男子藏精，女子系胞），水足则精血足，水虚则精血竭，骨萎而腰痛。气与水本为一家，病气即病水，但水结亦病血，这时治气即治水，治水亦即治气，气调而血愈治矣。因此，和气为治血证的第一良法，这也是宗海命门学说的观点吧！

宗海以论血证而著名，故对骨伤科界的影响极大。他对刀枪出血的看法是："刀枪乃是平人被伤出血，既无偏阴偏阳之病，故一味止血为要，止得一分血，则保得一分命。"跌打折伤无大出血者，则与刀伤又有所不同。刀伤破皮，其血在气分，以补气为主；跌打伤如未破皮而内亡血，则血伤而气未伤，以补血为主；一切伤皆有瘀血凝滞之证，去瘀才能生新；病久不愈，气血两伤，应当气血两补，补气以生血，血足津生，气达患处，乃能生肌；补血以生气，气足血乃行。这些重要的学术论点，为今日骨伤科的骨折三期治法提供了理论依据。

（3）《血证论》

创血：刀伤出血，与吐衄不同，刀伤乃平人被伤出血，既无偏阴偏阳之病，故一味止血为要，其止血亦不分阴阳，有以凉药敷上而血止者，桃花散是也；有以热药敷上而血止者，黑姜灰是也。不似吐衄，出于偏阴偏阳之病气，故吐衄家止血，必以治病气为主，病气退，斯吐衄亦退，与刀伤迥不同也。然刀伤二三日后，则亦与吐衄略同。有瘀血肿痛者，宜消瘀血。刀口敷花蕊石散，肿处用乳香、没药、麝香、三七、葱白捣敷，瘀血消散，则痛肿自除，内服黎洞丸治之。

跌打血：跌打折伤一切，虽非失血之正病，而其伤损血脉，与失血之理，固有可参，因并论之。凡跌打已见破皮出血者，与刀伤治法无异，外用花蕊石散敷之，内服化腐生肌散，血止瘀去而愈。如流血不止者，恐其血泻尽，则气散而死。去血过多，心神不附，则烦躁而死。宜用当归补血汤，加枣仁、人参、朱砂、白蜡、茯神、甘草治之。外用人参为末，珍珠、血竭、象皮末糁之。如亡血过多，烦躁口渴，发热头晕等证，宜大补气血，圣愈汤加枣仁、麦冬、柴胡、花粉、丹皮、朱砂，或用独参汤亦可……凡跌打未破皮者，其血坏损，伤其肌肉，则肿痛；伤其肋骨，则折碎；在腰胁间，则滞痛。伤重者致命不治，不致命者，凡是疼痛，皆瘀血凝滞之故也。无论接骨逐瘀，总以黎洞丸，去大黄，加续断、脆蛇治之。外用自然铜、官桂、没药、乳香、桂枝、大黄、虻虫、䗪虫，酒调敷之自效。若是已伤之血，流注结滞，着而不去者，须逐去之。否则或发为吐血，或酿作痈脓，反为难治，宜当归导赤汤下之。若已发吐血，便以吐血法治之。若已发痈脓，便以痈脓法治之。

3. 王宏翰

（1）简介

王宏翰，字惠源，号浩然子，先世本河汾（今山西省）人，后迁华亭（今上海市松江区），再迁姑苏（今江苏省苏州市），生活于清康熙年间，生年不详，殆卒于康熙三十六年至三十九年间（1697—1700）。宏翰不仅擅长医学，对西学理化亦颇有研究，由于他是天主教徒，极利于接触西学，也易接受西学。他于康熙二十七年（1688年）著成的《医学原始》就反映出他接受西学之后，力图使中西医汇之而通的思想。

（2）学术思想

现将《明季西洋传入之医学》卷九，即《王宏翰与西洋医学》之中，有关他采取西人之说，来阐发中医命门学说的原文介绍如下。

"浩然曰：夫男女交媾之始，皆动元火元气，而后精聚，两火气感，则两精渗洽，凝于子宫，如炉炼金，如浆点腐，两精凝结细皮，即成胚胎之胞衣矣。夫两精凝结细皮，变为胞衣，此细皮不但为胞衣凝结之体，更为胚胎脉络之系，乃先生一血络与一脉络，以结成脐与命门。心为百体之君，元火之府，生命之根，灵神之寓，故四脏皆系于心，而次第生焉，但心一系系于脊之上，七节之旁，贯脊上通于脑，下通命门与肾，魂居于肝，为藏真之处。肝生四液，为生气之门。脑颅居百体之首，为五官四司所赖，以摄百肢，为运动知觉之德。脑颅既成，而后全体诸骨渐成，诸骨既成，乃生九窍。首七：眼、耳、鼻、口；下体二：前后便也。女则加一子宫，为生育之须。人之始生，先脐与命门，故命门为十二经脉之主。一曰真火，一曰真气，一曰动气。真火者，人生之太极，无形可见，先天一点之元阳，两肾之间是其息所。人无此火，则无以养身。曰真气者，禀于有生之初，从无而有，即元气之本体也。曰动气者，盖动则生，亦阳之动也。命门具而两肾生，两肾者，静物也，静则化，亦阳之静也。命门者，立命之门，乃元火元气之息所，造化之枢纽，阴阳之根蒂，既先天之太极，四行由此而生，脏腑以继而成。越人曰：脐下肾间动气，人之生命也，五脏六腑之本，十二经脉之根，呼吸之门，三焦之原。又曰：命门者，谓精神之所舍，元气之所系也。故男子以藏精，女子以系胞，其气与肾通。"

这是将越人的命门观点与献可、介宾之命门学说融在一起，又以西说来补充发挥命门学说，可见宏翰用心汇通之良苦。

4. 刘廷桢

清光绪年间名医，从事西医十余年，力主用现代化手段，来研究传统之中医理论。他在所著《中西骨格辩正》的自叙中说道："夫骨者身之干、肉之窍（《灵枢经》：肾主骨，张筋化髓，干以立身；又《说文》：骨，肉之窍也。）其载于《素问》《灵枢》《甲乙经》诸书，所论骨之名目、部位、功用、形象，散见错出，略而未赅，杳无确论。如肾生骨髓，肾主于骨，久立伤骨，在体为骨。又曰：脑、髓、骨、脉、胆、女子胞，此六者地气之所生也，皆藏于阴而象于地，故藏而不泻，名曰奇恒之府。又曰：女子四七筋骨坚，丈夫三八肾气平均，筋骨劲强。又曰：骨者髓之府（不能久立，行则振掉，骨将惫矣）。又曰：藏真气于肾，肾藏骨髓之气也。又曰：志意通内连骨髓，而成身形五藏。又曰：志者骨之主也，髓者骨之充也。以及《素问·气府论》《骨孔论》与《灵枢·骨度》等，审其中各节意义，空论居多，与人身固有之骨，未尽吻合，致后学无所适从，亦安能辨析之而会同之耶？若夫骨之原，以何质合成？以何法化分？昔贤既未经验，载籍殊勘精详。桢从事西医，寝馈于斯，已十年有余也矣。所得一知半能，非敢自炫，与古人争长，弟思千虑一失，本无庸为圣人曲讳，爰摭拾见闻，互相析证，以致愚者之一得，拾遗补阙，古人其许我乎。

刘廷桢的汇通观点，代表了西学中主张取长补短，发扬中医特色的医家，因此仍归属于汇通学派，为今日所谓中西医结合之先驱。

5. 其他汇通派医家

（1）汪昂：明末清初的医家，擅长医方和本草，勇于接受新的知识，对脑主记忆之说的看法："人之记性，皆在脑中，小儿善忘者，脑未满也；老人健忘者，脑渐空也。凡人外见一物，必有一形影留于脑中。昂思今人每记忆往事，必闭目上瞪而思索之，此即凝神于脑之意也。"

（2）赵学敏：清代钱塘人，对外来文化吸收颇快，勇于吸取西法来进行剂型改革。他在《本草纲目拾遗》中说道："凡物之有质者，皆可取露，露乃物质之精华，其法始于大西洋传入中国……时医多有用药露者，取气清冽之气，可以疏瀹灵府，不似汤剂之腻滞肠膈也。"

（3）朱沛文：清末名医，他生于西洋医学传入我国的极盛时期，他以华洋医学"各有是非，不能偏主"的态度来对待汇通。他在《脑论》中就是以西说来解释《经》学，如"《经》曰：'人始生，先成精，精成而脑髓生'。夫精生于睾丸，藏于精宫，而连络于内肾。故《经》又谓肾为藏精之府，其曰精成而脑髓生者，谓肾精成而脑髓乃生也。"他认为"内肾为脑之原，脊髓为脑之本，则洋医未之知也。"主张保持"肾精主脑髓"之中医学说，按此说来进行治疗，临床上多获效验，故为坚持"不能偏主"的观点。

（4）现代：根据汇通派的含义，在现代中医骨伤科流派当中是不乏其人的，笼统地说，生活在20—21世纪的医家，不可避免地要受中、西医药学中精华的影响，只要对人类健康有益的东西，就"拿"来为我所用，科学是无国界的，不难设想传统的中医药学必将进入国际，成为人类共有的财富。

从上述观点来看，《现代中医骨伤科流派菁华》中的方先之、尚天裕、冯天有、沈冯君、王和鸣等，以及中国中医研究院骨伤科研究所中的主任专家等就是属于汇通学派；另一方面，像李国衡、李同生、苏宝铭、苏宝恒、诸方受等长期在西医院校工作或系统学习西医的中医骨伤科专家，他们也应属于汇通学派了。

总之，持汇通派观点的医家颇多，不一一赘述，仅将明清时代有影响的几位汇通医家作一简介。因为他们确系汇通学派之先声，对开创汇通贡献甚巨。由于今日世界已处于电子时代，科学又无国界，而汇通派的宗旨符合当今世界科学发展的潮流，汇通派亦势必越过国界为世人所接受，中国骨伤科亦必为世人所用。

目　录

汇通伤科

《临阵伤科捷要》

英国陆军医官帕脱　编

慈溪舒高第　海盐郑昌棪　同译

目录（共四卷）

卷　一

此伤科医书为临阵便用，医生于军营职司，随处契重，而两军相斗时，受伤众多，危在呼吸，医务尤为亟亟。兵众胜负，亦视医生料理何如，其所关非浅也。所关系者，不独医伤急务，即分营安寨，保养兵士身体，全恃医生之能想法与否。领兵官整军克敌，不遑及保护兵士之法，军中免病养身诸务，皆须医生料理，遇有急难，方显得医生本领。

寻常保护身体诸法，他医书甚详，此书只就战场设法救护而设，藉为行军时医生之助。军营动静，由主将调度，而兵医亦应略知动静消息，及如何攻击之法，俾安设行营医所，并设法免医车路挤之弊。

兵医整备

欧洲各大邦于兵医运送之事皆立有规条，预备料理病伤兵士适用之具，无庸兵医临时踌躇，兵医只留意治法。

医生于病伤兵士行动时，先晓喻服役之人，而又设法以助之。至医所时，须细心检查药料器具，并查卧具厨房，令俱清洁，各物立刻需用，即可应手。凡分派各散医暨役使人等，能人人自知其职司。此琐事不可轻视，备豫齐整，免致临事仓皇。伤科医具，须时留意整备，医生无器具，犹之炮队无军火。地土干燥，医具揩令洁净，即可免锈，须藏于不透潮湿之包扎内，若在潮湿处，医具用水银药胶搽之，用时揩去。

就地备物

医生所用接骨板，并垫子卧褥，及造饭野灶、医棚厕间、搁榻杠榻等，无匠人操作者，均须自行预备。当与所部役使之人，设法遮蔽，不任暴露，又须留意兵食，并明晓扎营应用若干地步。医生到战场，不先为经理及此，兵勇吃苦不少。又兵士行装服饰，有与行路相关，即如领扣太紧……

（编者注：此书系英人所编之伤科医书，我国伤科同道所译，由于《全国中医图书联合目录》在古伤科栏中列有此书，故本书编者将此纳入《古代中医伤科图书集成》之《汇通伤科》章节中，因藏有此书之图书馆不同意全书复印，故取若干段落以使能窥见全貌。）

卷　四

解毒药方

第一方　绿气钠养水：治水土臭气，以清水调淡，可以漱口，并作洗疮水，以海绒等蘸水敷上，又作解毒物。

第二方　钾养锰养水：一为料理烂疮等用，以软细麻绒布或布等蘸药水洗或揩。脓疮臭甚者，浓则水二两加药水十四两，淡则十五两水加药水半两洗之。二为敷法，敷药水内加此药水两瓢，临用时再加浓药水数滴。三为喷射用，二两药水冲入十四两清水，可渐加浓。四为热水敷法，用馒头或麸皮浸于药水敷上，药水一大瓢，用水十六两。

第三方　锌绿水：百分水加一分锌绿调和，清洁房屋，去便桶等臭，并去粪厕臭。

洗浴方

第一方　清水：热甚者，法仑海表九十八度至一百零五度；热浴，九十二度至九十八度；温浴，八十五度至九十二度；冷浴，五十六度至六十四度。

第二方　含硫黄水：用净硫黄二两（按净硫黄制法，以硫黄置瓦罐闷烧，取其飞腾上盖之硫黄细末，便为净硫）　钠养硫养一两　淡黄强水半两　加清水三十轧伦（每轧伦八斤）。

第三方　酸水浴：硝强水一两半　盐强水一两　清水三十轧伦。

第四方　碱水浴：钠养炭养四两　清水三十轧伦。

第五方　碘水浴：碘四分两之一　钾养水二两　清水三十轧伦。

第六方　芥末洗足：芥末二两　热水四轧伦。

敷药法

第一方　木炭屑敷法：木炭屑半两　馒头二两　胡麻子末一两半　沸水十两　先将馒头浸软，渐加胡麻子末调和成稠质，以炭屑一半调入，其余炭屑渗于敷物面上。

第二方　绿气敷法：绿气钠养水二两　胡麻子末四两　沸水八两　将胡麻子末渐加入水调匀，乃加绿气水。

第三方　胡麻末敷法：胡麻末四两　橄榄油半两　沸水十两　先将胡麻与油调匀，渐加沸水调之，此可令坚块变软成脓。

第四方　芥末敷法：芥末二两半　胡麻子末二两半　沸水十两　先将胡麻子与水调和，乃加芥末调匀敷上，吊炎外出皮肤。

烙法

第一方　新鲜萨肥哪叶（研末）六十厘　明矾末十五厘　红汞养十五厘　调和（按：萨肥哪柏树之类，其油可治妇人经水不通，多服堕胎）。

第二方　锌绿一分　细干面二分至五分　调和。

眼药水

第一方　明矾三厘半　蒸水一两　调化。

第二方　银养淡养水一厘　蒸水一两　调化。

第三方　铜养硫养（即胆矾）六厘　蒸水一两　调化。

第四方　鸦片酒三十滴　蒸水一两　调化。

药糖浆

第一方　辛拿甜膏二两　渣腊伯末六十厘　钾养二醋酸一百二十厘　拌和。

第二方　净硫黄一百二十厘　钾养二果酸三十厘　糖浆六钱　拌和。

煎剂

第一方　哑罗杂剂　第二，秘鲁黄树皮　第三，苏木　第四，罂粟　第五，蒲公英（俗名黄花郎）　第七，洋土茯苓杂剂　以上七种，照大英药库制备（第六方缺）

安痛饮剂

第一方　以脱三十滴　鸦片酒二十滴　薄荷水一两半　调。

第二方　哥罗方五滴　樟脑五厘　阿拉皮树胶水一钱　清水十钱　调（按每钱六十厘）。

收敛饮剂

第一方　铁酒十五滴　克仑薄（即高林布）泡水一两。

第二方　松香油十滴　阿拉皮树胶水一两。

第三方　鸡哪硫养二厘　淡硫强酸三十滴　豆蔻杂酒一钱　蒸水一两半。

泻药饮剂

第一方　镁养硫养半两　渣腊伯酒一钱　辛拿叶泡水一两半。

第二方　大黄末二十厘　镁养炭养十五厘　镁养硫养一百二十厘。

第三方　大黄膏十厘　钠养磷养六十厘　哑罗杂剂一两。

去酸饮剂

第一方　钾养二炭养三十厘　清水一两。

第二方　阿摩尼阿炭养五厘　橘红酒一钱　奇勒大泡水七钱。

第三方　钠养二炭养十厘　克里亚索脱一滴　克仑薄泡水一两半。

杀虫饮剂

第一方　雄背阴草根水胶四十滴　姜酒十五滴　白糖二十厘　阿拉皮树胶水一钱　清水一两半。

第二方　卡玛拉末九十厘　杂香料末十厘　阿拉皮树胶水半两　清水一两半。

第三方　古苏四分两之一　沸蒸水四两。

第四方　松香油一两　蓖麻油一两。

发汗饮剂

第一方　阿摩尼阿醋酸水四十滴　清水半两。

第二方　阿摩尼阿炭养十六厘　柠檬酸二十厘　清水一两半。

滴眼药水

第一方　澹轻衰酸一钱　蒸水一两。

第二方　阿妥尔拼（成颗粒者，一作阿脱路比尼）四厘　酒醇一钱　蒸水一两。

第三方　锌养硫养二厘　蒸水一两。

养身药（喷射肛门用）

第一方　鱼肝油一两　牛肉精汁四两　勃兰提酒半两　牛乳半两　鸦片酒二十滴。

第二方　鸡哪霜六厘　勃兰提酒半两　牛乳一两　浓牛肉茶（即牛肉清汤）六两至八两。

泻药（喷射肛门用）

第一方　镁养硫养一两　橄榄油一两　小粉浆水十五两。

第二方　蓖麻油二两　小粉浆水八两。

第三方　软肥皂一两　沸水一斤。

第四方　松香油一两　小粉浆水十五两。

安神药水（喷射肛门用）方　鸦片酒三十滴　小粉浆水二两。

安痫药水（喷射肛门用）方　阿魏酒六钱　小粉浆水六两。

水敷法

第一方　斯本具获拍兰（碎屑海绒打成毡），沸水内浸热敷上。

第二方　法兰绒或海绒毡，沸水浸热，渗以松香油敷上。

第三方　罂粟花蕊四五朵（捣碎），清水煮沸十五分时。

漱口水

第一方　澹盐强酸一钱　甘蔗糖浆一钱　清水二两。

第二方　硼砂半两　没药酒一两　清水十两半。

第三方　绿气钠养水一两　清水十一两。

第四方　软尼酸（一作树皮酸）六十厘　甘蔗糖浆二钱　清水四两。

第五方　明矾末六十厘　澹磺强酸一钱　甘蔗糖浆四钱　清水十五两。

药泡水

第一方　皮乎科（一作布古）。

第二方　克仑薄。

第三方　野菊花。

第四方　思揩。

第五方　开脱扣乎（即黑儿茶）。

第六方　奇勒大。

第七方　毛地黄。

第八方　竞胜杂剂。

第九方　胡麻子。

第十方　苦白木。

第十一方　辛拿叶。

第十二方　秘鲁黄树皮。

以上十二种，照大英药库法泡制。

吸药水汽

第一方　澹轻衰酸（十滴至十五滴）　沸水十两　调和入吸壶。

第二方　松香油一两　沸水四两　调入吸壶吸之。

喷药水

第一方　银养淡养一厘半　蒸水一两调。

第二方　铅养醋酸水三滴　橄榄油二钱　石灰水一两。

第三方　锌养硫养三厘　二铅养醋酸水二十滴　蒸水一两。

洗药水

第一方　澹轻衰酸四钱　铅养醋酸十五厘　酒醇四钱　清水七两。

第二方　克里亚索脱一钱　格里色令三两　水九两。

第三方　硝强酸三滴　盐强酸六滴　清水一两。

第四方　钾养炭养二十四厘　清水一两。

第五方　硫养水二两　清水六两（硫养水，以硫养酸气灌足于水而成）。

第六方　硼砂二十厘　格里色令一两　清水八两。

第七方　阿尼架酒一钱半　清水四钱半。

第八方　二铅养醋酸水二钱　格里色令二两　清水十两。

第九方　钙养绿气水十八滴　清水六两。

第十方　汞绿一厘　石灰水一两　名黄洗水。

第十一方　汞绿三厘　石灰水一两　名黑洗水。

第十二方　锌养硫养一厘　腊芬大杂酒十五滴　清水一两　名红洗水。

第十三方　锌养硫养一厘　清水一两。

冰冷敷法

第一方　硇砂（即淡轻绿）五分剂　硝五分剂　水十六分剂　调令和，能令寒暑表五十度降至十度。

第二方　雪　食盐　调和，能令寒暑表三十二度降至零度。

浓药水敷法

第一方　阿廓乃脱（一作阿古尼低，即草乌头）。

第二方　阿摩尼阿。

第三方　石灰。

第四方　茛勒唐捼（即癫茄）。

第五方　樟脑杂剂。

第六方　斑蝥。

第七方　哥罗方。

第八方　汞。

第九方　鸦片。

第十方　肥皂。

第十一方　松香油。

第十二方　碘。

以上照大英药库制法制备。

第十三方　巴豆油一钱　樟脑杂剂七钱　调。

第十四方　茛勒唐捼膏一百二十厘　鸦片酒二两　格里色令三两　清水二两　调。

第十五方　新石灰一分剂　净硫黄二分剂　清水十分剂（新石灰、净硫黄加水煮沸，搅和澄定后，贮于璃瓶，去其渣滓，先将其身体洗净，以此药水擦人皮肤，每三十分时擦一次，治鳞片蛇皮风及诸癣疮良法）。

改血散毒饮剂

第一方　钾碘二十厘　蒸水六两　每服一两。

第二方　钾碘二十厘　洋土茯苓杂剂一斤　每服四两。

第三方　鸡哪霜一钱　砒霜药水二钱　澹磺强酸一钱　秘鲁树皮酒二两　姜酒半钱　净白糖二十厘　调和，饭后每服一钱。

改血剂

第一方　钾养绿养九十厘　秘鲁树皮杂酒六钱　秘鲁黄树皮水六两　调和，每服一两。

第二方　澹硝强酸半钱　澹盐强酸一钱　苦白木泡水六两　每服一两。

第三方　钾溴二十四厘　清水七两　调，每服一两。

第四方　松香油一两　鸡蛋黄一个　调和，加阿拉皮树胶水二钱、橘皮酒二钱、腊芬大杂料酒四钱、清水五两半，每服半两。

第五方　阿拉皮树胶水半两　羊踯躅酒一钱半　钠养二炭养九十厘　清水八两　每服一两。

安神药方

澹轻衰酸十八滴　钠养二炭养九十厘　清水六两　调和，每服一两。

治酸药

第一方　阿摩尼阿炭养六十厘　钾养绿养一百二十厘　秘鲁树皮煎汤十二两　调和，每服一两。

第二方　白色铧士麦脱四十二厘　淡轻衰酸三十滴　阿拉皮树胶水半两　竞胜（一作黄连，似是实非，又或作人参，亦非）泡水六两　调和，每服半两。

安痛饮剂

第一方　路卑利阿以脱酒三钱　樟脑水五两半　每服一两。

第二方　阿摩尼阿炭养九十厘　清水三两　每服一两，服时，每服加柠檬汁十八厘，令发浮沫更佳。

第三方　哥罗方二钱　士哇卢糖浆三钱　鸦片酒二十滴　清水六两　每服一两。

收敛药

第一方　白色铧士麦脱一钱　阿拉皮树胶水三两　清水三两　每服一两。

第二方　开脱扣乎酒三钱（即黑色儿茶）　香料胶九十厘　鸦片酒三十滴　钙养炭养煎汤六两　每服一两。

第三方　加里酸（即没石子酸）四十厘　鸦片樟脑酒二钱半　淡磺强水一钱　清

水八两　每服一两。

第四方　软尼酸四十厘　澹硝强酸半钱　甘蔗糖浆二钱　竞胜（泡水）八两　每服一两。

第五方　澹硝强酸一钱半　揩思揩里拉（泡水）八两　每服一两。

第六方　石灰水二两　苏木煎汤六两　每服一两。

第七方　克里亚索脱十六厘　冰形醋酸十六滴　扁柏酒半钱　糖浆一两　清水十五厘　先将克里亚索脱与醋酸糖浆调和，渐渐加水，乃加扁柏酒，每服一两。

第八方　澹磺强酸二钱　明矾八十厘　镁养硫养半两　清水八两　每服一两。

泻性杀虫饮剂

第一方　镁养硫养一两　安锑末尼酒一钱　罂粟花糖浆三钱　阿摩尼阿醋酸水二钱　樟脑杂剂五两　每服一两。

第二方　镁养硫养一两　澹磺强酸一钱　甘蔗糖浆一两　薄荷水八两　每服一两。

第三方　镁养硫养一两　姜酒二钱　阿摩尼阿香酒二钱　辛拿酒半两　辛拿（泡水）八两　每服一两。

发汗饮剂

第一方　阿摩尼阿醋酸水二钱　打打伊密的半厘　硝以脱酒二钱　清水七两　每服一两。

第二方　钾养淡养三十厘　镁养硫养一两半　羊踯躅酒一钱　阿拉皮树胶水一两　清水八两　每服一两。

利小便饮剂

第一方　钾养醋酸九十厘　士哇卢糖浆一钱半　高粱子（煎汤）八两　每服一两。

第二方　钾养淡养三十厘　硝以脱酒半两　扁柏杂酒三钱　皮乎科（泡水）七两　每服半两。

止咳嗽饮剂

第一方　士哇卢酒八十滴　钾养水一钱　廓尼恩汁一钱半（一作哥尼油）　樟脑水八两　每服一两。

第二方　鸦片樟脑酒四钱　拖鲁胶酒二钱　净白糖二十厘　辛内伽（一作辛衣格）七两　每服一两。

第三方　钠养二炭养八十厘　羊踯躅酒二钱　阿拉皮树胶水半两　清水七两半　每服一两。

第四方　乙哗格舍利酒二钱　阿拉皮树胶水二两　士哇卢糖浆三钱　清水七两半　每服一两。

第五方　乙哗格舍利酒二钱　鸦片酒四十滴　钾养淡养八十厘　阿拉皮树胶水半两　清水八两　每服一两。

第六方　澹淡轻衰酸四滴　莫啡亚轻绿水十五滴　甘蔗糖浆四钱　清水六两　每服半两。

行血气饮剂

第一方　钾养二炭养一百二十厘　阿摩尼阿香酒一钱半　哥罗方一钱　澹淡轻衰酸二十五滴　高林布酒六钱　高林布（泡水）十二两　每服一两。

第二方　阿摩尼阿炭养三十厘　揹思揹里拉（泡水）六两　每服一两。

第三方　蒲公英药胶一百八十厘　澹硝强酸四十滴　清水八两　每服一两。

补药饮剂

第一方　木鳖子酒一钱　竞胜（泡水）八两　每服一两。

第二方　铁绿水一钱　淡轻绿六十厘　清水六两　每服一两。

第三方　阿摩尼阿并铁柠檬酸三十厘　高林布（泡水）六两　每服一两。

第四方　铁并鸡哪柠檬酸六十厘　清水六两　每服半两至一两。

油药膏

一、阿廓乃脱　二、打打伊密的　三、阿妥尔拼（苄勒唐捺之精）　四、苄勒唐捺　五、克里亚索脱　六、没石子　七、红汞碘　八、汞养淡养　九、汞　十、红汞养　十一、二铅养醋酸　十二、净油膏（以猪油蜜蜡为之）。

吊炎搽药

第一方　碘六十厘　钾碘四十厘　酒醇一两　调。

第二方　碘三十厘　钾碘二十厘　酒醇一两　调。

安痛收敛丸

第一方　没石子酸二厘半　莫啡亚轻绿六分厘之一　阿拉皮树胶水　调和作一丸。

第二方　铜养硫养四分厘之一　鸦片末四分厘之一　玫瑰花糖膏　调和作一丸。

第三方　铅养醋酸一厘　鸦片细末八分厘之一　玫瑰花糖膏　调和作一丸。

泻药丸

第一方 哥罗新杂丸料三厘 司卡慕尼末三厘 肉桂油二滴 茄路米三厘 调和作二丸。

第二方 哥罗新杂丸料二十六厘 藤黄（西名戤薄迟）杂丸料十二厘 红胡椒末六厘 巴豆油一厘 调和作十二丸，每服一丸。

第三方 大黄杂丸料四厘 汞丸料一厘 调和作一丸。

第四方 朴道弗林（五月苹果精）一厘 羊蹄躅膏六厘 甘草膏五厘 调和作四丸，每服一丸。

调补丸药

哑罗并没药丸料二厘半 阿魏杂丸料二厘半 调和作一丸。

利小便丸

第一方 士哇卢杂丸料二厘半 乙哗格并鸦片散二厘半 甘蔗糖浆 调和作一丸。

第二方 伊勒梯尔盈（一作衣拉特里）细末十分厘之一 羊蹄躅膏一厘 竞胜膏三厘 调和作一丸。

第三方 士哇卢细末二厘 廓尼恩膏二厘 毛地黄散一厘 调和作一丸。

安神药丸

第一方 廓尼恩膏四厘 乙哗格散半厘 莫啡亚轻绿八分厘之一 调和作一丸。

第二方 士哇卢散二厘 莫啡亚轻绿八分厘之一 乙哗格散半厘 调和作一丸。

第三方 醉仙桃膏（醉仙桃，西名司脱赖慕尼恩）四分厘之一 甘草膏三厘 调和作一丸。

第四方 锌养细末二厘半 甘草膏三厘 调和作一丸。

第五方 锌养细末二厘 羊蹄躅膏二厘 调和作一丸。

膏药料

一、阿摩尼阿并水银 二、字勒唐捺 三、热膏 四、铁膏 五、戤尔拔能（一作吓庇拿） 六、汞 七、鸦片 八、黑柏油 九、肥皂（以上均照大英药库方制备）

散药

第一方 钠养钾养果酸（即路式里盐）一百二十厘 钠养二炭养四十厘 调和后，另包果酸三十七厘分，作两半杯冲入，令起浮沫立饮。

第二方　茄路米四厘　渣腊伯十五厘　姜末二厘　白糖二厘　调服。

第三方　乙哗格散二十厘　打打伊密的一厘　调服。

第四方　没石子散四厘　软尼酸一厘　钠养二炭养一厘　调和。

第五方　开拿（一作几奴）并鸦片散五厘　明矾二厘　调服。

塞肛门药

鸦片散二厘　硬皮皂二十厘　调。

《实验伤科》

撰人不详

序　言

　　中国医学，本极神妙，惟以深奥之故，不易窥其堂奥，而业医者又视为糊口之术，而不肯加以研究，以至医学秘旨所在，未由阐发，即有得窥其秘旨者，又限于自私之心，秘而不宣，子孙亦视为家传秘术，不肯授于外人，甚且以某氏秘传为号召，执是之故，中国医学，遂致一蹶不振。为医生者，但能用古法，而不能将古法之奥旨加以阐发，而使医学逐日进步。且今之医生，往往但治某病用某药，而与某病因何必须用某药而不能用他药之故，或竟茫然不知，但知其然，而不知其所以然之大病，是可叹也。如此而欲中医之不受人鄙视者，其可得乎。

　　中国医学，偏重于内科，外科似略逊色，而伤科更为医界所漠视，此非作者作谰言也，且作者对医学本为门外汉，不过本拳家所应知者录之。吾人试将医书翻检之，内外各症类皆有专书行世，惟伤科则仅散见于外科各书中，且或仅列若干医方，或略赘几句歌诀，要旨略而不详，东鳞西爪，搜辑无从，实中国医书中之一大缺点。至于寻常内科医生，对于此道，固然绝不闻问，即以外科见长者，对于伤科，亦未必尽能涉猎。惟武术界中人，技击糊口四方，不免有争斗受伤之事，练习之际，亦难免发生外伤，故非有救治之道不可。故今之伤科医生，大半出于武人，而此辈对于伤科一事，又类皆得于师父之口授，以及平素耳闻目睹之事，而成其技术，纯为经验所造成，无所为学识。若叩以何种伤应如何治法，服何种药品，彼固无有不知；更若叩以此种伤何必须如此治疗，因何必服此类药品，则恐能答此问者，不能多见也。在各书中所载关于伤科之医学，已如凤毛麟角，未有探讨，而能为人治者，又犯但知其然，不知其所以然之病，如此而欲求伤科之普遍，其可得乎。作者不敏，对于伤科虽系门外汉，但幼嗜试技，从师学艺，故尤得窥其门径，就我所知者，以及参考书之采取，录而出之，附着七十二艺篇尾，刊以行世，亦欲使国医界对此稍加注意，互相阐发，而使此术得以普遍。

　　且中国伤科一术，本有特长，而具有神妙迅疾之功，碎骨可接，筋断可续，而一切皮破肉绽、血流肠出等等重伤，莫不可治，或用灵敏之手法，或用灵验之药品，在顷刻间奏起死回生之效，远非西医之专以休养割锯为能者可比，且收效亦极迅速。无论伤重之若何程度，但经伤科医生诊断，认为可治者，最多在百日期内，必能完全复原。若轻微之伤，则数日之间，即可治愈。

惟伤科一术，除用药外，尤重于手法。用药则有古方可循，但诊察其伤之所在，断定其轻重后，即可按症投药。至若手法，则非有深切之研究，与夫临诊之经验不可。故伤科中手法重于用药也。且跌打损伤，其种类极多，有内伤、有外伤、有骨折骨碎、有脱臼挫伤、有伤筋动脉、有青肿不仁、有枪弹箭镞等伤，固非可以一概而论，其治法之用药与手法，须道所伤之情形而定，亦不可以拘于陈法也。

故治伤与必须先将受伤者之伤处，详加辨别，以断定是否可救。如伤要害而发现死征者，自难救治；若可治之症，又须视其所伤之部位及轻重，然后断定其应用何药，或应用何种手法，加以救治，始克奏效。若未曾察得实情，妄施药石，妄用手法，则非但无功，且适足以贻害无穷。

为伤科者第一要务，即在辨伤之生死，既定生死之后，更进而辨所伤之部位与轻重，认清之后，始依相当之法治之，庶不至贻害于人身也。

凡跌打损伤之症，有所谓五痨七伤者，心肝脾肺肾是为五脏，在人身之内部，五脏受伤，即为五痨，属于内伤，伤轻者犹可设法，重则不救，且此项内伤，亦不必完全因跌而感受，即苦力之人，操劳过甚，日久而伤及内部，或在无意之间，受到惊恐，与重力之压迫，震伤其内部，或为人不知自爱，酒色过度，嬉游无节，久而伤其内部，皆足以成为五痨之症，其受病之原因虽异，而所受之伤同，则惟此等伤症反较因跌打而致损伤难治。盖跌打损伤，虽损其内部脏腑，但所伤也骤，只须无死征之发现，用灵效之药救治，不难克其奏效。若其余种种，除内腰挫气，亦属骤伤者外。如操劳太甚，酒色过度等，类皆日积月累，经过极久之时期，渐成痨伤，由渐而积，入人已深，若不经多日之调养，实不易收药到病除之效，受之过深者亦无法救治。故此等损伤，实较因跌打而骤受伤为尤甚者也，然惟以同属内部受伤，治法用药，亦并无甚巨大区别，惟视其人之强弱而定药量之轻重耳。但跌打损伤中亦有些少之分别，如为寻常拳脚器械所伤者，依法治之，固无不效。若被人用点穴之法所伤，而伤五脏者，则非用法将点穴解过之后，不能救治，否则即用神妙之药投入之，亦欲倾于石上，毫无应验。盖点穴依时而行，将血头点住，气血即不能流通，因此非药物之力所能解，即偶侥幸，仗药力将其人救活，亦必终生残废，不能有为。

惟为伤科者，对于点穴之法，亦不能不知，若能点即能解矣。

至若七伤，则指耳目口鼻七窍而言，实为外伤之一部分，而四肢及全身部之外表，受到损伤时，亦统称之为外伤。凡为刀砍枪刺，棍点石击，皆足以使人受此外伤，须察看伤痕之深浅，而定救治之法，轻伤皮肉破损，血流不止；重伤筋断血飞，大脉受损。然无论其伤之轻重，宜以止血为第一要务，先止其血，然后与以内服之药，培其元气，创口之大者，宜用手法缝合之，使之接合，肌肉不至泛出。若磁锋箭镞等物，断于肉内，又务须先将其断头碎片，设法取出，然后视其创口大小，是否须用缝合之手法，再用好药止其血，此症虽系好肉暴伤，而仅及于外部，然受之重者，亦足以致死。若腹破而肠竟流出，或肠亦带连受伤，此虽属于外伤之一部，然其危险，固不亚于内伤也，若非用敏捷之手法，将肠于瞬息之间，纳入腹内中，而将创口缝口，即不易救治矣。若受拳打脚踢，或棍棒所伤，但现青肿，并未破裂流血者，则仅用敷药，或药水洗涤，即可见效，不必使用手法也。然无论内伤外伤，其伤重不救，除立时气绝者外，必皆有特异之微象现于外，或在脉，或在眼珠，或在指掌之处，但能仔细体察，必能寻得此项微象，而断其人之生死。

若骨骼受伤，可分为骨碎与脱臼二种，如为各部关节处脱臼，则须熟习上骱之手法，依其部位，提而凑合之。轻伤或小骱，且可以不必用药物敷治。但用手法接上之后，即可回复原状，屈伸自如。若伤重或脱去者为大骱，则手法较难，或犹须绳络夹板等器具以辅，是则将骱上好之后，必须用药物调敷，或用布包扎紧，而内服活络之药以固其本原。此脱臼者如无别种伤创，万不至于丧命。惟年老之人，精力已衰，及向来本原亏损者，较为难治，宜先用独参汤以补其本原，方可施用手术。或受不起较剧之痛楚者，则饮以麻药，使常驻伤者失去其知觉，然后施用手法，则非但受伤者不觉痛楚，即医者治之人，亦易于着手也。至于骨碎，则有数种，有皮肉裂开而骨碎者，有皮肉未破而骨碎于中者，有一骨折数段者，有碎骨刺出肉外，而肉部仍相连接者，种种不一，治法亦因之而异。大概皮破骨碎者，宜将碎骨取出，然后用药治之，若骨碎而皮未破者，则须视其轻重而定，轻者可完全用药物之力在外敷治，而使内部之碎骨自行接合，此种药物极为奇妙。若所伤过重，虽皮肉未破，亦宜割开取出碎骨，否则碎骨在内，既非药力能合接合，日后蕴藏于内，必至灌脓，医治即多曲折，甚或内陷而致死。至若骨折断者，宜用手法先使断折处接合，然后更用药敷治，设法扎缚，毋使移动。若碎骨刺出肉外者，亦可用接骨药外敷，使其回复原状。

受伤之人，如果皮肉破损者，最忌受风，在伤科称为破伤风，此症极为危险，由破伤皮肉，风邪侵入筋络，以致初起时先发寒热，牙关紧闭，甚且角弓反张，口吐白沫，四肢抽搐无宁，不省人事，伤口锈涩，如现此等征象，若非治之得法，必致死亡。然伤风之受者也，其因有四：曰动受，曰静受，曰惊受，曰疮溃后受。若其人正在暴怒之际，或动作之时，皮肉触破虽风伤，其症属轻；是为动受，盖动受者，其人正亦怒暴动作，血气鼓旺，风袭在表，不致深入，故为轻伤症；至于静受则不然，起居和平之时，气不充鼓，偶然破伤，风邪易于入里，故为重症；因惊而受伤，亦不易治，以惊则气陷，偶被破伤，风邪随气直陷入阴，多致不救，属逆。若风邪传入阴经者，则身凉自汗，伤处反觉平复，或反陷缩，甚则神昏不语，口噤舌短，其症贵乎早治，治法当先察风邪之侵入，或在表或在里，施以汗下和三法，如风在表者，必现寒热拘急，口噤咬齿等状，是宜用汗字法以追其汗；如风邪在里者，必现惊悸抽搐、藏腑秘涩等状，是宜用下字法以通其滞；如风邪在半表里而无汗者，宜发汗，如头汗多出而身上无汗者，不可发汗，宜用和字法以调和之；至于疮溃后受风伤之症，因生疮溃而未合，失于调护，风邪乘虚侵入疮口，先从疮围起粟作痒，重则牙关紧咬，颈软下视，见此征象，不能发汗，防其成痓，当先固其根本，使风邪自定，然后更设法以清其邪，若一二日间，尚可炙法令汗出，而风邪自解，若日久则不宜更用此法矣。无论其破伤之属于何种，如刀枪伤、箭镞伤、磁锋伤、枪弹伤，以及腹破肠出、疡疮溃口等等，要宜避风，若不自慎，而致风邪内侵，则轻变为重症，重症变为死症，即遇名手而为之尽心救治，达起死回生之地步，然其间已多费周章，而自身之痛苦，亦必因之而增加无故也。然对于破伤风之治法，完全利用药物之力，并不藉手法，又与接骨不同矣。

总之，伤科之治病，无论其用手法用药物，皆具有极灵验之敌力，一虫一石之微，可以补碎骨，一俯一仰之间，可以愈挫气，是皆神妙莫测，是以令人惊异者，以视西医之轻伤专恃休养，一遇内部灌脓，即须将患处截去者，孰精孰拙固不待辩，细审而自明矣。

第一章 总 论

夫跌打损伤之症，其治法固不易言也，症有不同，伤有轻重，若非详察明辨之，然后以其伤势而发药固不易见其功效，而跌打损伤之达于内部者，其第一大关键，即气血阻滞，不能流行，或神志昏迷，不省人事，或寒热交加，呓语频作，或时清而时昏，或日轻而夜重，变象多端，捉摸不定，于此若不知其原因之所在，妄加猜测，狂投药剂，而欲求其病之速愈，其可得乎！恐非但不能成功，且徒以人命为儿戏耳。故治伤者，必须高深之学说，及相当之经验，临诊之时，又须有果断之精神，一经诊断，即治其病之所在，然后对症发药，始可奏效。凡受伤者治宜及早，最好随伤随治，则瘀未凝，着手较易。若过半月，则内部瘀物已凝结成块，水道不通，势难救治。治伤之道，不外乎汗下和三种法则，在着手之时，即宜看清楚，究应用何法为妥。即表之后，切不可再表，盖伤为骤受之病，与平常内伤不同，虽有风邪，一表汗而必能尽出，若再与表剂，反足损其本原矣。

凡受伤者，宜解衣以视其周身之血道，看形色之究竟如何，更诊其脉，看其是否调和，若六脉无甚异微，其伤必不甚重；若脉绝矣，必死无疑。脉沉细者，却有生望。若皮肉外伤受扑击，青肿不消，内中空液停滞作痛，此系皮肉内之血已出络，凝成瘀块，若不从速设法化去，日久必蕴养成脓，而致溃烂，此虽系轻伤，亦不应忽视。凡内伤者，又须辨其伤之在左在右，盖左右之部位不同，治法亦因之而异也。辨此等伤，除已有征象外示者外，亦不易断定者，是则宜从别处体察矣。如受伤而不知其伤在左或在右，如其人吐血者，见血自明，血色发暗，可断伤其在左，血色鲜明，可断伤其在右；若并不吐血者，看眼珠亦可辨出，乌珠包现奇丑之特征者，其伤在左；白珠包奇丑时征，或红而且大者，其伤在右，左属肝，右属肺；又见右边受伤，而左边亦痛者，不可单治一边，须左右兼治，始可获痊。

凡人受向上打伤者为顺气，平拳打伤者为塞气，倒插打伤者为逆气，其症最凶。夫人之血随气而转，气顺则血顺行，气逆则血逆滞，血滞则成病，可堪加以骨碎筋断，其不至损命而成残废者，亦大幸事，全赖医者有生死肉骨之术，旋转乾坤之力也。前心与后心相对，伤久则成痨疾，小腹与膀胱相对，伤久则成黄疸，是皆宜早治也，其法之大略如此，至其详情，则后章分论之。

一、脉法

人之生死，六脉主之。所谓六脉者，即浮、沉、迟、数、滑、涩是也，更从此六脉而分析之，则虚、实、濡、弱、革、牢、紧、缓、促、结、代、长、短、洪、微、芤、弦、动、伏、散、细等二十一种，脉象见矣。虚实濡弱革牢六脉，统属于沉浮，以部位言之也。凡治病者必先诊其脉，视其脉部位、至数、形象之如何？而审其病之所在，以断其生死。若破伤先出血过多，而脉见虚细沉弱迟等象者，可有生望；若见浮洪数大实促等象者，乃系死征，不可救治，此脉法之大概也。

此外，更有所谓解索、雀啄、屋漏、鱼翔、弹石、虾游等等脉象，皆以形象而定名，是为奇脉，亦即死脉。寻常之人，寻常之病，皆不易见到此等脉，若竟见此等脉象者，则体内各部必已发极重大之变化，而不复能以脉象断其病之所在，故必死无疑。

脉以外又有四海五余各窍等，关于生死。所谓四海者，即脑，丹田，脐，脾。盖脑为髓海，丹田为精海，脐为气海，脾为血海是也。至于五余，即外面各部与内中各部相印而生者也，头发为血之余，属于心；眉毛为筋之余，属于肝；须髯为精之余，属于肾；腋毛为肌肉之余，属于脾；阴毛为气之余，属于肺，而指中亦为筋余，筋乃骨余，骨乃精余，皮乃血余，脉乃气余，周身骨骼之关节，则为五脏之余也。

气行周身而血随之，如气血阻滞病即发生。脉乃气余，动静相依，故察脉而知病，治病必先诊脉象也，气之衰者，脉必濡弱，气之绝者，脉必先绝，是脉虽为气之余，而实为人生之主宰焉。

至于五脏，虽深藏于中，而外表之孔窍，亦应五脏之象，而有相连之关，舌头为心之苗，而心至窍则与肾窍相合，而寄之于两耳；眼为肝窍，口为脾窍，鼻为肺窍，耳为肾窍，而肾之窍又开于二阴焉。如五脏之伤，即如此外部之孔窍审察之，以断其伤之轻重，命之生死也。舌尖黑色，而多芒刺，且有苔者，此乃心绝之象；双睛固定，不稍移动，有类鱼目，人中深陷者，乃肝绝之象；鼻孔翻转，竟向上方，又现黑色者，此乃肺绝之象；嘴唇反转，其黑如墨者，此乃脾绝之象；两耳色晦，廓现黑色，而下阴部分，肾轰吊起者，此乃肾绝之象，此为肾绝之征，犯者必不能救治，迟早终必死亡。头在人身，为诸阳之首，总门主心脏，心为血液所汇之处，故伤总门，血出不止，故风邪内侵者，皆不救。此等征象出于脉法之外，其视察病源，则功效正相同也，故并录之。

二、用药歌诀

归尾兼生地，槟榔赤芍宜。四味堪为主，加减任迁移。乳香并没药，骨碎以补之。
头上加羌活，防风随白芷。胸重加枳实，枳壳又苓皮。腕下加桔梗，菖蒲厚朴治。
背上用乌药，灵仙妙可施。两手要续断，五加连桂枝。两胁柴胡进，胆草紫荆医。
大茴与故纸，杜仲入腰支。小茴与木香，肚痛不须疑。大便若阻隔，大黄枳实推。
小便如闭塞，车前木通提。假使实见肿，泽兰效最奇。倘然伤一腿，牛膝木瓜知。
全身有丹药，饭酒贵满色。苎麻烧存性，桃仁何累累。红花少不得，血竭也难离。
此方真是好，编成一首诗。庸流不肯传，毋乃心又私。

歌曰：疏风活血顺气先，生地芍药补血健。续手用桂枝并用瓜膝、木通、桃仁。破血称捷接骨要药，惟自然铜、加皮、川断佐其功，红花、当归活血之君，枳壳、青皮理气元勋。

三、用药解法

凡跌打损伤之症，治法因各不相同，而用约因之而异，非于诊视时，先行断定其病之所在，然后用相当之药以投之，殊不易见其功效，因非可以概而论者也。即如上歌所述，亦分各部，随所伤之处而加减其药物，时诚不可忽视者。兹就其重要者，述之如次。

凡见青肿不痛，或肿而不消的现象，此系气血虚弱之征，宜用十全大补汤。若受伤处肿胀，而寒热并作者，此为血伤，肝火相乘而动之现象，宜用四物汤，另加山栀、柴胡二味。血出不止而又发热者，宜用四君子汤，另加川芎、当归、柴胡三味。若失血过多，面黄眼黑者，切不可专攻瘀血，宜用独参汤以固其根本，加苏木、红花二味，兼调瘀血。寒热而痛甚者，欲溃脓也，宜用参芪内补散。若脓出而痛甚者，气虚所致，宜用八珍汤。疮口赤肉突出，系血虚之象，而肝火生风，宜用柴胡栀子散。若脓出不止，疮口又白肉突出，为气虚感邪之象，宜用补中益气汤。若脓溃而痛，或竟溃而不敛，适足以贻害也。受伤者若肠中作痛，按之不宁，此必内有瘀血，用承气汤下之，下后仍痛，瘀血犹未尽，更用加味四物汤。按之不痛者血气也，宜用四物汤加参芪、白芷；下后胁肋作痛，肚血伤也，宜用四君子汤加川芎、当归；下后发热，气血并虚也，宜用八珍汤加当归、半夏。胸胁作痛，不思饮食者，肝脾气滞之象，宜用六君子汤加柴胡、枳壳。咬牙发搐者，肝盛脾虚之象，宜用异功散加川芎、山芎、钩藤、天麻。若寻常跌扑轻伤，皮肉疼痛而未破者，以顺气活血汤饮之。杖疮之未破者，宜散去瘀血，内服大成汤。以上诸方皆宜谨慎，若妄用之，徒滋流弊耳。

附药方

（1）十全大补汤（服）：人参一钱　茯苓一钱　当归一钱　白芍一钱　地黄一钱　黄芪一钱　肉桂一钱　白芷一钱半　炙甘草五分

（2）四物汤（服）：当归三钱　地黄三钱　炒白芍二钱　川芎钱半

四君子汤（服）：人参二钱　焦术二钱　茯苓一钱　炙草一钱　生姜三片　红枣两枚

（3）八珍汤（服）：人参一钱　茯苓一钱　川芎一钱　当归一钱　炒白芍一钱　地黄一钱　白芷钱半　炙甘草五分

（4）六君子汤（服）：即四君子汤加陈皮一钱、制半夏钱半

（5）加味承气汤（服）：大黄一钱　厚朴一钱　枳实一钱　羌活一钱　防风一钱　当归一钱　生地一钱　朴硝一钱

（6）加味四物汤（服）：当归一钱　川芎一钱　白芷一钱　生地一钱　红花一钱　枳壳一钱　牛膝一钱　大黄一钱　桃仁一钱　苏木一钱　羌活一钱

（7）异功散（服）：即六君子汤减去半夏一味

（8）顺气活血汤（服）：苏梗一钱　草朴一钱　枳壳一钱　砂仁五分　归尾二钱　红花五分　木香四分　炒赤芍一钱　桃仁三钱　苏木二钱　香附一钱

四、吉凶解

伤科为人治伤，必须谨慎行事，盖受伤者之生命，实在其掌握之中，稍有疏忽，即可治人之死命也。故在未医之前，除察看伤痕，细心诊脉外，犹当于其余各部，以寻求征象，而断其吉凶，因人受伤过重，而至于不可救治者。身上各部，定有特殊异常之征象发现，此项征象，必为常人或受伤轻微者所必无，医者见之，必能因而断其生死也。眼为心之苗，实人生最重要之器官，凡喜怒哀乐之征象，皆赖以明示，故病者之眼，亦有特征以示其病之所在。如肝气病者，眼白皆现焦黄之色，即其例也。而伤科则尤为重要，故临诊之时，宜察两眼之有无特征，如眼白上有红筋者，则内部必有瘀血，红筋多者，瘀血亦多，红筋少者，瘀血亦少。若眼珠活动如常人者易治，眼珠转动呆滞者难治，若竟不动或瞳仁散大者，皆为死征，无法医治。若受伤之人，已经晕倒，双目紧闭，则宜用二指掤开其眼皮，以察其眼珠，若瞳仁居中可见者可治，若瞳仁上插，仅见眼白而不见眼黑者，则不易救治。受伤之人，眼珠火热，或眼泪流出，涟涟不绝者，皆系死征，无法可救，此以眼之征象而断其吉凶之法也。

而指甲一物，本为筋之余，血液循筋，而受伤者又皆以气血之阻滞或散失，而定

其生死，故指甲亦可以验伤之轻重，常人之指，近肉一部分，皆鲜红色，以手按其端，则血液暂停，而现白色，若将所按之手放去，立刻回复原状，受伤者即可以此法验之。若以手按其指甲，释手之后，立刻回复原状者，其伤易治；若释之后，经过片刻，始回复原状者，则受伤稍重，医治较难，惟犹非不治之症，医之得宜，尚可保全生命。至指甲并不必用手按，即发现死白之色，或紫色，甚为黑色者，则非气血耗散，即全身之血脉完全停顿，无药可救，必死无疑。两足趾甲，亦可以此法验之，极为灵应，此以指甲断定吉凶之法也。

阳具为人生百脉之所系，伤必致命，且不必其本部受伤，始发现特异之征象，即别部受伤，亦足影响及之，故亦可以验症之吉凶也。凡受伤之人，其势缩收如僵吞者，是为死征，不治；若并不收缩，与常人无异者，可治。两肾子不居于囊，而收入小腹中者，亦为必死之症。若受伤者系妇人，则可以此法而验其两乳，此察看势与乳而断生死之法也。余如手心脚心，亦可验断，凡其色红润如常人者，易于医治，发焦黄或灰黑色者，虽非必死之征，而医治亦感不易，必须能手始可。

五、死征解

凡伤内部者，宜分左右。心与小肠肝胆，在于左面，肺与大肠脾胃命门，则在右面，全部受伤者必死。须视其手足之指甲，黑则为凶，与常人无异或稍冷白者可治；受伤者如又瘀血存在胸，觉得闷痛，或大肠作痛者，须进行血药以下之。若经过十四日后始医治者，瘀血已固无为力矣。

受伤而面黑者，其伤在肾；青色者其伤在肝，肝脉数者、胸腹有瘀血，主将吐血之象。受伤之人，气促而喘急，喉间发现痰声，格格不绝，其声如锯，或口中发生恶气臭，腥秽难闻者，亦为死征，不可救治。

凡受伤之人，两目直视，或向左右斜视，睛珠停滞，不能转动者，必死无疑。如见以下各种现象者，皆无法医治。一、人中上吊，嘴唇翻转者；二、耳与鼻上，皆发现赤色者；三、骨碎而色变青黑者；四、气喉全断者；五、胸部高高突起者，两手凭空拿捏或舞动者；六、痛不在伤处，而反在别部者；七、出血不止，其血先赤而后黑者，皆死征也。

脑骨破碎，而两额角边受伤者，天柱骨折断者，耳后脑衣破裂者，两太阳伤重者，头顶骨破碎者，眉毛内受伤者，护心骨破断者，臂中跳脉受伤者，后背、两腰、阴囊、阴户、肛门、海底各穴受伤，以及大肠穿破，流出黑屎，小肠受伤，而致便闭者，以上种种，亦皆死征，不可救治。

凡受伤过重，而致晕倒，口眼皆闭，宜用牙皂末吹鼻孔中，得嚏者可救，不嚏则更以灯心蘸并粘牙皂末稍之，如能得嚏而吐稠痰者可救，否则即属不治之症。

大概男子气从左转，伤上部者易治，伤下部者难治，以其阳气上升也；女子血从右转，伤下部者易治，伤上部者难治，以其阴血下降也。

伤肩者，左边则气促面黄，或竟浮肿，右边则气虚面白，血液不充，宜治以行气活血之法，更辅以手术，饮以良药，自可获疗。伤背者虽凶而死缓，盖背为五脏之所系，若不急治，或数十日而死，或经百日以后死。伤胸者久必咳嗽，以胸为气血能来之所，故必现其征象也，若面上发现灰黑之色，燥热异常，胸口高起，颇觉闷胀者，是为险象，若不早医治，或医治不得其法，用药不当，不出七日，必死无疑。

凡有前面碰跌打伤胸膛，其症极重，用手轻按其心坎上之横骨，第一节受损者，主一年死，第二节受伤者，主二年死，第三节受伤者，主三年死。凡肝部受到重伤，其人面色发紫，眼珠色赤而郁者，其症极危，主七日内死。凡心口受到重伤，其人面色发青，气若游丝，呼吸之间，其痛甚烈，口吐鲜血，身体不易转动者，其症危殆，主七日内死。凡食肚受伤，心下高肿，皮肤绷紧，阵痛时作，气喘发热，面色与口鼻发现灰黑，饮食不进者，亦系危象，主七日内死。受伤之人，面色发赤，气息阻滞，便下急涩，便后带红，此系大肠重伤之伤，主半月内死。

受伤之人，两耳失聪，额部晦黑，面浮白光，当带哭泣之状，肿如弓举，此系胃部重伤之象，主半月内死。受伤之人，小便秘塞，行时作痛，气促喘急，热势极盛，口舌枯干，口有酸水，面上浮肿者，此系小肠重伤之象，主三日内死。受伤之人，小便肿胀，滴滴涕尿，涩痛难忍，热势极盛者，此系膀胱重伤之象，主五日内死。

伤阴囊或阴户，有血水从小便处流出，点滴不绝，肿胀痛极，昏迷不醒者，主一日死。前胸后背，同时并伤，而发热咳嗽，面白肉瘦，不思饮食等象者凶，主半月死。伤气眼者，气喘痛极，夜卧不宁，兼多盗汗，身瘦肿胀，饮食不思者，主一月内死。

凡血海受伤，而现口常吐血，胸背板硬，隐隐作痛，或血妄行等象者凶，主一月死。凡两筋胁受伤，而现气喘大痛，中气虚血损，面色浮白，睡眠不宁，如被刀割等之象，而清痰积食，流注两胁，亦足致痛，醉饱房劳，元气损伤，肝木克胃，亦足使胸脘连两胁作痛。左胁痛者，血瘀与气滞也；右胁痛者，痰与积食也，皆非险症。小腹受伤，血入内部，其脉不实者，其症急危，主一日内死。大肠受伤，粪从口出者，当日即死，若即出尿者，四十九日死。腰部受伤，急进童便，饮而觉痛者可治，不觉痛者难治；面现笑形者，三日内死；外肾受伤，肾子碎者立死；或收入小腹，日久连腹内作痛者，四十九日死；发热昏晕者，三日死。

六、手术（卸骨法中之上法与此略同）

伤科在外科中，亦占重要地位，惟以受伤者，往往断筋折骨，皮肉破裂，甚至喉断肠出，凡此种种，因非全仗药物之力，所能收其效，故于药物之外，犹重手法，若手法不良，纵有秘授之方，备灵效之药，而欲治破伤折骨等伤，势难望其有效。且各种药物之配合，但能熟读古方，认明伤部，即按症投药，初非极难之事，若手法者，则谈非容易，非有极深之研究，与夫实地之练习，殊不能得心应手也。若就上骱接骨而论，人身各部骨胳，皆有一定位置，其联络衔接之处，关节之式样，亦各各不同，为伤科者，对于全身骨络之总数，固须深知，而于各骨之部位，以及各处关节之式样，与如何衔接之状，亦须完全明了，然后依其形势而定手法，始不致有误。此外如上骨亦非有相当之经验不为功，而施用各项手法，对于所属之部，固须熟悉其情形，临时又须有灵敏之手腕。盖如腹破肠出等症，不能持久稍有迟缓，则风邪内侵，必致痉厥发热，而不至于丧命，故手法尤贵乎敏捷也。

此项手法，练习亦非易易，若无数载苦功，恐不能有成也。法用死人骨殖一付，须各部完全，不可缺少，将其骨完全分开，然后每日随手拾一二枚细认之，而断定其骨属于何部何名，初时对于指骨臂骨等，固不能完全准确，或误左为右，或误上为下，但练习既久，自能熟悉。而至于随意指认，一无错误，然后进一步练习拼合，先立就一部分着手，如腿部则将大腿骨、膝骨、小腿骨、跖骨、趾骨等按其部位将关节接合，由此而胸部头部等逐渐拼凑，以至于能将全付骨殖完全拼合，丝毫无误，乃更进一步在夜间黑暗中行之，将全付骨殖推置一处，随手拾取一枝用手摸之，依其尺寸之长短，周围之大小，以及两端关节处之形状，四面相证，而定其骨之属于何部，然后持向亮处以证其是否谬误。若摸熟之后，亦依前述拼合之法，在黑暗中逐步练习之，至能于黑暗中完全将全付骨殖拼成人形，丝毫不错，则大功告成矣。

如此练习，最少已非三年不可，费时虽多，但练习成功之后，对于人体全部之骨胳关节部位，以及其接合之情形，了如指掌，知之既深矣。在遇脱骱等伤，治之自较便利，必能凑其所伤处之部位关节，而定其卸法，必能收手到病除之功，其余如缝合创合等，全在敏捷二字，熟极生巧也。

第二章　内　伤

凡人身外部各处穴道，皆与内部腑脏有联络之关系，人之生死因以气血为主，若外部各穴受伤，则气血因之而阻滞，或竟完全停止，则内部之腑脏，亦因之而失机能，故受伤重者，立致殒命。即轻伤若不早治，使瘀血停滞于中，日久亦必不救，故受伤无论轻重，治宜及早，切勿迁延观望，以免日久既成绝症之后，欲救不及，致生后悔。兹将内伤各种治法，分条录下。

一、额心伤

头部之前额，属于心经，心主血，受伤出血，最怕受风，凡受风而伤处发肿者，不出三日，必死无疑；出血尚少，并未见风，亦未见肿胀之象者，是可救治，用下方煎服，更投以飞龙夺命丹三四服，可望复原，药方如下：西羌活钱半　防风钱半　川

芎钱半　山棱五钱　赤芍钱半　骨碎补钱半　全当归一钱　蓬术一钱　元胡索一钱　木香一钱　乌下药一钱　青皮一钱　桃仁一钱　苏木一钱

二、眉心伤

此部为头面主要之穴，受伤出血者，不易救治，即并未出血，因受伤过重，而致面部浮肿，头大如斗者，亦系必死之象，三日内准无生理。如受伤尚轻，并未见血，亦未见浮肿者，以下方煎服，可以痊愈。川芎钱半　西羌活钱半　防风钱半　荆芥钱半　全当归一钱　赤芍钱半　骨碎补一钱　山棱三钱　元胡索一钱　木香一钱　青皮一钱　蓬术一钱　苏木一钱

三、太阳穴

太阳穴在头额之两处，受伤过重，则立时致死，凡出血者，少尚可治，多亦不救，而出血虽少，风邪已内侵而伤处发肿者，亦无救法，五日内必死。若损耳目，而血凝成脓者，外敷桃花散，内服七厘散一分半，同时以下方煎服，更投以飞龙夺命丹三服，定可见效。

川芎二钱　西羌活钱半　赤芍二钱　骨碎补钱半　全当归一钱　元胡索一钱　山棱五钱　广木香钱半　青皮一钱　苏木一钱　红花八分　乌药一钱

四、藏血穴

近耳后右有藏血穴，属于太阳经，左有厥阴经，属肝胆经，受重伤者必死。失血多者，亦可不治，虽失血甚微，而已被风邪侵入创口，以致浮肿者，亦不救。伤稍轻者，可用下方煎成，冲服七厘散二分，更投以飞龙夺命丹三服可愈。生地二钱　川芎二钱　当归二钱　赤芍钱半　骨碎补二钱　山棱钱半　元胡索钱半　蓬术一钱　青皮一钱　木香一钱　乌药一钱　苏木一钱

五、华盖穴

华盖穴即心口，心经主之，受伤过重，致血迷心窍，人事不省，此乃胃部受损，致心胃气血，不能流行，不易救治。伤稍轻者，自觉疼痛，或胸部饱闷，则瘀血凝结，宜设法下之，可用下方煎成，冲服七厘散二分，更投飞龙夺命丹二服，其伤不能断根者，三年内必死无疑。枳壳三钱　良姜一钱　山棱钱半　当归钱半　蓬术钱半　元胡索一钱　木香一钱　缩砂仁三钱　乌药一钱　青皮一钱　桃仁一钱　苏木一钱　陈酒半斤煎

六、偷心穴

心口正中，名为黑虎偷心穴，属心经，受伤过重，两眼昏花，神识不清者，不易治。若所受伤之处伤稍轻，自觉疼痛，能开口说话者，可治。以下方用水酒各半煎服，然后更投以飞龙夺命丹三服，再与地鳖紫金丹三五服，定可见效。如因其伤势尚轻，并不服药，调治，则百日以内，亦必伤命。如不按下列之方，而以治华盖穴方，去枳壳、良姜，另加楂肉一钱、丁香五分，煎冲七厘散二分服之亦可。金竹叶二钱　柴胡钱半　钩藤一钱　全当归一钱　陈皮一钱　楂肉一钱　茄仁一钱　麦冬一钱　沉香三钱　炙草一钱　防风三钱　荆芥三钱　青柿蒂三个

七、巨厥穴

巨厥穴为心之募，受伤稍轻，即足使人神志昏迷，宜用手法，在右边肺底穴下半分处，劈拳一挪，如不能苏醒，则血已捧心，必死。若不挪而得苏醒者，用下方服之二剂后，投以飞龙夺命丹五六服，更与以地鳖紫金丹三服，若服后仍不能痊愈者，百日后必死。桔梗一钱　川贝母一钱　山棱五钱　赤芍二钱　全当归二钱　元胡索一钱　蓬术一钱　木香一钱　青皮二钱　桃仁二钱

八、气海穴

此穴在脐下一寸五分处，受伤过重者，里气闭塞，不出十日，必死无疑。若受伤稍轻，气未尽塞，以治华盖穴伤法，去枳壳、良姜二味，另加木通、红花各一钱，煎透冲七厘散一分半服之，更服下方二剂，可望痊愈。如以轻伤之故，并不及早服药调治，经四十九日，亦必不救，下方水酒各半煎服。菟丝子一钱　上官桂一钱　刘寄奴一钱　蒲黄一钱　杜仲一钱　元胡索一钱　青皮一钱　枳壳一钱　香附一钱　五灵脂一钱　归尾一钱　宿砂仁一钱　五加皮钱半　广皮钱半

九、关元穴

此穴在气海穴下一寸五分处，重伤者立刻致死，轻伤者如稍怠忽，不及早服药调治，二十日后，亦必伤发而死，伤稍重者五日当死。宜用下方煎浓，冲七厘散二分服之，更投如飞龙夺命丹三服，若不痊愈，久后必伤发而死。青皮二钱　车前子二钱　赤芍钱半　当归二钱　元胡索钱半　木香钱半　蓬术一钱　桃仁一钱　乌药一钱　苏木一钱

十、中极穴

此穴在脐下四寸处，受伤过重者，立刻致死。若受伤稍重，致大小二便，闭塞不

通者，其症亦危，若不早治，十日内必死。宜用下方煎冲七厘散分半服之，然后更进地鳖紫金丹三服，即所受之伤稍轻，当时虽不觉若何之危险，并不服药至百日后，亦必因之而死。生大黄二钱　山棱三钱　蓬术二钱　赤芍二钱　元胡索钱半　缩砂仁一钱　青皮二钱　广木香钱半　乌药钱半　桃仁二钱　苏木一钱　红花八分

十一、膺窗穴

（1）此穴在左乳上一寸六分处，属于肝经，伤重者立刻致死。受伤者如见面紫目赤发热等征象，内部肝叶已受伤，若不急治，七日必死，宜以下方服之，然后进吉利散，末服琥珀丸。若伤之较轻者，宜将煎方减去生大黄，另加乳香一钱，皆去油，煎冲七厘散二分服，末与飞龙夺命丹三服。西羌活五分　荆芥一钱　防风一钱　秦艽一钱　枳壳一钱　当归二钱　陈皮一钱　砂仁五分　川芎六分　桔梗一钱　苏木二钱

（2）该穴在右乳上一寸六分处，属于肺经，伤重者死，伤轻者可治，用下方煎浓，冲七厘散二分服之，以行其瘀。如瘀不行，再用大成汤通利二便，瘀血行后，再服飞龙夺命丹三服，如因伤轻而不早治，百日必死。山棱五钱　赤芍二钱　当归二钱　蓬术一钱　元胡索一钱　木香一钱　乌药一钱　黄皮一钱　桃仁一钱　苏木一钱　木通一钱　大黄一钱

十二、乳根穴

（1）此穴在左乳下一寸六分处，属肝经，受伤后发现与伤左膺窗穴同等见象者，可即服其方，或将下方半煎浓，冲七厘散服之，然后更以飞龙夺命丹三服。若因伤而口吐鲜血者，必死；如以伤轻而未医治者，一月后亦死。广玉金二钱　赤芍二钱　红花一钱　蓬术一钱　元胡索一钱　刘寄奴二钱　青皮二钱　当归二钱　木香一钱　骨碎补二钱　乌药一钱　桃仁一钱

（2）该穴在右乳下一寸六分处，属于肺经，受伤过重者，立即致死。因受伤而致两鼻出血者，亦不治。伤势较轻者，宜用下方煎浓，冲七厘散分半服之，然后更与地鳖紫金丹三服。如仍不能完全奏效，其根不断者，延至一年之后，亦必致死。生地二钱　当归二钱　赤芍二钱　荆芥二钱　元胡索一钱　百部一钱　桑白皮一钱　红花八分　青皮二钱　木香钱半　桃仁钱半　苏皮一钱

十三、期门穴

（1）此穴在左乳根穴外面，相距一寸之处，亦属肝经，重伤者难治，轻伤者可用下方煎浓，冲七厘散二分同服，更与飞龙夺命丹三付，若不断根，一月后必死无疑。当归二钱　红花八分　元胡索一钱　柴胡一钱　胆草一钱　骨破补二钱　青皮二钱　广皮二钱　木香二钱　桃仁钱半

汇通伤科

（2）此穴在右乳下一寸六分，横开一寸处，属于肺经，重伤者不治，受伤较轻者，则用下方煎浓冲七厘散二分同服，再与飞龙夺命丹三服，服后如仍不能完全断根者，二月以内必死无疑。当归二钱　赤芍二钱　骨碎补二钱　元胡索二钱　五灵脂钱半　蒲黄一钱　青皮二钱　陈皮二钱　木香一钱　乌药一钱　蓬术一钱　桃仁一钱　苏木一钱

十四、幽门穴

在巨厥穴之两旁各距五分为幽门穴，左属肝，右属肺，打重伤者冲炮，一日即死。受伤较轻者，可先用前方去五灵脂、蒲黄二味，另加白豆蔻一钱，煎冲七厘散二分服之，再进夺命丹三服，然后更用下方煎二剂，冲地鳖紫金丹三服服之，外面更用敷药吊之。如仍不断根者，百日必死。肉桂二钱　蒲黄二钱　归尾一钱　香附钱半　菟丝子二钱　杜仲二钱　刘寄奴二钱　枳壳一钱　青皮二钱

十五、商曲穴

（1）此穴在左胁近脐处，为血之门，受伤稍重半年必死，因伤而致吐血者，数日即死。宜用下方煎浓，冲七厘散二分同服下，然后更服飞龙夺命丹三服，如不断根，或以受伤时自觉甚轻，未曾服药调治者，不出一年，亦必身死。西羌活二钱　全当归二钱　蓬术钱半　荆芥二钱　骨碎补二钱　五加皮二钱　乌药钱半　木香一钱　元胡索　钱　青皮二钱　广皮二钱　桃仁二钱　枳壳钱半　苏木一钱

（2）此穴在右胁近脐处，为气之门，打重者可以立刻致死，即稍轻者，亦不易治，受伤之人，往往发现二便秘结等象，治宜及早，迁延即足贻患。以下方冲七厘散二分服之，如服药后二便即行通畅者，则生机已转，如仍旧秘结，则可用葱白头若干，捣至极烂，然后用酒炒之，放油纸上，贴于伤者脐眼，即可通便。若仍阻塞不通者，系必死之征，无法可治矣。若便通后，再与飞龙夺命丹三服，可望痊愈。生大黄二钱　枳实二钱　当归三钱　蓬术钱半　木香钱半　青皮二钱　车前子二钱　木通二钱　元胡索钱半　陈皮二钱　柴胡一钱　乌药一钱　桃仁二钱

十六、章门穴

（1）此穴在左胁稍骨尽处之软肉边，为血之囊，受伤太重而致口吐鲜血者必死，伤重不治者，四十二日死，轻伤不治者，一年必死。宜用下方煎浓，冲七厘散二分服之，然后更进地鳖紫金丹五服，可望痊愈。归尾三钱　赤芍二钱　红花一钱　荆芥二钱　元胡索一钱　青皮二钱　木香二钱　蓬术一钱　陈皮二钱　山棱二钱　苏木三钱　桃仁二钱

（2）此穴在左右胁稍骨尽处之软肉边，为气之囊，受伤过重者，气闭而死，无可

药救，其次重者，亦宜早治，不治百日必死，轻伤不治者，一年内亦必伤发而死。宜先用前方加五灵脂一钱五分、缩砂仁一钱，煎浓服之，然后进下方一剂，冲地鳖紫金丹服，如不能断根者，一年后必不保。肉桂一钱　菟丝一钱　归尾二钱　蒲黄一钱　元胡索三钱　杜仲一钱　五灵脂一钱　五加皮二钱　刘寄奴一钱　青皮一钱　枳壳一钱　香附一钱　缩砂仁一钱

十七、腹结穴

（1）此穴在左肋骨骨下一分处，亦为血囊，受伤过重，口吐鲜血者不救，未见血者稍轻，然亦宜早治，不治四十二日必死。若因伤势尚轻，并未服药调治者，三月必死。亦用下方煎服二剂，轻伤可望痊愈，若服不断根，主一年内必死。生地二钱　归尾二钱　蒲黄二钱　赤芍二钱　元胡索二钱　生韭子钱半　青皮二钱　红花一钱　山棱二钱　乌药一钱　桃仁二钱　苏木二钱

（2）此穴在右肋骨下一分处，亦为气囊，受伤过重者，气闭而死，无可药救，其次者气阻滞，呼吸作痛，宜早治，不治者二月后死。因伤势尚轻，忽于治疗，并不服药者，一年后亦必伤发而死。宜用下方煎服，然后更进飞龙夺命丹三服，可望痊愈，伤重不断根者，久后因此而死。生地二钱　归尾二钱　丹皮二钱　杜仲二钱　青皮二钱　红花一钱　大茴香一钱　乌药一钱　广皮一钱　元胡索一钱　桔梗一钱　桃仁一钱

十八、命门穴

人之五脏，皆系于背，从背心上数下，至第十四节骨中间，即为命门穴，受伤重者，神志昏迷，不省人事，是为必死之症，若稍轻者，可治，惟此等伤最凶，而死极缓，受伤之人，宜先服下方一剂，然后更砂糖滴花酒冲服和伤丸五粒，可望痊愈。不断根者，一年必死。当归三钱　川芎三钱　枳壳三钱　陈皮二钱　香附二钱　草朴三钱　木香三钱　刘寄奴三钱　苏木二钱　落得打二钱　三七三钱　乳香二钱去油　蓄二钱

十九、肾腧穴

命门穴之左右，各间一寸五分处，为肾腧穴，受伤过重者，立死。口吐鲜血及痰中带血者皆系危象，不易救治。若不见此现象者可治，宜用下方煎浓，冲七厘散一分，服后更投以飞龙夺命丹三服，可望痊愈。归尾三钱　赤芍二钱　蓬术二钱　元胡索三钱　青皮二钱　补骨脂　桃仁二钱　菟丝子二钱　乌药二钱　苏木二钱　大茴香一钱　红花一钱

二十、志堂穴

命门穴之左右各开三寸处，名志堂穴，属于肾经。受伤过重者，顷刻即死，凡见两耳失聪，额黑而浮白光，或常如哭泣状，或常如喜笑状者，皆系死征。盖左为哭腰，右为笑腰也。稍轻者可治，宜用下列二方，依次服之后，再进琥珀和伤丸，可望痊愈，如再不能断根者，三月必死矣。

（1）防风一钱　荆芥一钱　秦艽一钱　枳壳一钱　当归二钱　青皮一钱　陈皮一钱　砂仁五分　川芎六分　桔梗一钱　苏木二钱　桃仁二钱

（2）熟地三钱　杜仲一钱　杞子一钱　破故纸三钱　菟丝子三钱　归尾一钱　没药（去油）一钱　黄肉一钱　红花五分　独活一钱　淡苁蓉一钱

二十一、气海穴

此穴在肾腧穴下，重伤者立刻致命，稍重者不及早医治，一月亦死，须用下方煎浓和地鳖紫金丹冲服，二服可愈者生，若服药二服，而仍不能完全复原者，一年内亦伤发而死。归尾二钱　杜仲二钱　赤芍二钱　蓬术二钱　青皮二钱　元胡索二钱　乌药二钱　桃仁二钱　苏木二钱　桔梗钱半　补碎脂二钱　红花六分

二十二、鹤口穴

此穴在尾间骨尽处，两大腿之中间，受伤者虽凶而死缓，不早医治，一年后死，治法宜用下方煎服后，再地鳖紫金丹，三服可愈。归尾二钱　山棱二钱　蓬术二钱　骨碎补二钱　青皮二钱　牛膝三钱　三七钱半　赤芍钱半　木香二钱　乌药二钱　桃仁二钱

二十三、底海穴

介于肛门阴囊之中间者为底海穴，受伤最重者，三日必死。凡受伤而发现大便闭塞者，其症凶，须急用下方煎浓服之，次进飞龙夺命丹，三服后再进地鳖紫金丹三服，可望痊愈。大黄一钱　朴硝一钱　枳壳二钱　当归二钱　木通一钱　陈皮一钱　生甘草一钱　乌药一钱　苏木二钱　桃仁二钱　红花六分

二十四、涌泉穴

此穴在两脚心中，受伤者虽凶而死缓，早治之可有生望，若因伤重极征而忽视之，并不求医服药，则一年后必然伤发而死，即欲医治亦无所措手，徒滋后悔矣。归尾二钱　赤芍钱半　蓬术一钱　青皮钱半　元胡索一钱　牛膝二钱　木瓜二钱　桃仁二钱　苏木二钱　木香二钱　乌药一钱

二十五、心脏伤

按伤手心者舌头黑，用疏风利气汤：川芎　灵仙　防风　独活　苏木各钱半　苏叶　陈皮　枳壳　细辛　黄芩　白芷各一钱　青皮　红花　川羌各八分　当归二钱　加皮三钱　用水酒各半煎，加砂仁末冲服，或用琥珀和伤丸：琥珀三钱　肉桂二钱　炒白芷二两　米仁六两　桑枝　加皮各四钱　青皮　陈皮　木瓜　川膝　桂枝　黄芩　川芎　川断　赤芍　白芍　独活　红花　乳香　没药　制南星各一两　川羌　归身　苏木　丹皮　生地　熟地　杜仲各三两　共细末为丸（和砂糖），或用生地　当归　大黄各三钱　红花一钱煎服亦好。

二十六、肝脏伤

按伤于肝者眼白黄，用疏风利气汤或吉利散：当归　川芎　乌药　枳壳　甘草　陈皮　紫苏　薄荷　香附　白芷　乳香（去油）　没药（去油）各三钱　防风　赤芍　羌活　独活　加皮各五钱　共研细末，用陈酒砂糖，空心服二钱，或用和伤丸，羊肝（半叶）青皮钱半　红花二钱　大黄三钱，四味煎服亦好。

二十七、肾脏伤

按伤于肾者耳多聋，用疏风顺气补血汤：肉桂（研冲）三分　甘草五分　白芷八分　牛膝三钱　熟地三钱　杜仲　灵仙　赤芍　当归各钱半　川芎　防风　陈皮各一钱　用水酒各半，煎空心服，或吉利散，或和伤丸，或用杜仲三钱　马兜铃二钱　延胡索钱半，三味煎服亦好。

二十八、胃脏伤

按食肚伤者面色白，用疏风利气汤，或和伤丸，或用苏木　川贝各一钱　甘草八分　元参二分，四味煎用亦好。

二十九、大肠伤

用槐花散：炒槐米八分　黄芩四分　共为细末，空心服三钱，或服吉利散，或和伤丸。

三十、小肠伤

用补肾活血汤：杜仲　当归各三钱　红花　陈皮各一钱　加皮　白芍　灵仙各二钱　熟地四钱　川芎钱半　甘草　桂肉（研冲）各五分　用水酒各半煎服，或吉利散，或和伤丸，或疏风顺气汤：甘草　砂仁（研冲）各五分　乳香　红花各八分　泽泻二

钱　用水酒各半煎服。

三十一、膀胱伤

用行气活血汤：归身　杜仲　苏木各二钱　木通　红花　青皮各一钱　陈皮　木香各钱半　川羌八分　生地三钱　用陈酒河水各半煎服，或和伤丸，或琥珀散：大黄　琥珀　防风　荆芥　赤芍　陈皮　苏叶各一两　木通　川羌　芒硝各八钱　杜仲二两　柴胡五钱　桃仁一两半　甘草三钱　照方十剂，用水酒各半煎服。

三十二、两肋伤

用行气活血汤或和伤丸。

三十三、血海伤

用活血汤：砂仁（研冲）五分　红花八分　当归　槐花各二钱　生地　香附各三钱　木香　木通　陈皮　青皮　乌药各一钱　炒白芍　地骨皮各钱半　用水酒各半煎服，或吉利散，又用药酒二十六味，调理。

三十四、气眼伤

用补肾活血汤，或吉利散，或和伤丸。

三十五、肩背伤

用吉利散或和伤丸。

三十六、背上伤

用吉利散或和伤丸。

三十七、胸前伤

用疏风利气汤，或行气活血汤，或吉利散。

三十八、胸背伤

用疏风利气汤，或和伤丸。

三十九、左右两边伤

用行气活血汤。

四十、左边伤

用左边伤药方：乳香五分　没药　元胡　赤芍　赤苓　红花　陈皮　半夏　灵脂　杏仁　桃仁各一钱　甘草　郁金各二钱　莪术　山棱　菟丝子　龙胆草　何首乌各八分　以红枣子三枚为引，用酒煎服，盖暖出汗即愈。

四十一、右边伤

用右边伤药方：归尾　红花　元胡　赤芍　丹皮　郁金　灵脂　牛膝　龙骨　木香　羌活　苏木各一钱　厚朴　甘草　公英各五分　桃仁二钱　香附三钱　首乌八分　用陈酒煎下连服数次即愈。

四十二、上部伤

用上部伤药方：生地　白芷　血竭　虎骨各一钱　朱砂三钱　碎补　细辛各八分　乳香　没药各五分　甘桂枝　郁金　川芎　归尾各钱半　羌活　青皮　苎麻（炙灰存性）各二钱　用陈酒煎服，盖暖出汗即愈。（按或方用：天花粉　赤苓　当归各三钱　川芎　白芷　赤芍　陈皮　加皮各二钱　羌活　防风　苎麻灰　蔓荆子　用酒煎服，录之以候酌用。）

四十三、中部伤

用中部伤药方：生地　猴骨各二钱　地鳖虫五个　甘草八分　加皮　秦艽　川芎　川断　血竭各一钱　红花　乳香　没药各五分　用陈酒煎服，盖暖出汗即愈。（按或方用：元胡　柴胡　杜仲　川断　当归　赤芍　桃仁　山甲　紫荆皮　补骨脂各二钱　红花一钱　赤苓　生地各二钱　用酒煎服酌用药）。

四十四、下部伤

用下部伤药方：生地二钱　加皮　牛膝　川芎　秦艽　防己　赤芍　灵脂　肉桂　脚樟　木瓜　南蛇　杜仲　碎补　自然铜各一钱　如肿不消，加山棱一钱；脚不消，添重加皮，牛膝二味，用陈酒煎服，盖暖出汗即愈，（按或方用：独活　防己　秦艽　赤芍　归尾　姜黄　陈皮　加皮各二钱　紫苏　木瓜　淮牛膝　海风藤　千年健各三钱，今附录以候酌用）。

伤引添：头痛加小川芎　羌活各二钱；手伤加桂枝　木瓜各二钱；复伤加桃仁　桔梗各二钱；胃伤加枳壳　郁金各二钱；小腹伤加扁豆　木通各一钱；腿脚伤加木瓜　牛膝　米仁各三钱；又加古钱几文　松节几个同煎。

四十五、全体伤

用顺气活血汤：丹皮　陈皮　川羌　红花各一钱　归身一钱半　桔梗　川朴　木通各八分　枳壳　甘草各五分　生地　淮牛膝各三钱　用水酒各半煎冲服，砂仁末八分空心服，或和伤丸，或吉利散，周身损伤附方案神验方：上肉桂　明皮　药滴　乳香　白芷　灵仙　兜　刘寄奴　台乌药　归尾　川芎各一钱　麒麟竭　真琥珀　生地黄　青木香　炒枳壳　紫金丹（即地鳖紫金丹）　活血丹（即复元活血丹）。内用：大黄　当归　杜仲　花粉　桃仁　补骨脂各三钱　红花钱半　连翘　柴胡　山甲　没药各二钱　甘草五分　用酒煎，再用冷酒冲下，伤重者多服三次，若胸前伤，照方分作两剂可也。（按此方引经之药，如头上受伤，则加防风　羌活各一钱　藁本钱半；伤小肠，小便不通，则加木通一钱　车前子三钱　赤芍钱半；伤大腹，大便不通，则加生军钱半　黑丑　桃仁各二钱；伤背上，则加秦艽三钱　青皮二钱　生研香附末一钱；伤腰上，则加破故纸一钱　川断　杜仲各钱半；伤两胁，则加胆草二钱　茜草三钱；伤两手则加桂枝　羌活各一钱，此两味春冬减半，夏时八分；伤两足，则加牛膝一钱　加皮　木瓜各钱半；伤两肋，则加白芍钱半　蔓荆子　白蒺藜各一钱。照上药各为细末，照汤头引用，无不应验。或全身受伤煎伤药方：防风　荆芥　枳壳　甘草　前胡　桔梗　加皮　熟地　帝君　草倘　逢换气　红米各三钱　乳香　没药　白芷　黄芩　橘红各二钱　用酒煎服。

附药案

（1）飞龙夺命丹：硼砂八钱　地鳖虫八钱　自然铜（醋淬七次）八钱　血竭八钱　木香六钱　当归五钱　桃仁五钱　蓬术五钱　五加皮（酒炒）五钱　制猴骨五钱　元胡索（醋炒）四钱　三棱（醋炒）四钱　苏木四钱　五灵脂（醋炒）三钱　赤芍三钱　韭子三钱　蒲黄（生熟各半）三钱　破故纸（盐水炒）三钱　广皮三钱　川贝三钱　朱砂三钱　炒葛根三钱　桑寄生三钱　肉桂（去皮）二钱　乌药二钱　羌活二钱　麝香二钱　杜仲（盐水炒）二钱　秦艽（炒）二钱　前胡（炒）二钱　土狗二钱　青皮（醋炒）二钱　此药共为细末，重伤每服三钱，轻伤每服钱半，陈酒冲服。

（2）地鳖紫金丹：地鳖虫八钱　硼砂八钱　自然铜（醋淬）八钱　乌药五钱　土狗五钱　元胡索（醋炒）五钱　当归（酒炒）五钱　桃仁（炒）五钱　威灵仙（酒炒）六钱　川牛膝（炒）五钱　麝香四钱　制香附四钱　木香四钱　川续断（盐水炒）三钱　五加皮三钱　制猴骨三钱　苏木三钱　贝母（炒）三钱　广皮三钱　泽兰三钱　五灵脂（醋炒）三钱　菟丝子二钱　以上各药共研细末，重伤每服三钱，轻伤每服钱半，陈酒冲服。

（3）七厘散：地鳖虫（去头足）八钱　血竭八钱　硼砂八钱　蓬术（醋炒）五钱

五加皮（酒炒）五钱　菟丝子五钱　木香五钱　五灵脂（醋炒）五钱　广皮五钱　生大黄六钱　土狗六钱　朱砂四钱　猴骨四钱　巴豆霜三钱　三棱三钱　青皮（去皮）三钱　赤芍（酒炒）二钱　乌药（炒）二钱　枳壳二钱　当归（酒炒）二钱　蒲黄（生熟）各二钱　麝香钱半　此上各药共为细末，轻伤每服七厘，重伤每服一分四厘，最重者每服二分，凡瘀血攻心者，服之即醒，陈酒冲服。

（4）琥珀和伤丸：乳香（去油）一两　没药（去油）一两　自然铜（淬）一两　血竭一两　骨碎补二两　生军一两　川断一两　刘寄奴一两　归尾二两　琥珀三两　灵脂一两半　三七一两　无名异一两　虎骨一两　杜仲一两　破故纸二两　熟地一两　桂枝六钱　羌活五钱　地鳖虫二两　灵仙二两　独活五钱　山羊血一两　白芍一两　山茨菇一两。以上各药共为细末，用蜜砂糖和为丸，每丸重一钱五分，每服一丸，用陈酒送下。

第三章　接　骨

总论

中国医术有十三科，而正骨兼金镞科亦属于十三科之一，惜其法皆不传世，即偶有得其传者，又类皆自私自秘，不肯流传于世，致有志者欲得而无从，是亦可叹甚也。有正骨之法，自非易言，全在明医手法之精纯，与经验丰富，然后始能着手成春之效，否则冒昧从事，鲜有不误人命者。究其手法之种类，亦并不繁复，不外下列各种，其有效与否，则全在施术之熟能生巧耳：

一、摸骨，凡受伤之人，筋骨内损者，不论其因跌扑或闪挫及撞打等所致，医者对于其筋骨受伤之现象，必先深究而熟知之，然后可以着手医治，骨之损伤，有骨断，骨碎，骨歪，骨正，骨软之分；筋之损伤，有筋强，筋歪，筋正，筋断，筋粗，筋翻之别。医者必先断定其属于何种，欲断定其属于何种，则必用手细摸其伤之处，留神辨察而得之，此为摸骨法；

二、接骨，若既断定伤者之骨，业已折断，故欲其复行合拢，复于旧位，轻者故无须乎器具之辅佐，若受伤甚重者，势非利用器具之辅佐，然无论其是否必用器具，而终于无逃于手法，必先用手法，将其断处接如原状之后，始可用药品及器具以辅佐之也，则接法之重要可知矣；

三、端骨，人身各骨衔接之处，皆有关节，互相吻合，骨缝紧凑，故能长短伸缩，若此关节之处，稍有斜歪，则其骨虽未破碎折断，亦必疼痛难忍，不能转动，是则亦察其应端之骨，用两手或一手端住，然后视其关节中方向，而定其法，或从下向上端，或自外向内端，或斜端，务使其已经离位之骨，关入于白中，而无歪斜，则应可愈；

四、提骨，所谓提骨者，指伤处之骨，反陷入内，一时未能使之复原，则设法提之使出，提法用器具者为多，或先用绳帛紧高处提者，有提出之后，始用器具辅佐之，使不复陷，此法最难，用力之轻重，务须视伤处之轻重而异，若重伤而轻提，固不为功，若轻伤反重提之，则原伤未复，又加新患，是不可不慎也。

此外又有按摩、推拿二法，凡受伤处骨未折断，仅损伤肉而肿硬麻木者，手抵伤处下抑气按，徐徐揉转为摩，使其活血，骨骺节笋处稍有错落，不能合缝，缓缓使复旧位，或因筋节难转摇，以手推拿，藉通其气，是只可治轻微之伤，在手法中并不重要，且用之亦极容易。

以上各种手法熟悉之后，始可言正骨科。

凡人之头脑，并无骨骺，惟大小百处有紧接之骨缝，如骨片碎裂，或近缝处之骨片内陷，则脑必重伤，为不治之症，故为手法所不及施者，姑不具论。若有其他节骺，或脱臼而出，则必视其所在而施手法，或先拽离，然后用手送入之；或半脱者，则可用推拿法以使之正位；如略有欹斜者，则用手捏之，亦可正位，如骨断骨碎等，则治之较难矣。先辨明其骨断或为两截，或折而内陷，或碎而散乱，或岔而旁突，凡皮肉不破而骨受伤损者，以手摸之，有轳辘之声发出者为骨断之征，以手摸之而淅淅之声发出者，则为骨碎之征；以手摸之而无声者，则骨虽受伤，尚未碎断，但外敷以整骨药，即可克期痊愈。而骨之断者，又须断定其为平断或斜断之分，然后依其断之形势，用手法轻轻捏之，务使其断处凑合如旧，然后敷以药，缚以板，经过甚久之时日，始克痊愈。若骨碎肉内，其伤处外必肿胀，内部必至作脓而成溃疡之症，在初时药力固有所不及，手法亦无从施用，惟有予以内服之药，外敷止痛之药，待真创口溃烂之后，碎骨之小片，已与内部筋肉完全脱离，然后可施用手法，用钳钳去碎骨，使一层不留于内，更用好药敷之，内服以固其原，始痊愈。惟伤处之骨，虽能因药力而长成，然过后终不能如原来之牢固，若以之任重，必更致伤。

至于应用之器具，除骨断者，须拿使平正之后，更用木板铺艾绒夹于断处，外用软布条紧紧缚住之，使骨缝无缝离走脱之患。若断臂与断膊，断腿与断膊，治法固宜分上下，即所用之木板，亦宜随伤处之形状而变易，务使其人伤处虽被缚，于伤处疼痛之外，不再感到木板之碍事不适，始为相趁。如脱臼者不必用木板夹持之处，仅用布扎缚，亦可复原也。至若骨碎之处，则须视所伤之部位而定，凡可以用木板夹持之处，则用木板夹持之，若不能用木板夹持之处，则用软布扎缚之，不必拘泥一法也。

受伤之轻重，固有关于人之生死，而受伤者之体质，亦大有关系。凡体质壮健，气血盛旺之人，虽受伤较重，亦易着手，且可望速愈，而免残废。他若身体孱弱之人，气血不充，虽亦可以医治，而其愈也缓，且恐不免有残疾之患。至如年老之人，气血已虚，即受伤较轻，亦不易医治。凡此种种，既非药力之所能及，亦非手法之可奏功，在医伤者按拿之手法，固再有关于愈之迟速，及复原残废能完全责之于手法，则必不可，查身体之强弱，本非手法所能为力也。

接骨解

头颅为百骸之首，一身之主，或被打伤，颅裂骨陷，白浆流出者，不治，伤在头脑骨上可治，在太阳穴不治，若陷骨不起，颅裂，用上部药，倍加荆子；或有孔出血不止，血见愁捣涂上，每日换二次。孔小用药膏贴，孔大罨三日，见红色，有用收口膏药贴之，并宜忌风。

头颅无臼骨，故无脱骱之患，而有损碎之虞，且头颅骨碎，而脑髓出，或骨青者，难治，骨碎如米者，可治，而大者难治，其治先以止血散敷之，使其血不涌流，而后敷以生肌散，惟避风，戒欲，患者自宜慎之。稍平，则服疏风利气汤六七剂，至伤口平满，则服补血顺气汤三四剂而安。若有破伤风，牙关紧急，角弓反张之凶，急投飞龙夺命丹，可愈，此盖万投万效之药也。

倘见眼目有斗（殴）伤，落眼珠之症，先将收珠散敷之，用银簪蘸井水点筋，再用青绢温拂上，用还魂汤一二剂，待至平后，取明目生血饮服之而安。

失枕有卧而失者，有一时之失者，便于低处坐定，一手拨其首，缓缓伸之而可直也。

脑骨伤碎，在头脑骨上者可治，而在太阳穴者不治。如脑骨伤碎，轻轻手捺令平正，若皮不破用黑龙散，若破则用桃花散，封口以绢包裹，不可见风着水，如风水入脑，必成破伤风。若伤在发内，须剪发敷药为妙。顶门打碎，不可用草药，宜用止血散擦之，内服上部投药。如顶门打碎，有限日者，可用鲜琥珀四两、川芎五钱同陈酒煎服。

鼻梁骨断，先用接骨丹敷之着骨，次用生肌肉散菜油调敷，再用活血止痛散敷其外，自然平复。

凡缺唇之疾，先将代痛散敷之，次将油线缝合，用生肌散敷之，内服活血止痛散而安。如血不禁，服八珍汤加三七可也。

人之头面，惟有下边一骱，如剪刀股环互相连扭，偶落而不能上，则言语饮食皆为不便。肾虚者得此症最多，治法先用宽筋汤熏洗，次用绵裹大指入口，余指抵住下边，缓缓下推进之，又服补肾和气汤而安。

肩井骨骨名曰天井，此骨若折必一头高跷，不相早复，先用膏药贴，后用油纸数层，铺衬用粉夹板，以长绳缚之，方用接骨丹。登高倒跌，而天井骨损折者难治，盖损骨出臼不能缚使对直也，须用喘气汤服之，使其相对，次用接骨散敷之，以绵络于肩背，而包裹之，再投提气活血汤三四剂而安。假使探其筋骨多使损折而不能相对，则非吊漱饮不能治此症，外用接骨丹敷之，内服生血补髓汤而愈。

大肩背脱出，令患者坐于低处，用两手拟定，抱膝上盖，将膝借力一擎，其手臂随手直前，轻轻放手就入，肩骱与膝骱相似，推肩骱送下，膝则送上，上骱之法，将一手上接其肩，下接其手，缓缓转动，使其筋舒，患者坐低处，使一人抱住其身，医者两手抱住其肩，抵住其骨，将膝夹其手，齐力而上，用绵裹鹅蛋大络在胯下，用接骨散敷，服生血补髓汤而愈。

肩胛骨须先相度如何整治，治法用圆当椅住胁，又用棉被软衣簟好，再使一人捉住两人拔伸，欲坠一手腕，又曲一手腕，以绢片缚之，臂骱出触于上，须以一手抬住其手腕，一手按其脉窝，先鞠其上，而抬腕一伸可也，敷用接骨散，棉包包裹，内服生血补髓汤而安。

大臂小臂伤折与大腿小腿同治，惟服药上部加肉桂，下部加牛膝。

大抵骨折在于绑缚，用杉板取其轻也，能别得骱头则折伤之法，皆在于此也，惟药有制度之法，前剂活法不可执一，倘有染别症而又得此病者，必兼而用药，方能奏效，其上骱之术，一言可能也，特不可轻忽尔。

大抵舒筋必用宽筋汤熏洗，盖手足之伸缩握动皆在于筋，凡得此症，用药熏洗微微缓动可伸也。

手骨出者，须看如何而出，若骨出向左，则向右拨之，骨出向右，则向左拨之。产人手长伤折，而骨出者皆然。惟于一胫则可治，两胫断难治。手骱送出，须以一手按住五指，一手掌起手骱，鞠下一伸而上也，此乃胃脉之所，必服宽筋活血汤，又须绑缚，先用接骨散敷之，棉布包裹，用阔板一片，按其患处，用杉木板四片，长三四寸，缚七日可放。手腕出骱送拔入者，用左手掌托捡彼伤手臂，又用右手拿住卜节，手近桩处把拿定，不可让退缩，尽力扯入位内，服接骨散，再贴膏药而愈。

人身十指最降敏，若使其一指有伤，连心之痛难忍，中指比别指尤甚，况且易染破伤风，治之须先将以止血散敷之，如被咬伤者，必捏去其牙齿毒气，急投护心丸，以安其心。若犯破伤风者，急用飞龙夺命丹而安。故刀斧伤易，被咬伤难，须内服追毒定痛散，如遇病人咬伤，十则九死之症矣。又有骨之损碎如粉，其伤势破则必有损骨，不破则用赞骨散，穿取其破骨，后将生肌散封固，内服生血补髓汤而安。惟碎骨不异，难治，必用心看取而后可安耳，断指者须使凑正，用水蜡烛内膜包裹，待皮肉接上，方用生肌散，擦膏药上贴之可愈。手指有三骱，惟中一节出者有之，易出者易上，两指捻伸而上也，必服活血汤，止痛散，不然则最为痛矣。

金井骨在胁下，有损伤者，须令平正安贴，用黑龙散敷之，以绢包好，倘两胁骨伤，治亦如是，不时闪挫，外贴膏药，内服中部投药，加重外加接骨丹五分。

环跳骱比诸骱更难，此骱白出则触在股内，治之使患者侧卧，出内手随内，出外手随外，上手捺住其腰，下手捧住其腕，将膝鞠上，出左板于右，出右板于左，板伸而上也，内服生血补髓汤而安。

胯骨从臀上出，可用两人捉定拔伸，方用足捺入，捺骨从裆出则难于整起矣。

膝骨又名冰骨、油盏骨，盖其有骨骭迭出者，治之必用藤箍衬棉，使患者仰卧，一人抬起脚踝，若出左随左，出于右随右，医者双手扶襟，棉箍至于膝下，上手挽住其脚湾出于右，下手偏于右出于左，下手偏于左，使臼对膝，上手则扶膝，下手则抬起，必能上也，先用接骨散敷之，棉箍按其患处，必须棉布包裹，服生血补髓散三四服，再服壮筋续骨丹而安。

脚膝盖骨乃吊生者，或打破脱出极难治，要用物做成一箍，箍住盖骨，将长带缚定，外用护膝，愈日去箍，使骨折权出外处，两头必锋锐，治用八宝丹，麻药定后，锉之去尖，头按入用药敷贴，外以笋扫若数层包，再服汤药，使筋骨脉络相生，其骨自然固矣。

或跌打臃肿患处，不令人着手摸着，肿硬难辨肉内折骨，医者缓缓检肿处，如骨内有声，以麻药先服，刀割开有血来，用止血散，又用麻药麻肉上，然后取碎骨，用别骨接好，膏药，外以油纸包好，方与淡盐汤服之，醒后服接骨丹可愈。

易折者，在于人之两腿，伤之则为两段，医之在有绑缚，先用宽筋汤洗，使病者仰卧，与无患之骨取齐，次用接骨散服之，棉布包裹，外用抄板八片，每长四寸，俱以棉布包裹，外用棉绳三条，将板均扎齐，内服活血止痛散三四剂，又服壮筋续骨丹而愈。

小膀有二骨，一大一小，胫折则劈者易治，两段者难治，倘有骨折皮破之凶，若此症则与大腿同治，若犯此症，骨必在皮肉，上用染烂散，去肉后，将骨对，不可用汤洗，恐毒入内，次将生肌散之，如小腿骨折皮肉不破，可将接骨散敷之，照前绑缚，用杉木板六片，每片长三寸半，骨断下板，长取其担力也，惟此症最痛，必先服生血补髓汤三四剂，次服壮筋续骨丹而愈。

脚踝骭易出，上之亦难，一手抬住脚跟，一手拔住脚趾，出右手偏于右，出左手偏于左，脚趾鞠上，脚跟鞘下，一伸而上也，必服宽筋散愈。

脚骨跌打断骨权出，长断不齐，不得拔入，用铜锯锯齐，然后推入，膏药贴外，外加绿纸缚数层，又夹板夹好，过二日换膏药，日服接骨丹二次，倘炎天用清茶洗净。若胫骨别内难治，在外用手领入臼，方贴膏药，投药或药碎。打伤不重者，外贴膏药，内服投药二次。

凡出血，用桃花散，如不止，可将参三七塞伤口，外用桃花散再敷，平处骨破，皮不破，可用黑龙散服之。若曲转处跌伤，不可绑缚，恐伤愈后不能伸屈，只用黑龙散敷贴绢缚，使曲转处可以伸屈也。

凡跌破先以没药擦伤口，口又用伞纸包于药上缚定，皮破骨出，或差臼伸拔不入，若药擦须近一二分，用麻药先服，又用麻药敷肉上，不知痛痒，方用快刀割去些肉，擦入骨，令入骨后，用黑龙散敷疮口，四面再用桃花散填入疮口，缚定方用解麻药即愈。

如药肿或血凝，宜热药汤洗，外用黑龙散敷之，若损一日尚可治，久则难治也。

即皮裹有破碎骨，骨用黑龙散敷，久后其骨自出，夹缚用杉板，皮阔如指，大四边挑均，亦用绳紧缚三四度，扎物只用苎麻使贴药，用木板一片，将油纸以姜汁调黑龙散敷摊上，卷损处即愈。凡用杉木皮尿浸敷匀，匝小绳敷三日，以次依前淋洗涂药患处，若溲身无作痛，宜服排风汤。

服伤药，全忌冷物及牛羊肉，服药必须乘热，使骨易接。凡未碎破可服药，接骨只用膏药贴之，再将上中下投药服之，伤重必用药水洗过，如轻不洗即以药敷之。凡伤药五月不可合，恐毒另药坏也，即末子丸俱藏磁瓶内，日久用火焙过，方可用药。伤不论轻重，要忌服损药并草药，先用调气散，如服草药，则断损骨，不能如旧也。

若损骨碎断者，要看本处如何，其骨是否碎断，左右如何，看是何处损伤，先拔端正，方用贴外夹敷，亦要平正。凡夹敷，春夏二日，秋冬四五日，解开用热水洗去旧药，洗时毋重，恐惊动损处，仍用黑龙散敷好，折损大概要拔伸捺正，然后用桃花散、黑龙散，固外，再缚，要拔近损处，不可别处，务在第二脊骨上。凡拔神令要相度，左右骨如何出，或有正拔，当斜拔，或用二三人，如左右损处，只要相度，骨缝细细捻捺，其骨归臼，要搏皮相骨，须认伤处，揣摸骨头平正便时。

欲识跌打生亡之症，必视其脉诊外以知内，若跌打全脉起者生，不起者亡，脉若迟细生，洪大者死，若坚强有情者，弱小者亡，脉来大而无情者，二十日而死，滑细者生，若命脉迟缓，关脉实，此即有情也，虽伤重不死命，脉虚促而脱者，总然伤浅必死之症也，总之脉以有情为吉。

顶门破骨未入肉者，可治；食饱受伤及跌打二口不死者，可治；顶门破骨已陷入者，不治；耳后受伤，不治；心胸肩臂青色朱裹心，可治；凡男人两乳伤，急宜救之，妇人两乳受伤，不治；孕妇小腹受伤，内目未直，便粪无害，凡脉大而缓，须细察之，可治，则治之，口如缠风者，不治；囟门出髓者，不治；两目伤，不治；两脚伤，可治；背脊断，不治；肠伤粪出，男女皆不治。如两肾入两腿，伤后必损也，故有不治之症。五不治：疼痛兼发战者，一不治也；天柱骨折并太阳穴伤者，二不治也；小腹带断、心伤、肠破、阴囊穿者，三不治也；气伤喉者，四不治也；汗出如油，尽力叫喊者，五不治也。

一、头额伤

人之头部，为诸阳所聚之区，一受伤损，是宜早治，若不早治，或以失血过多，或以风邪内袭，皆足以使轻症转为重症，重症转为死症。凡骨破碎或内陷，其伤处较大者不治，脑浆流出，骨色发青者亦皆死征，此等地位受伤之后，不谓其为脑盖，囟门太阳各部，急宜分开头发，以寻伤处之所在，将近伤处之头发剪去，剪时务须留心，以防头发之细屑混入创口，或一混入，势必发生溃烂，然后以灯心风口中嚼烂，满蘸桃花散，塞于创口，以止其血，若无灯心，用桃花散干掺亦可。或伤处臭烂者，则须先服放散，更用辛香散煎洗患处，洗时切忌当风，风邪入里的则费周折矣。若风邪已经入里，而头面肿胀者，宜服消风散，创口肿处，则密调圣神散贴之。若有骨髓流出者，则用清茶调圣神散、安随散二药敷之。若脑骨已碎，大如粒米者，则宜去其碎骨，掺以桃花散，内服托里散，以防风入。若脑骨沉陷，所陷不深，未伤及内部者，宜用白金散、淮乌散二药调敷之，伤时吸起，至为神效。

二、眼伤

眼为心之苗，在七窍中位居首要，且其胞珠瞳仁等皆极薄弱易损，若轻轻击之，已足受伤，更遑论受重大之打击，眼伤可分为出眶，睛破，翻睛，血浸等几种，若眼部因受外面之打击，而睛珠突出眶外者，是为出眶，宜用手法趁热送入眶内，使复原位，更以圣神散调贴，以退其血与肿，内服见血主治加减方，另加木贼草、石决明、菊花各二钱；若眼珠被金镞所伤，或打击过重，而致睛珠破裂，流出清水者，是为睛破，其目必损，虽用药石，亦仅能防其瘀血内陷耳；若因受伤过重，而睛珠翻转，不能见物者，是为翻睛，宜用手法轻轻将睛珠拨转，使复原位之后，更用圣神散调服之，内服前方可愈；若眼之附近处别一部分受伤，以瘀血流注眶内，以浸其睛珠者，是为血浸，宜用桃柳嫩枝、生地黄、地龙煎，取猪肉浸透贴于眼上，内服活血止痛散，其效如神。

三、颊骨伤

两面颊骨受伤，可分已脱臼未脱臼二种：凡稍受微伤，并未脱臼者，则单用圣神散清茶调敷，数日即愈；若已脱臼者，则非用手法不可，先将脱落之处接合法，先令受伤之人坐定，然后视其所脱者之为左为右，认定之后，即用手心在伤处按摩，使其气血流行，大约百下之后，即可动手，乃令伤者大张其口，如为右颊脱者，医者以右手中食二指伸入其口内，用指面揪住其下面脱离之骨，离后更以左手中食指二指在外面相等之处按定，内外夹持之，对准骨臼之后，先故意向下一按，使其筋络挺直，顺手即向上一顶，送入臼中，有声咭然，则已接牢矣。若为左颊受伤者，则两手换其位置，使左手二指伸入口内，右手二指放于外面，将颊骨送入臼中之后，用布条兜住扎于顶门，隔一二时解去，则完全无恙矣，若用圣神散调敷，更妙。

四、牙床伤

牙床骨亦有臼相连，惟以其前部超出之故，形状故与其他骨臼特异，而所负斤两亦不同，稍受震动击，即易受伤，且有因狂笑而致脱其臼者，受此伤者，医治之人，宜先用手摸之，已断其臼之全脱或半脱，若全脱者，则以一手之大中二指头，由下叉住其下部，使与上部之骨臼相对，然后更另手托其颌，使猝劲向上推之，但闻格格之卢，则骨已入矣，乃敷圣神散，用布条兜住下腭，扎于顶门，一二时后，解去，则完全回复原状。若牙床半脱者，不必先用手捏住，但用一手之虎口，撮其下腭，使猝劲向上托之，但闻格格之声，则已合上矣。若牙床脱落者，用钳去之。若牙因受震而动摇者，宜用钳钳正之。血出不止，则用梧子、白矾煎水含口中，即可止血，更以米汤调白金散嚼化，或用桃花散掺塞，皆有奇数。

五、颈项伤

凡人从高下坠，颈即嵌缩者，先用消瘤散或住痛散加痹药昏昏散服之，令受伤之人，仰卧于地，用绢带兜其下腭，直上头顶，再将头发解开，同绢带拿作一把，令其头睡得平正，医者坐其顶之前，伸直两脚踏受伤者之两肩，然后徐徐提其发而拔之，使缩者复伸，归原位合好，用活姜自然汁、韭汁、陈酒、陈醋调圣神散敷贴之，用杉木板颈长，内衬艾绒，夹持两面，用绸带缠缚之，使不至扭动，内服寻痛住痛散。卧时头须平，不可任意转动，及偏卧侧卧，则一月之后，可以复原。若卧时不平正，及犯任意转动之病者，非但痊愈旷费时日，即愈后亦必成曲颈歪头之状，殊不雅观，在患者亦感不便。其寻痛住痛散，须服至痊时为止。此症所用之手法，较颊骨牙床为难，非用力均匀，疾徐合度不可，若过轻则不能成功，过重则又加新症也。

六、肩骨伤

肩骨俗称井栏骨，其骨极牢固，非受伤极重者，不易折断。寻常轻伤，而肩胛之未折断者，则再调圣神散敷之，无不立愈。若肩骨折断者，则非用手法正骨后，再行用药不可。医者先察其伤之轻重，然后或用提拿，或用揉捏等手法，将其所之骨，照原位按正，要究竟宜用何种手法，则全在乎医者临时审时度势而行之。盖骨之折流，固不一端也，待其既归原位之后，用蜜调圣神散贴伤处，更取大毛竹一节，长度须与肩骨横部相同，周围略大于全肩，劈为两半，将竹片之四边棱角削平，加于肩上，一边在后，一边则正嵌在肩骨下面之软肉处，此处亦宜护以艾绒，然后用绸带在胁窝处连肩扎缚之，带分两端甚长，一前而一后，环在股下互扣之，斜拴其肩，如左肩伤者，则拴于右股，右肩伤者，则拴于左股，过度竹片紧贴于肩，行动起卧皆宜处处留意，不能稍受震动。内眼见血主治加减方，左肩伤加青皮二钱，右边伤加升麻一钱，如此一月可愈，如调养得宜，二十日亦可去缚矣。

七、膊骨伤

肩膊骨亦称饭匙骨，破伤骨出者，以消风散、住痛散加痹药昏昏散服之，次削甲板，药用巾布蘸辛香散药汤，洗贴其肩上，以舒其骨肩，令患者侧卧，一人立其面前，带伸伤者之手，与肩并齐，以足撑开患者之胁，如此伸骨面易入也，医者立其肩后，用手搦令所脱之骨相接，更要试折其手，上自脑下脑后又过胸前，合其掌于心，腕下不许摇动，用姜汁、韭汁调圣神散贴之，更以皮纸裹杉木一大片，贴在伤处，另用一绢带，从患处胁下斜及肩缠缚之，使不能移动，其杉木上宜穿数孔，以便平时将药从孔中达到里面，着于伤处也，内服加减活血寻痛散，轻者一日可愈，最重者大约须百日。在未愈之时，起卧行动，务须格外注意，切不可受伤之处，更受到意外之震动，若偶一不慎，牵动伤处，小则使筋络受损而卷缩，痊愈后减少其一臂之活动能力，重则使骨复脱，虽必以重按，日久决难望不成残废，是在受伤者自己之小心调护，以求复元，不能责医者之用药不良及手法不精也。

八、肩胛伤

此骨即大臂与肩相连之处，大臂骨上端是杵，而肩胛骨则为之臼，杵臼相接，合为紧凑之关节。如其此骨脱臼而出，则一臂完全失其活动力，治法宜用住痛散加痹药服之，次削甲板，药用巾布蘸辛香散药汤贴洗患处，使筋骨舒伸柔软。左臂脱骱者，令受伤者卧，一人坐其左膝之侧面，曲其左足，踏受伤者右胁，将伤者之手提上，其肘正对坐者之腰间，用两带系之，坐者以手扶平伤者之肘，将身缓缓向前腑下，如打躬形，其人上路既向前偻，腰股必向后缓缓伸出，则伤者之臂，因受拉引而渐渐伸长，使离臼少许，即可摸正其骱而送入臼矣。如骨脱向内敛，而胁不开者，令受伤者侧卧于地，用脚踏凳一条，夹其脚背，令其转动，一人曲腰坐于凳子上，用绢带绑住受伤者之肘，系于坐者之肩，伸脚踏伤者胁下，然后徐徐抬肩以引其臂，使其筋骨舒直，然后摸正其骱，送如臼中，务须其臂能上过脑后，下过胸前，反手及臂，则其骨已归原骱，乃用陈醋调消风散敷患处，用带缠敷之，务使不能移动，内服消风散、住痛散，每隔三日，解缚换药一次。上药之时，切不可臂臼受到震动，以致新患上药之后，仍宜依法缠缚牢固，卧时宜侧卧，自己亦须随时小心在意。若创再受新伤，即能痊愈，为时必久，痛苦有加矣。大约轻者一月，重者三月，必可痊愈矣。

九、臂骨伤

两臂骨折断或破碎者，先用消风散、住痛散，加痹药昏昏散服之，用杉木三片，满其粗皮，约如指面薄，长短与伤处相等，用绵纸包好粘定，用绳四根，分四部结住三木片，成栅子形，然后用辛香散煎汤，洗贴患处，使筋骨柔软，乃令受伤者仰卧于地，缚者坐其伤臂之侧，以绢带缚住其伤骨之前一端周，大约在近肘处，将脚踏住患者胁下，以掌其肘，然后将上身缓缓后仰，用力以拔伸其断骨，然后用手摸之，捏拿使正，徐徐使依旧配合各整骨，用姜汁、韭汁、陈醋三物，合调神圣散，摊于油布之上，缠贴伤处，外面则将木片与绳编成软甲，加罩于外，如法缚紧之，另以一绢带，兜其手腕，系其小臂于项下。此法在拔伸断骨时，医者上身后仰，最须注意，切不可用力过猛，与后仰过速，气力亦渐渐增加，以至于适可而止。后仰宜缓缓而行，适度而停，否则非但不能使其伤速愈，且或有断臂之虞也，是不可不慎。扎缚定妥之后，小臂一部，宜使活动，否则恐筋因久曲而强也，内服加减活血住痛散。若木片两端近处之皮嘴起泡，切不可挑破，但用油调黑神散贴之即消，轻者两月，重者百二十日可愈。

十、胖睁伤

胖睁者，即两手肘腕骨。若骨出于外者，先服住痛散加痹药昏昏散，服后，更用辛煎汤，畲洗患处，熨以筋骨使柔软之后，令受伤者仰卧于地，医者坐其侧，用绢带缚其伤处之末，系于腰间，伸脚抵其腋，捉住其股，将上身徐徐向前俯下，而腰则缓缓向后展开，使骨向外拔长，揣令按归原位，以大拇指着力张按其腕之中部，余四指分四处拖住胖睁，后又用两指托其骨内，随时折试，能屈伸而其骨不再脱者，则已归原位，然后用陈醋调圣神散匀铺油布上贴之，外面亦用杉木片夹持之，连臂系住。平时宜使臂稍动弹，以防筋曲，日服活空住通散，轻伤一月，重伤百日，必可见效。

十一、手背伤

如两手背受到重伤，以致骨碎、骨断者，其服畲之法一如前状，令受伤之人，仰卧于地，医者坐其侧，伸一抵患者之腋，左手握住患者中间三指，统用一把，拇指小指除外，握住之后，向后力拔之，右手则揣摸其伤处，缓缓拿捏之，使断骨渐渐回复旧状，断处互相接合，然后更用陈醋调神圣散匀摊油布上，贴于受伤之处，外面亦用长七寸，阔二寸余之杉木片夹持之，用带兜腕，悬于项下，三日后亦须随时伸屈，使稍稍以活动，防筋缩筋强之弊，内服活血住痛散，百日之间，可以痊愈。如掌面受伤，以致肉烂骨出者，服畲如前，将骨依法揣正之后，用麻油调金散敷伤处，更用蜜调神圣散敷四周，纸裹竹笋一大片覆掌上，用软绸巾缚扎之，不必敷药亦可痊愈。

十二、指骨伤

手指之骨，体质极细，而骨节独多，故一手拗击，最易伤损，惟其易伤，故医治亦易，如其一节脱臼或折断，医者一手握其掌，一手则用拇食二指，以捏住其伤处之前端，向后拉引，揣正之后，送归原位，此外用蜜调神圣散摊竹笋上，围束伤处。若皮破而血流者，则先用桃花散止其血，然后正骨，用麻油调白金生肌散摊竹笋上，围束伤处。如觉药干，再加麻油使润，三日之后，重调一服贴之，内服活血住痛散，至痊愈为止。此等伤轻则十日，重则一月，必可痊愈。然遇受到重伤，数指骨同时折断，或一指骨完全碰碎者，必甚不易使之复原，盖数指齐折，全部筋必受损，即治愈后，其动作恐亦不如常人之活络，若三节之骨皆碎，则势难粘合，势必溃烂，约取去，则一指废矣。

十三、腿骨伤

凡大腿骨因受重伤而折断者，应先煎宽筋散熏洗，令受伤之人侧卧，将其两足垒直，不可长短，然后审察伤处，如法将其腿拔长，以手捏正其骨，使断处接合如旧，用蜜调神圣散，摊匀油布上，围束伤处，先用绢带二，扎住油布，外以纸包之杉木皮八片，每片长约七寸，又有绢带三条，将八木片编成篾状，每片距离须匀称，然后贴于油布之外，紧紧扎住，先进活血住痛散，次投壮筋续骨丹。受伤宜平卧，所伤之腿，切勿妄动，一月之后，可以转侧，此等伤害极重，非百二十日，不可痊愈，（如大腿髀脱落者，一手擒住其膝，一手拿住其膀，上下拔直，将膝屈转，抵住臀部，向内一推，髀内有格格声，即已合拢）。敷定痛散，服生血补髓药，轻者十日可愈，重者一月可愈，小腿伤折者，医亦如此法。

十四、膝骨伤

膝髌处之油盏骨，如脱臼而出者，使患者仰卧，一人抬起其足踝，若出于左，随左而下，若出于右，随右而下，医者缓缓双手夹擒，上手拿住其膝，下手拿住其足弯使髀对膝上，手擒膝下须用猝劲向上一抬即合，蜜调圣神散摊油布裹贴之，内服壮筋续骨丹。凡膝盖离位向外侧者，则内筋肿胀，向内侧者，则筋直其弯肿，看其骨之如何轻倾欹，则用何等手法捏正之。敷药如前，服补筋药。至于膝盖骨，一名护膝骨，受伤过重，有碎为两片者，有伤为三片者，先服住痛散，更用辛香散洗贴之，使伤者仰卧，将两脚伸直，然后用手拿捏，使骨碎处互相骻合，仍如原状，更用薄蔑片依照膝盖之大小，做成一箍，套于患处，更以布四条，扣于箍上，连膝弯扎紧，用蜜调圣神散敷裹于膝内，服止痛接骨丹，非至伤势大减，不可移动，若稍令伤处受震，必加新患，不易痊愈，大约轻者一日，重者百二十日，始克复原，此伤亦极重大，即治愈后，其腿亦不能复如常人矣。

十五、足踝伤

足踝之伤，不必跌打，即偶而行路不慎，绊以石上，亦会脱臼，惟以其易脱也，入之亦易，但须略施手法耳。令伤者仰卧于凳，医者抬起受伤之足，一手拿住足跖，一手托住其足踝，用力缓缓拔长，然后看准其杵臼，用猝劲向前推送，但有格格之声，则骨已入臼，（如左踝出者，手偏于左，右踝出者，手偏于右，脚趾曲上，脚跖曲下，一伸而上，极易接合也），夹以木板，加以布扎，二日后再看，如未平直，仍宜拔之端正，蜜调圣神散敷之，内服宽筋活血散。若行走过早，使胻骨斜出，向内歪者，则内踝突出肿大，外斜者外踝突出肿大，故必须待血气充足之后，始可行动，好在此等轻伤，少则十日，多则一月必可痊愈也。

十六、足部伤

凡足背之骨缝错出者，用手轻轻搓捏，令其骨合筋舒，外贴损伤膏，内服补筋药，半月可以痊愈，足趾别伤前半截者，可翻下断者，或翻上断者，将左手捏住其足之两侧，再以右手就其折断之处，设法拿捏使其断骨翻转，复于原位，接合如初，用蜜调圣神散敷伤处，以绢带紧紧扎住，一月不可着水，内服壮筋续骨丹，一月可愈。手足之筋多在指，指伤觉痛，则筋必促，煎宽筋活血散熏洗之，然后轻轻揉捏，再行动摇伸舒之，使筋如旧。

按正骨之手法，以及用药等等，略如上述。惟在受伤过重者，或医时必经剧烈之疼痛，非受伤之人所能煞耐者，医治之时，必多周折，故宜用麻药使其人知觉尽失，不知疼痛，然后着手医治，则较为便利矣。麻药有二种：一系内服者；一系外敷者。药性皆极猛烈，非于必要时，不可轻用，用时亦不可过多。内服者，尤宜注意，用药过重，其人且长眠不醒矣，慎之！慎之！

附药方

（1）圣神散（敷）：淮乌三钱　白芷三钱　赤芍三钱　枇杷叶三钱　芙蓉叶三钱　韭根三钱　韭菜一两。

（2）桃花散（敷）：大黄五两　黄柏五两　陈石灰半斤同　至灰色如桃花退火收贮候用。

（3）消风散（服）：人参一钱　防风一钱　川芎一钱　川朴一钱　僵蚕一钱　桔梗一钱　独活一钱　半夏一钱　肉桂一钱　羌活钱半　蝉蜕钱半　当归钱半　南星二钱　白芷二钱　黄芩二钱　柴胡七分　甘草五分。

（4）辛香散（洗）：防风十两　荆芥穗十两　刘寄奴二两　独活五钱　乳香五钱　明矾五钱　梧子五钱　苦参五钱　柏叶一钱　当归一钱　银花一钱　苍耳子一钱　白芷一钱　泽兰一钱　细茶一钱。

（5）安髓散（服）：川芎一两　香附一两　白附子一两　白芷一两　紫草一两　牡蛎一两　共为末，每服三钱。

（6）白金散（敷）：白芷一味为末，麻油调敷。

（7）淮乌散（服）：淮乌一两　川芎一两　白芷一两。

（8）痹药昏昏散（饮醋即解）：草乌钱半　骨碎补二钱　香附一钱　川芎一钱。

（9）住痛散（服）：杜仲四两　小茴四两　大茴四两。

（10）活血住痛散（服）：白芷三钱　山甲三钱　小茴三钱　甘草四钱　当归二钱　川芎二钱　独活钱半　羌活钱半　木瓜一钱　肉桂一钱　淮乌七分　草乌三分　麝香三分。

（11）寻痛住痛散（服）：乳香二钱　没药二钱　草乌二钱　川芎二钱　木瓜二钱　虎骨二钱　自然铜二钱　赤芍二钱　紫荆皮二钱　当归一钱半　小茴一钱　大茴一钱　沉香一钱　白术一钱　桔梗一钱　牛膝一钱　乌药一钱　枳壳八分　甘草五分　香附五分　降香节五钱　生姜三片　山甲二钱　沉香一钱。

（12）加减活血住痛散：当归三钱　山甲三钱　木瓜三钱　牛膝三钱　乳香二钱　没药二钱　独活钱半　羌活钱半　枳壳钱半　小茴一钱　甘草一钱　淮乌一钱　川芎一钱　白芷一钱　人参一钱　大茴一钱　血竭一钱　肉桂八分　麝香二分　生姜五片。

（13）黑神散：百草霜（即锅脐灰）一味，炒至烟尽存性，清油调敷。

（14）接骨散（服）：古铜钱（醋淬四十九次）五钱　骨补（去毛焙）三钱　乳香（去油）三钱　没药（去油）三钱　自然铜（淬）三钱　地鳖虫三钱（生夏钱半炒，去半夏不用）　血竭二钱　瓜蒌仁七个。

（15）壮筋续骨丹：当归二两　川芎一两　白芍一两　炒熟地四两　杜仲一两　川断两半　五加皮两半　骨碎补三两　桂枝八钱　生三七一两　黄芪三两　虎骨一两　破故纸二两　菟丝饼二两　党参二两　木瓜一两　刘寄奴二两　地鳖虫三两。

（16）生肌散（掺）：乳香二钱　没药二钱　花蕊石（煅）二钱　虾龙骨二钱　血竭二钱　轻粉二钱　乌梅炭二钱　五倍炭二钱　蛇舍石（煅）五钱。

（17）宽筋散（洗）：当归三钱　红花钱半　刘寄奴二钱　香附二钱　五加皮三钱　艾叶三钱　紫梢花二钱　川断二钱　伸筋草二钱　乳香一钱　没药一钱　桂枝二钱　闹杨花二钱　生葱十枝　樟木二两。

（18）接骨膏：生地二两　当归二两　大黄二两　刘寄奴二两　雄鼠粪二两　闹杨花一两　红花一两　上官桂一两　川乌一两　草乌一两　大戟一两　莞花一两　甘草一两　甘遂五钱　五灵脂一钱　穿山甲一两　紫荆皮四两　血余四两　地鳖虫四两　野芋根四两　鲜桃枝四两　鲜柳枝四两　鲜桑皮四两　鲜槐枝四两　上药用桐油、麻油各四十四两浸七日，以桑柴火煎，熬之点水成珠，滤去渣，用桃丹收膏，再用下药研末后入。没药（去油）一两　血竭一两　乳香（去油）一两　阿魏一两　麝香一钱。

（19）麻药（服，最多五厘，甘草汤解）：蟾酥一钱　生半夏三钱　闹杨花六钱　胡椒钱半　川乌钱半　草乌钱半　荜茇一钱　麻黄一钱。

（20）整骨麻药（敷）：川乌钱半　草乌钱半　蟾酥一两　胡椒一两　生半夏五钱　生南星五钱。

（21）药酒方（服）：当归二两　川芎两半　熟地两半　白芍两半　羌活八钱　杜仲一两　独活一两　川断一两　红花五钱　陈皮一两　骨碎补二两　淫羊藿八钱　木瓜一两　虎骨一两　五加皮一两　破故纸一两　杞子一两　三七一两　菟丝饼一两　落得打一两　海风藤一两　黑枣子四两　胡桃肉四两。

（22）大成汤：大黄钱半　朴硝一钱　枳壳（麸炒）二钱　厚朴（姜炒）一钱　当

归一钱　红花一钱　木通一钱　苏木一钱　陈皮一钱　生甘草一钱。

（23）复元活血汤：归尾二钱　柴胡钱半　穿山甲七分　炙研　红花七分　瓜蒌仁七分　甘草五分　桃仁十七个　大黄钱半。

以上诸方，各有神效，各治各症，如能按症发药，更以手法助之，除犯必死之症外，无不可以克期痊愈者。惟部有不同，伤有轻重，医者亦不防就自己之经验，参证各种医学书籍，互相发明，就此所传验方，略予增减药味亦无不可。此所列之各验方，不过为之经，医者因须守经，然有时要亦不能拘泥过甚，而一成不变，务须守前人之法，而参以己意，权变应诊，始可收速愈之效，此所谓守经尤贵达权也。且用药之轻重，尤不能以古方为准则，古方仅举一例，若病症之出于此例之外者，要非随时增减不可，故学医者，古方固不可不知，而贵乎能活用古方也。

第四章　红　伤

总　论

跌打损伤之症，或致内伤或致筋断骨伤，前两章内及接骨治法篇中，已详言之矣。此外犹有所谓破伤者，治法亦宜与以上述二法并重，故复述之。所谓破伤者，即人受损伤，而致皮破肉绽，血流不止，或肾破而子出，或腹破而肠垂，筋络受损，五官被创，皆统属破伤一门中俗名红伤。然致此破伤之故，亦至不一，分析言之，有金刃伤，有箭镞伤，有磁锋伤，有擦伤挫伤等等。

凡人为刃砍，斧劈，枪刺，剑削，而致皮肉皮伤，血流不止者，此为金刃伤；凡被箭射镖打，以及其他暗器所伤，而皮破血流者，此为箭镞伤；凡自己不慎，或赤足踏于碎石尖刺之上，或因跌扑而着碎磁之锋，致破其皮肤而血流不止者，此为磁锋伤；至擦伤挫伤，为最平常之事，凡人体在无意之中，与其他坚硬之物相撞，或擦挫而过，皮肤顿时裂开，血流如注，此即为擦伤或挫伤。按《辍耕》所载，则金刃箭镞两种伤并而为一，合称为金镞科，良以刀砍斧劈，与夫箭射镖打，其伤口之情形，固然各有不同，而医治之法，则亦无甚大异，正不必强分为二，尽可合而为一也。此金镞磁锋擦挫三者之中，以金镞一科之伤为重，医治亦非易易。若磁锋之物，有时适巧于要害，亦足制人之死命，然究为难得之事，若不在要害，纵血流皮肉，甚至于碎磁嵌入肉中，但能将碎磁取出，用金疮药或珍珠八宝散好药掺之，则血止而创合，不数日而完全可愈矣。至若擦伤挫伤，若仅破其表皮，并未伤及内部者，较磁锋为更轻，即伤及内部，察其所伤之处，而投以良药，亦甚易痊愈。惟金镞之伤，刀砍斧劈者，其伤口因不会十分狭小，即箭镞镖打者，伤口虽不至于十分长大，而入内必深，然无论其长大深入，其损伤筋络，实为必不可免之事。筋络受伤，若不全断，尚可医治；若全断者，即能使其筋续牢，亦必痂结矣。故三者之中，以金镞一科为最难治，然兹且不论其何种为难治，何种为易治，亦不论其破伤之属于何种，但有一事，极为紧要，只须皮破流血者，皆不可忽视，此事惟何，即受风是也。无论创口之大小，一经迸裂，若不受风，治固极易，若风从创口侵入，而达于内部，小则即发寒热，重者寒热交加，而现角弓反张及惊厥之象，此序言中亦已详言之，兹故不必细述，总之，风邪一侵入创口，立刻使轻症变成重症，重症变成死症，是不可不慎也。

一、刀斧伤

凡人被刀斧所砍，或枪剑所刺者，必皮开肉绽，血流不止，治者宜先察看创口之长短深浅，轻者筋肉皮破，血流不止，宜用桃花散（方见前）干掺于创口，以止其血，血止则用软绸包裹之，数日可掺，内服三黄宝蜡丸。若伤之重者，则筋络竟断，血花飞溅，不可遏止，此大脉已伤之象，宜用如圣金刀散干掺之，用绸包裹。如血不止，则更以珍珠八宝散掺之，必血止乃已。但往往有因掺过多，血虽止而药痂厚结，以致拘痛者，则以生肌红玉膏涂患处，外贴密陀僧膏，则长筋止痛，兼可生肌，其效甚著，内服三黄宝蜡丸。若因出血过多，而致面黄眼黑者，则不可仅攻瘀血，宜与八珍汤服之，其受伤最甚者，宜予独参汤饮之，二方加苏木、红花各一钱。八珍、独参二汤，乃固其根本，红花、苏木兼调其瘀血也。若防其风邪入里，则可先投以托里散，使风邪无由侵入，如创口长阔，肌肉外泛者，则非用绸布包扎，所可使之复合，可取生人之长发，穿细针中，用手法将其创口缝合，缝时宜专及表皮，不可戳伤肌肉，缝好之后，再掺药止血，用软绸紧紧包扎，内服适宜之药，百日内可望痊愈。

二、断喉伤

此伤可分为二种：一为被人所砍斫而致；二即为自己刎喉而致。为人所砍伤者，宜视其伤口之深浅，及喉之全断与否而定生死；若自刎者，则有左右手执刀之别，左手执刀自刎者，其伤口斜而极深，右手执刀自刎者，其伤口平而浅，刎一刀口者，深而难治，刎两刀者，浅而易治。然断喉之伤，无论其为被人砍斫所致，或自刎所致，而欲察看其伤之轻重，以定其人之生死，其法固无所区别，凡仅裂其皮，而血流如注，并未伤及气管食管二部者，是为最轻，则用珍珠八宝散掺之，以止其血，用布条围束之，即可治愈。若刀口深入，已伤其食管，如全断者，固然无可救治，若食管仅稍破损，或裂开一半者，宜急用鸡蛋壳内之薄膜，覆盖于食管之伤处，掺上珍珠八宝散，若不用膜盖住，药入管中，必起咳嗽，殊非所宜，外用油线缝其创口，掺五倍末，外封金疮药，用长五寸阔三寸之膏药贴之，布条扎紧，高枕仰卧，务使其头略前俯，则创口易合，三日后以葱汤洗去前药，掺生肌散，贴膏紧缚如旧，内服护风散，若有寒热，服补中益气汤，三月愈合，如气管虽略有穿破者，即无法可救。

三、破腹伤

腹部为人生软当之处，其皮肉极薄，内部则大小肠盘旋曲折，若受枪刺刀砍之伤，其轻者则皮肉迸裂，血流于外，是宜视其创口之大小而定医法。若创口小，而浅者，宜用桃花散抑或如圣金刀散掺之，以止其血，复裂绢带缚住其创口，内服三黄宝蜡丸，十数日必当自愈。创口大者，则宜缝合，其重者，腹部皮肉，完全破裂，肚肠由创口脱拖出，或竟伤及肚肠，则宜视其伤之轻重，而定可治与否。凡肠部全断，或已断其大半者，必无法可救。若肠部完全未伤，或伤处极小，最多断其肠围之半，是则可治，宜先以大麦煮粥，取其浓汁，温洗其肠，更用桑皮尖茸为线，蘸花蕊石散，将肠之伤处缝合，以活鸡冠血涂肠，然复将温巾搵之，使肠渐渐收入腹中，然后用生人之长发，将腹皮缝合，以月白珍珠散掺之，内服通肠活血汤。如肠拖于外，温水熨之而不能收入者，用陈醋、冷水各半，乘伤者不留意，忽噀其面，则肠自可收入，缝好后，封金疮药，又用雄鸡一只，活剥其皮，趁血热未冷而贴于创口，用绢扎束之。内脏不伤，饮食如常者不妨，肠突出膜外者不治，如腹破而肠未拖出，血不外流而反内灌者不治，轻伤一月可愈，若伤过重者，非半年不可。在医治期内，须调养得宜，则忌恼怒喜笑，与使腹部震动之举止，而食物尤须忌生冷发物，牛酒葱蒜等为尤甚，不可不戒。

四、箭镞伤

凡箭头嵌入肉内，而箭杆已折，血流如注，而镞又不能取出者，宜用解骨丸纳创口内，外用羊肾脂嚼细贴之，如觉奇痒，应加忍耐，痒至极点，则箭头已逐渐冒出，待可着手，即便拔出，拔出之后，用人尿洗涤患处，冲使极净，更用陀僧膏贴之，每日一换，数日之后，创口自敛。又有毒药二种，皆自出蛮苗，以燋金作箭镞，毒甚，人若中之，才伤皮肉，便闷脓沸烂而死，急觅金汁饮之，又将伤处浸金汁中，如一时不得金汁，即人粪牛粪涂之亦可，非此不足解其毒也。又有一种，以气药煨箭，名曰射菌，人若中之，其毒无比，急用葛氏以蓝靛斗一碗灌之，外亦涂敷伤处，可以拔毒。又方以大豆猪羊血，内服外敷，亦有神效。又箭头嵌人肉内，一时不能取出者，用鼠肝或鼠脑，或二者并用，捣烂之涂于创口，亦可拔出。如中毒箭则箭创口出之血，色黑而浑浊，可以内服去毒散，如无毒者，则内服壮筋续骨丹，俱可见效。

五、枪弹伤

凡人体各部，有为枪所伤者，宜视其枪弹是否穿过，抑系并未穿过而逗留皮内之中，如枪弹在肉中未出者，则宜先用拔弹散敷，使肉中所留之弹，由创口冒出，钳去之，俟其毒水流尽后，再与以生肌散，创口贴活鸡皮尤妙，计日可愈。若已穿过者，则宜用老番瓜瓤和牛粪一同捣烂，用文火烤温，敷涂于创口之四周，少顷即可将体中毒水拔出，待流尽之后，再以生肌散或至珍散掺之，外用软细包扎，每日一换药，不可刺风，一月必可痊愈。若枪弹入内，击碎骨骼者，可先用麻药五厘，使受伤者失其知觉，不觉疼痛，然后着手，以手抚摸之，如骨系折断碎，则依前法先拔去其毒水，然后再依接骨法将骨接上。若骨已粉碎，则宜以两指挤住创口之下部，用钳就创口将碎骨取出，务宜取尽，不可存留一屑，盖骨碎存留创内，必酝酿作脓而成溃疡，须多受若干痛苦，医者亦费周章，即成溃疡之后，亦必将碎骨取出，而后可望痊愈也，故若不及早去之为佳，除尽碎骨之后，如法敷牛粪番瓜瓢以去其毒，如弹未出而骨碎者，去碎骨之后，更敷拔弹散以去其弹，牛粪番瓜瓢以清其毒，再以接膏掺生肌散贴之，或用活鸡皮贴亦佳。如其创处已经灌脓者，则不可更用金疮散与生肌散，须用提脓生肌散，或韭粉散，始克奏效，此等损骨之伤，轻者须一月，重者百日，始可望其痊愈，内常服壮筋续骨丹。

六、耳鼻伤

凡人之耳鼻等部，皮肤最薄，极不耐伤，金刀伤则非所能耐，小而出血如流，大而完全脱落，然以其易损也，医之亦较易。耳鼻等处，寻常为刀剑所伤，并未脱落者，则掺以止血丹，血无不止，血止创合，不日可愈。若其伤稍重，虽脱落而已伤其大半者，则宜以手将脱之处，趁血液未冷时扶正，掺以珍珠八宝散更敷金疮药，仍依其部位，用绸带兜扎之，十日亦必可愈。若耳鼻为刀斧为伤，完全脱落者，急趁其血液未冷之际，拾取其所脱下者，为之按上，依照原来部位，不可歪斜，若有头发灰，蘸而贴之，其效较速，按好之后，外掺止血丹，敷疮药，更用绸带牢缚之，一月之后，亦可痊愈，盖因血液未冷，易接合，若血一凝，则无能为力矣，此不仅耳鼻为然，即其较小之部分，如指趾等亦然，如被砍断，亦可如法治之而接牢，惟部分过大如臂腿等则无效，贴好后，内服托里止痛散。

七、肾囊伤

肾囊关于人身者极大，盖势于肾子，皆生命所系之处。囊皮虽非制命之所，而肾子则赖于保护，若稍破损，内部亦必因而起重大之变化，且囊皮极薄，最易破损。凡肾囊为金刀所伤，则宜先察其创口之大小，与肾子之是否完整，此为最要之事。如创口甚小，而内部肾子，并未损伤者，是易治，先于创口掺以封口金疮药，生剥活鸡皮贴之，十日之内，必可痊愈。如创口过大，肾子碎裂，或创口虽小，肾子已破。或皮破后血不外溢，而反内流者，是皆必死之症，无可救治。若创口虽大，肾子并未受伤，而突出囊外者，是宜用绸巾浸温水以熨其肾子，轻轻送之入囊，待其受复原位之后，乃以金疮药掺于创口，剥活鸡皮带血贴之，更用软绸兜囊，以防其脱落，内服吉利散。创口接合之后，则所贴之鸡皮自脱，即痊愈矣。若其势被人捏伤，以至肿胀而小便不通，此宜急以琥珀丸；小便通者，可服吉利散。若势受刀创，创口小者，可用珍珠八宝散掺之，血止可愈。若深入肉内者，筋络必断，决难救治。此等创伤，此极重要，治宜从速，若稍迁延，生命决不可保，纵有灵丹，亦无能为力也。

八、汤火伤

汤烫火灼之伤，虽系好肉暴伤，皮肤疼痛，外起燎泡者，须即将其泡挑破，放出毒水，使毒减轻。其症虽属外受，亦须防火毒热气之攻里，若一攻里，则令人顿起烦躁，作呕便秘，其甚者，竟至神昏闷绝。在初伤之时，宜用冷烧酒一盅，出其不意，望患者兜心泼去，使受伤之人，被吸一惊，则其气必一吸一呵，而内部之毒热，必随一呵而出矣。如其烦躁仍不可解伤者，则宜以新童便灌之，外面则涂以清凉膏，因此膏非但可以解毒止痛，且可以防止臭烂，次以罂粟膏涂之。如其生脓，则改用黄连膏，使之收敛，毒火攻里，则用四顺清凉饮服之，如服后二便通畅者，则毒热尽解，可以无患。又法凡遇受汤火之伤者，宜用玉鼠香油涂患处，亦见奇效，法寻初生之小鼠，（须尚未出毛者）若干只，愈多愈妙，用麻油活浸之，埋于土中，经过三年之后，取出备用，即以其油涂患处，均以消肿止痛，不至溃烂，内服四顺清凉饮，可以克日痊愈，俗用井底泥涂患处，是则大误，毒热伏于内，寒滞束于外，有不令皮肤溃烂，而神昏便秘以致不救者几希，是宜且戒，如花爆等伤，亦可依前法治。

九、刑杖伤

凡人受刑者，必伤其皮肉，皮内虽为外伤，而血气因之，势必有血瘀气滞等事，若不早治，轻则溃烂，重则致死。凡受杖伤，则成杖疮，此疮有已破未破之分，已破者，随杖后用清凉拈痛膏敷之，肿痛即消；未破者必有瘀血在内，或竟内攻，是宜砭去其瘀血，内服大成汤（方见前章），二便通畅，其疮自愈。如伤处瘀腐作痛者，以生肌红玉膏敷之，自然化腐生新，为效甚速。凡受夹棍之伤者，则禁用敷药及膏药，恐其作肿成脓也。受刑初宜服代杖丹以护心，随用朱砂，或银珠末，以烧酒调敷患处，命一人手指尖轻啄患者之脚心，始痒后痛，至觉痛为止。更命一二人各以笔管，于受伤脚面之上，轻重赶之，以助其血脉之流行，赶至其人之伤处，由凹下而渐渐突起，即可住手，此时伤处四围必起矣。内服琼泪散，以酒冲服尽醉，次日拭去所敷之朱砂，用洗杖伤汤，每日汤洗三次，再服琼泪散，其肿即止矣。如复受重刑，以致破溃者，外敷琼液膏，内服代杖汤，此症既一再伤之，气血必亏，非大补不可。于收功生肌时，则换六真膏贴之，收效较速。

十、破伤风

破伤风之起因及症象，在序言中已详言之矣，其治法亦种种不同，当分风邪在表，或风邪在里，或风邪在半表半里，断定之后，始可于汗下和三法中择一而治之。如风邪在表者，必现寒热拘急，口噤咬牙等象，是宜用千里奔散，或雄鼠散汗之，次投以蜈蚣星风散，频服追尽臭，则疾自已。如风邪在里者，必现惊惧抽搐、脏腑秘塞之象，是宜用江鳔丸下之。如风邪在半表半里而无汗者，宜用羌麻汤主之，如头汗淋漓而身上无汗者，亦不可发汗，宜榆丁散和之，如自汗不止。二便秘赤者，宜以大芎黄汤主之。又有发表太过，脏腑虽和，而自汗不止者，宜服防风当归散。发表之后，表热不清者，亦服小芎黄汤。攻里之后，里热不止，宜服栝石汤。若伤时失血过多，不可再汗，宜以当归地黄汤主之，依和入破伤受风之现象不同，而已经断定其究竟属于何种对症投药，自无不愈。若在破伤之后，而恐其外面之风邪，由破口侵入而袭其内部，是可先服托里散以防之。总而言之，破伤一症，无论其破口之大小深浅，与夫部位之是否要害，总以避风为第一要义，否则必致枝节旁生矣。

附秘方

（1）如圣金刀散（掺）：松香七两　生白矾半两　枯白矾两半　共研细末。

（2）三黄宝蜡丸（服）：藤黄（制）四两　天竹黄三两　红芽大戟三两　刘寄奴三两　血竭三两　儿茶三两　雄黄三两　朴硝一两　归尾两半　铅粉三钱　水银三钱　乳香三钱　麝香三钱　琥珀二钱　每丸一钱。

（3）珍珠八宝丹（掺）：珍珠三钱　橡皮三钱　乳香三钱　没药三钱　鸡内金三钱　生龙骨二两　赤石脂二两　血竭四钱　轻粉四钱　铅粉一两　辰砂二钱。

（4）生肌红玉膏（贴）：当归二两　白芷五钱　紫草二钱　甘草一两二钱　白蜡二两　轻粉四钱　血竭四钱　真麻油一斤收膏。

（5）陀僧膏（珠）：南陀僧二十两　赤芍二两　全当归二两　乳香五钱　没药五钱　赤石脂二两　苦参四两　百草霜二两　银黝一两　桐油二斤　麻油一斤　血竭五钱　儿茶五钱　川大黄半斤。

（6）八珍汤（服）：人参一钱　茯苓一钱　白芷钱半　甘草（炙）五分　川芎一钱　当归一钱　白芍（炒）一钱　地黄一钱。

（7）独参汤（服）：人参一枝　墨枣四枚　龙眼七个　同煎服。

（8）托里散（服）：金银花五钱　当归二两　大黄五钱　花粉五钱　连翘五钱　牝犗三钱　皂角刺三钱　黄芩一钱　赤芍一钱　朴硝五钱。

（9）封口金疮药渣：乳香四钱　没药四钱　木鳖仁二钱　轻粉二钱　假龙骨一钱　血竭一钱　白敛一钱　老松香一钱　虻虫一钱　白及一钱　五倍子二钱。

（10）护风托里散（服）：防风一钱　荆芥一钱　川芎五分　生芪二钱　当归二钱　白术一钱　灵仙一钱　党参二钱　陈皮一钱　香附一钱　红枣两个。

（11）补中益气汤（服）：当归二钱　党参二钱　黄参二钱　白术一钱　甘草四分

陈皮一钱　柴胡六分　升麻三分　红枣三个。

（12）通肠活血汤（服）：当归二钱　枳壳一钱　木通一钱　乳香一钱　没药一钱　红花五分　大黄一钱　炙甘草五分　苏木末二钱　桃仁三钱。

（13）解骨丸（敷）：蛴螂一两　雄黄一两　象牙末一两　研末蜜丸。

（14）拔弹散（敷）：推车虫（去头足）十五个　蓖麻仁两半　吸铁石两半　巴豆仁七钱　白及末八钱　石角五钱　圆麻根一两　番瓜瓤三两。

（15）吉利散：当归二钱，川芎钱半　枳壳钱半，陈皮一钱　香附一钱　草朴八分　木香钱半　苏木二钱　刘寄奴二钱　落得打二钱　三七一钱　乳香五分　没药五分　萹蓄五分。

（16）清凉膏（敷）：水泼开石灰末一升，加水四腕、香油一腕，以竹搅数百转，稠粘如胶，鸡翎蘸扫伤处。

（17）黄连膏：黄连三钱　归尾五钱　生地一两　黄蘗三钱　姜黄三钱　麻油十二两　共煎浓去渣，黄蜡收凝为膏。

（18）四顺清凉散（服）：防风一钱　栀子一钱　连翘（去心）一钱　生甘草一钱　当归一钱　赤芍一钱　羌活一钱　大黄二钱　灯心五十寸。

（19）代杖汤（服）：丁香一两　苏木一两　蚯蚓（干）一两　无名异一两　丹皮一两　肉桂一两　木鳖子一两　乳香一两　没药一两　自然铜（醋淬）一两。

（20）洗杖汤（洗）：陈皮五分　透骨草五分　南星五分　天门冬五分　地骨皮五分　天灵盖五分　象皮一两。

（21）琼液膏（贴）：归尾二两　闹杨花二两　红花二两　白芷二两　蒲黄二两　麻油一斤　共煎浓去渣，黄、白蜡各一两，收为膏。

（22）六真膏（贴）：樟脑三两　儿茶三钱　滴乳香三钱　血竭三钱　没药三钱　三七三钱　共为细末，猪油十二两，融化摊贴。

（23）千里奔散（服）：用行远骡蹄心，阴阳瓦煅，存性，研为细末，每服三钱。

（24）雄鼠散（服）：雄鼠一只，铁丝缠缚，阴阳瓦煅灰，存性，研末酒冲服。

（25）蜈蚣星风散（服）：蜈蚣两条　江鳔三钱　南星二钱半　防风二钱半　共为末，每服二钱。

（26）江鳔丸（服）：天麻一钱　雄黄一钱　蜈蚣二钱　江鳔五分　僵蚕五分半　野鸽粪五分　朱砂为衣，另上再加巴豆霜二分五厘为丸，各铜子大，每服朱砂丸二十丸，加巴豆丸一粒，水送下。

（27）羌麻汤（服）：羌活七分　麻黄七分　川芎七分　防风七分　枳壳（麸炒）七分　白茯苓七分　煅石膏七分　黄芩七分　细辛七分　甘菊花七分　蔓荆子七分　前胡七分　生甘草七分　白芷五分　薄荷五分　生姜三片。

（28）榆丁散（服）：防风五钱　地榆五钱　紫花地丁五钱　马齿苋五钱　为末米

汤送下。

（29）**大芎黄汤**（服）：黄芩二钱　羌活二钱　大黄二钱　川芎一钱。

（30）**防风当归散**（服）：防风二钱半　当归二钱半　川芎二钱半　生地二钱半。

（31）**小芎黄汤**（服）：川芎三钱　黄芩二钱　生甘草五分。

（32）**栝石汤**（服）：瓜蒌仁九钱　滑石一钱　苍术（米泔水浸炒）一钱　南星一钱　赤芍一钱　陈皮一钱　白芷五分　黄蘗五分　黄芩五分　黄连五分　生甘草五分　生姜三片。

（33）**当归地黄丸**（服）：当归一钱　熟地一钱　川芎一钱　藁本一钱　白芍（酒炒）一钱　防风一钱　白芷一钱　细辛五分。

（34）**参归荣养汤**（服）：人参一钱　当归一钱　川芎一钱　白芍（酒炒）一钱　熟地一钱　白术（土炒）一钱　白茯苓一钱　陈皮一钱　炙甘草五分　生姜三片。

（35）**归原养血汤**（服）：川芎一钱　白芍一钱　熟地三钱　红花五分　杞子一钱　丹参三钱　桂花三钱　木瓜一钱　川断一钱　红枣三个　五加皮一钱　当归二钱。

又秘方

（1）**夺命接骨散**（服）：碎补（去毛）钱半　归尾　枣仁　儿茶　大黄（酒浸晒干）各一钱　黄麻根（烧灰）二钱　土鳖（用活者，火酒浸入，放火锹上炙焦，去头足研末）二钱　麝香五分　乳香　雄黄　朱砂　血竭　自然铜（醋炙七次，大块为佳）各二钱　共为细末，收贮磁瓶内用蜡封口，倘有跌伤而有微风者，用好酒冲服二三厘，过喉即活，连服即愈。又方：乳香　没药　归尾　硼砂　碎补（去毛血）自然铜各一钱　土鳖（去头足，生半夏同炒）二钱　共为细末，每服八厘，陈酒冲下。此方即八厘散加土鳖虫方，又用人中白即尿根，男女者炼红醋淬七次，研细末，酒冲送下。又方：用生大蟹一只，小者二三只，掰烂，烂熟，酒冲服。又方：用土鳖虫、生半夏切片同炒，去半夏净六钱、自然铜（制）二两　共为细末，酒冲送下。

（2）**接骨灵效丹**（服）：桑枝（煎汤代水）一根　地鳖虫二十个　白蔻（去壳）一钱　杜仲（盐水炒）肉桂　虎骨　炙甘草各一两　前胡　山七　赤芍　川乌　草乌　乌药　青皮　丹皮各二钱　加皮　白杏仁各六钱　乳香　没药　苏木　川断　红花　归身　新会皮　桑白皮　风茄花　延胡索　自然铜各四钱　共为细末，用磁瓶收贮，逢拳伤用好酒送下八分。

（3）**接骨丹**（服）：乳香　没药　半夏　丹石　骨碎补　自然铜各三钱　当门子一分　地鳖虫四钱　云耳一钱　酒送下。

（4）**接骨方**（服）：碎补二两　羌活八钱　大黄　碪胎　小猪骨　地虎各一两　地龙七条　地鳖（去头骨）四十九个　白占　连翘各五分　桂枝八分　血竭　自然铜（炙）乳香　没药　胎骨各五钱　共为细末，泡制道地，每服一钱，好酒冲服。又方：

古铜钱（烧红醋炙七次）五枚　自然铜（制法同上）　当归各二两　乳香　没药各三钱
琥珀　麝香各五分　共为细末，每服一钱，空心时用酒冲服。

（5）**接骨入骱方**（贴）：当归　川芎　赤芍　白芷　银花　杜仲　僵蚕　川乌　草
乌　羌活　独活　荆芥　防风　炙甲　大黄　黄芩　川柏　管仲　角针蝉衣　龟板
连翘　五倍　荸荠各五钱　蜈蚣五条　用菜油五斤入锅煎至滴水成珠不散，去渣，用
朱、冬丹各一斤调匀，试其老嫩，再增乳香　没药（去油）各五钱　洋樟一两　蟾酥
三钱　调和摊红布膏药，每张四钱，卷入元寸少许折之。

（6）**外用接骨散**（敷）：自然铜　红根草　皂荚核　五加皮　荆芥　防风　羌活
川断各三钱　乳香　没药（去油）　官桂　白及各二钱　共研细末，陈酒调涂。

（7）**吊伤接骨外方**（敷）：飞罗面　麝香各五分　樟脑三分　山棱　赤芍各五钱
生大黄末三钱　鸡蛋清、烧酒敷患处即愈。

（8）**损伤断节外方**（敷）：桑根　白皮推车虫　苍山虎　韭菜根　下蚯蚓　葱白
共六味，不拘多少，先用生姜擦开毛孔后，将糯米饭同药捣烂敷患处，用棉花包好
为妙。

（9）**损伤内用方**　土鳖六个造法同前，血竭　草乌各二钱　麝香一钱　三七一钱
六分　当归　川芎　黑丑各一两　大功劳四钱　共为细末，用酒冲服。

（10）**损伤神效方**（服）：远年尿砖内外俱黄，以醋炙七次为度，研细末，每服
三四钱，好酒送下，盖暖出汗即愈。如打破皮肤青肿者，即用枚子罗面，酒烧鸡子，
同捣敷即愈。用黑砂糖熬膏涂之，油纸包扎即效，用白占一两入碗中滚酒冲服。

（11）**损伤没药方**（服）：川芎　当归　赤芍　川朴　桔梗　独活　羌活　穿山甲
木瓜各五钱　白芷　川乌　草乌各一两　淮乌　小茴香七分　肉桂二钱　甘草二钱
半　共为细末，每服三钱，陈酒冲服。伤在上身，除去川朴也可。又方用血竭（不见
火）五钱、没药二钱　乳香　红花（焙干）各三钱　当归（酒洗）　桂枝（焙干）续
断各一两　川膝　加皮（炒）各二两　共为细末，用酒冲服。又方用土鳖　碎补各三
钱　月石　自然铜各钱半　血竭　乳香　没药　红花各一钱　当归　锦文　大黄各三
钱　每服二钱，用陈酒送下。

（12）**损伤煎药方**（服）：萆薢钱半　当归　生地各二钱　陈皮　米仁各三钱　木
瓜八分　防风　牛膝　赤芍　山栀　连翘　丹皮　加皮各一钱　用酒煎服。

（13）**跌打宿伤方**：山棱　蓬术　川断　杜仲　延胡索　补骨脂　赤芍　加皮　自
然铜　血竭　桃仁各二钱　三七五分　灵仙　牛膝各三钱　乳香　没药　苏木　厚朴
归尾各钱半　红花　乌药各一钱　砂仁八分　研末，用酒冲服。

（14）**新旧损伤方**：望落得打　骨碎补（炒）　枳壳　白茯苓（炒）　杜仲　甜桔梗
（煨）　木香（炒）　当归（制）　香附（制）　没药（合乌药炒）　青皮（炒）　丹新会皮
五加皮　地骨皮　大腹皮　川红花　左秦（炒）　净桃仁　光杏仁（炒）　牛膝　自然

铜　木通　交趾　桂各一钱　胡桃（去壳）二十个　共为细末，陈酒冲服。

（15）重伤水煎方（服）：生蒲黄　当归　枳壳　桃仁各二钱　桂皮　陈皮　红花　乳香　韭菜子各一钱　杜仲三钱　甘草三分　用水煎服。

（16）重伤药酒方（服）：金毛狗节　地鳖虫　生鳖甲　厚朴　杜仲　落得打　川牛膝　桑白皮　虎骨　桃仁　灵仙各三钱　僵蚕壳　桔梗　独活　当归　元胡　赤芍　香附　青皮　丹皮　防风　荆芥　钻骨风　秦骨风　骨碎补　老君须　桑寄生各二钱　川断　乌药　白芷各钱半　红花　柴胡　甘草　肉桂各一钱　生地四钱　核桃肉　龙眼肉各四两　松节五个　桑梗五寸　用好酒四十斤浸服。

（17）疗伤药酒方（服）：生地　虎骨各一两四钱　牛膝　红花各三钱　川芎　枸杞　白芍　杜仲各五钱　川断　碎补　丹皮　十大功劳各八钱　桃肉　元眼肉各四两用药酒三十斤浸服。

（18）劳伤药酒方（服）：生地　虎骨　秦红花　牛膝　泽泻　远志　乌药　枸杞茯苓　麦冬　杜仲　黄芪　丹皮　加皮各五钱　当归六钱　川断　桂枝　香附　枳壳故纸各三钱　白茄根　桃肉　枣头各三两　用生甘酒入药同煎，三炷香时取起退火，七时再服。

（19）损伤风湿药方（服）：荆芥　丹皮　加皮　郁金　乌药　川芎　元胡各一两肉桂　木香　乳香　没药各五钱　羌活　羊踯躅各一钱　用烧酒十斤，绢袋盛药煮三炷香取起，分作十小瓶，风寒湿气、腰酸肿痛等痛，服之均效。

（20）筋骨酸痛药酒方（服）：川断（盐水炒）　全当归各一两　五加皮一钱　川芎独活　防风各五钱　桔梗（制）三钱　香附　牛膝各六钱　灵仙　桂枝各四钱　用火酒三斤隔水煎三炷香为度，取其退火，三日可饮，临睡服下，盖暖出汗即愈。

（21）风气药酒方（服）：首乌一两五钱　钻地风二钱　虎项骨　桑寄生各五钱稀签草　全当归　荷仁　老君须各一两　焦白术　茯苓　川膝　橘红　川芎　秦艽活松节各八钱　用好酒六斤煮透退火，三日临睡时照量常饮，可以痊愈。

（22）万灵透骨散（服）：大铜钱（醋炙）　地鳖虫（酒醋炙）各五个　自然铜（醋淬）　全当归（醋酒炙）　没药（去油，醋酒炙）　制香附各二两　穿山甲　红花各五钱　蚕巢（烧灰存性）十个　苎麻（烧灰存性）一把　血竭一两　参山七　肉桂各一钱　内用人参更妙　共为细末，每服三钱，陈酒送下，无不立效。

（23）灵验回生丹：生地　熟地　川乌　草乌　药活　蒲黄　桃仁　虎骨各五钱红花钱半　当归　牛膝　木瓜　川断　杜仲　苏木　芸香　寄奴　碎补　血竭　韭菜子各三钱　防风　荆芥　独活　青皮　赤芍　元参　麻黄　灵仙各二钱　麻油斤半同药煎好后，入十三味熬膏，又方：血竭　冬丹　木香　肉桂各五钱　丁香　二麝香七分　乳香　没药各一两　附子六分　苏合油三钱　共研。

（24）细末水煎成膏（又方膏）：碎补　地鳖虫各四两　当门子二分　麻灰　桃仁

儿茶　三七　雄黄　血竭　自然铜各三钱　朱砂　红花各二钱　能治跌打损伤远年劳伤等症。

（25）通肠活血汤（服）：枳壳　黄芩　川芎　腹皮各二钱　陈皮　加皮　川断　川羌　独活　当归　元胡各三钱　青皮　通草各钱半　苏木　红花各一钱　甘草五分　水酒各半煎服。

（26）活血止痛散（敷）：肉桂　红花各二钱　川芎　当归　羌活　独活　杜仲　虎骨　车前　白芷各二钱　生地　木瓜　牛膝各三钱　乳香　没药各钱半　研细末。

（27）补中益气汤：高丽参　白术　升麻　柴胡　五味子各二钱　黄芪　麦冬　陈皮　当归各三钱　用姜枣为引。

（28）寻痛散：乳香　没药　川芎　虎骨　厚朴各二钱　肉桂一钱　归尾钱半　木瓜　川断　天花粉各三钱。

（29）还魂散：甘草五分，白芷　荆芥穗各二钱　乳香　没药　白芍　枳壳　甘菊　柴各钱半　川芎　连翘　黄连各三钱　生地四钱。

（30）喘气汤（服）：桔梗　皂核　葛根　竹沥　陈皮　白芷　川芎各二钱　杏仁二钱　甘草五分　桂枝三分。

（31）吊嗽口（服）：川芎　羌活　赤芍　白芷　半夏　陈皮　桑白皮各二钱　桔梗　皂核各钱半　没药一钱　甘草五分　桂枝三分。

（32）明目生血饮（服）：连翘　山枝　羌活　防风　川芎　白芍　当归　谷精各二钱　蒺藜　茯苓各三钱　枳壳　菊花各钱半　薄荷一钱　甘草五分。

（33）麻药散（服）：生川乌　生草乌　生南星各五钱　蟾酥三钱　每服三厘，陈酒送下。

（34）芷麻药方（敷）：川乌　草乌　黄麻灰各五钱　半夏　雄黄各二钱　芋叶七钱　共研细末，临时掺用。

（35）黄末药方：乳香　没药　川芎　当归　羌活　通草　桔梗　官桂　加皮　细辛　赤芍　姜黄　知母各三钱　首乌　川乌　苍术　黄柏　白芷　碎补各五钱　牛膝四钱　共研细末。

（36）宽胫散（服）：灵仙　当归各三钱　红花　官桂　大茴香　小茴香各一钱　防风　荆芥　羌活　独活　木通　白芷　乌药　青皮各钱半　甘草五分　共研细末，每服三钱。

（37）金疮桃花散：陈石灰十两　生军五钱　二味同炒至黄色，研为细末，能止血消瘀长肌肉。

（38）封口金疮药（敷）：能治一切破损流血腐烂。乳香　没药（去油）　儿茶　血竭　铜绿各一钱　冰片五分　象皮　龙骨各钱半　制甘石　白占各三钱　无名异一两　共研细末，麻油调涂。

（39）生肌八宝丹（敷）：治一切肿毒收口有神效。麝香　冰片各二分　乳香　没药　儿茶　血竭　龙骨各一钱　赤石脂二钱　象皮（切片炒黄）五分　共研细末，收贮瓶内，勿令泄气，或方以煅石膏五钱代象皮亦验。

（40）金疮方（敷）：麝香　冰片　珍珠各五分　琥珀　寄奴各三钱　乳香　没药　朱砂　血竭　雄黄　海螵蛸　象皮　蜂房各一钱　共为细末，收贮瓶内，勿令走气，逢伤敷之即愈。

（41）生肌散（敷）：龙骨硝　血竭各五钱　桃仁　赤芍　白芍　儿茶　轻粉　寒水石各三钱　乳香　没药各二钱　连珠三分　冰片二分　麝香　共细末。

（42）敷治一切恶毒疮疖外症（敷）：虎胫骨（煅）　吸铁石（醋炙七次）　乳香　没药　麝香各一两　共研细末，收贮瓶内，勿令泄气，掺膏药贴患处即愈。

（43）镇心丸（服）：黑西角　胆星各五钱　茯苓　麦冬各七钱　甘草一钱　珍珠二钱　西牛黄七分　辰砂　川连各三钱　枣仁一两　共为细末，蜜丸蜡封口。

（44）护心丹：没药（去油）　木耳　黄麻　自然铜（炙三次）各一钱　胡椒二钱二分　肉桂八分　共研细末，临时水吞服。

（45）护心丸（服）：甘草二钱　黄连　朱砂各三钱　血竭五钱　乳香　没药各一两　绿豆粉三两　共研细末泛丸，每服三钱，开水吞服。

（46）保心汤：绿豆　金银花各六两　黄连　甘草各三钱　用河井水合一斤煎服。

（47）头破伤风方：用青果打烂与桐油拌匀敷上神效，如破疤干，可用细磁锋刺出血或黄水，再用香橼树叶，叶同砂糖打烂敷上，或用橘叶亦效。

（48）跌扑挛筋方（敷）：三四年不愈者，用杨梅树灰晒燥研末，以滴花烧酒隔水炖热，调涂患处，以绢扎好，每日换一次，不过五六日即愈。

（49）夹骨方（敷）：制甘石　海螵蛸　冬丹　白芷各一两　枯矾　洋樟各五钱　药录三钱　白占　黄占各八钱　扫盆一钱　冰片三分　麻油四两　摊青油纸上，一面打眼，一面不打眼。

（50）退毒散（敷）：大蜈蚣　穿山甲　全虫　白僵蚕　斑蝥各五钱　麝香　冰片各一分　共研末，掺药膏。

（51）消毒散（敷）：蜈蚣　蜂户（均炒焦）　淡全虫　月雄黄　阿魏各二钱　元寸二分　共为末，掺膏药用。

（52）玉红膏（敷）：生地　白芷　轻粉　血竭各四两　白占　芸香各六两　甘草二两　紫草　归身各五两　麻油一斤　煎药成膏。

（53）如意金黄散（敷）：生南星　生半夏　姜黄　黄柏　小朴　陈皮　甘草　苍术各一两　白芷　川乌　天花粉二两　大黄三两　晒干为末，惟忌火。

（54）日月珍珠散：橄榄核（煅灰）　蜂炭蛇（退烧）　扫盆五花龙　冰片各五分　活大河蚌一个　置药入内，泥包煅灰存性，共研末，吹入疳疮内，即可收效。按下疳须并进煎。方上须用儿茶　黄柏　川连（煅）　人中白各一钱　乳香钱半　青黛三钱　西黄五分。

（55）神效珍珠八宝丹（敷）：珍珠明　血珀各一钱　西牛歪三分　元寸香二分　冰片五分　辰砂　人中黄各二钱　圆的乳石五钱　研末。

（56）大神活络丹（服）：制川乌　制草乌　熊胆星各六两　净地龙　制没药　乳香各二两五钱　共研末，白蜜为丸。

（57）梅花点舌丹（服）：西牛黄　熊胆　蟾酥　冰片各一钱　沉香　腰黄　乳香　没药　莛力　月石砂　辰砂　血竭各二钱　珍珠寸各六分　各制净末，用人乳化蟾酥、熊胆泛丸，金箔为衣，每粒五厘。

（58）大续命饮（服）：乳香　乌药　红花各一钱　归尾　桃仁　山楂　麦芽　生地各三钱　丹皮钱半　桔梗　山甲八分　官桂五分　苏木　通草各六分　水酒各半煎服。

（59）中续命汤（服）：归尾　红曲各二钱　柴胡　官桂各八分　乳香　没药　丹皮　陈皮　川芎花　乌药　苏术　赤芍各一钱　川甲五分　枳壳六分　用水酒各半煎服。

（60）小续命饮（服）：当归　丹皮各钱半　甘草三分　通草　红曲　香附各八分　苏木　乌药各一钱　麦芽三钱　用水酒各半煎服。

（61）便血方：凡一切肠红、泻血、便后血，用彩蛋凤熟三个立效。

（62）取箭方：凡箭入骱内，不能拔出者，即用蛣螂虫一个、乳香一钱，共研细末涂患处，迨皮外及肉内痒痛，忍而摇动者拔出之，即用贯众、黄连、制石灰煎洗，用牛胆敷之。

（63）洗伤方：羌活　独活　青皮　白芷　灵仙　官桂　大茴香各四两　防风　木通　枳壳各三钱　当归六钱　乌药五钱　甘草二钱　煎汤熏洗。

（64）手伤熏洗方：地龙　地鳖　碎补各三钱　落得打　自然铜　五加皮　川乌草乌各二钱　红花一钱　三七五分　鲜柔梗五寸　丝瓜络三钱　用陈酒一斤，水一碗煎成八分熏洗。

（65）内外损伤主方：凡伤各部按症加减。归尾二钱　川芎二钱　生地二钱　续断二钱　苏木一钱　乳香（去油）二钱　没药（去油）一钱　木通一钱　乌药一钱　泽兰一钱　桃仁（去皮尖）二钱　甘草八分　木香七分　生姜三片　童便、陈酒各一盅冲服。血凝胸者加砂仁八分。血攻心窍，面欲绝者加淡豆豉钱半。气攻心窍而欲绝者，加丁香一钱。气势上涌，喘息不宁者，加杏仁一钱、枳壳一钱。神志昏迷，狂言呓语者，加人参一钱、辰砂五分。喉间失音不能言语者，加木香一钱、菖蒲一钱。气息壅塞，阻滞不通者，加厚朴五分、胆草一钱、陈皮五分。全身发热，其势极甚者，加柴胡五分、黄芩一钱、白芍一钱、薄荷七分、防风一钱。腰部受伤者，加破故纸一钱、杜仲一钱、肉桂八分、小茴八分。因受伤而大便不通者，加大黄钱半、朴硝五分。因受伤而小便不通者，加荆芥一钱、大黄八分、瞿麦一钱。因受伤，而肠中冷痛者，加元胡索一钱、良姜一钱。咳嗽不绝，痰中带血者，加蒲黄一钱、茅花一钱。受伤过重，九窍出血者，加木鳖子一钱、紫荆皮一钱、童便一盅。偏身疼痛不能转侧者，加巴戟一钱、牛膝一钱、桂枝八分、杜仲一钱。言语恍惚，昏沉欲死者，加木香一钱、辰砂一钱、鳖砂一钱、琥珀一钱、西党参五钱。鼻部受伤者，加辛夷一钱、鳖甲一钱。耳部受伤者，加磁石一钱。眼部受伤者，加石决明一钱、蔓荆子一钱。面部受伤者，加独活一钱、木鳖子。唇部受伤者，加升麻一钱、秦艽一钱、牛膝一钱。齿牙受伤者，加独活一钱、细辛七分，另以五倍子、干地龙为末，掺患处。左肩受伤者，加青皮钱半。右肩受伤者加升麻一钱，如上身有伤者，不可用升麻，防瘀血攻心。手部受伤者，加桂枝一钱、禹余粮一钱、姜汁三匙。乳部受伤者，加百合一钱、贝母一钱、扁卢一钱。胸部受伤者，加柴胡八分、枳壳一钱、韭汁一杯。左胁受伤者，加黄芪一钱、柴胡八分。右胁受伤者，加地肤一钱、白芥子一钱、莱菔子一钱、升麻二分。肚部受伤者，加大腹皮一钱。背部受伤者，加砂仁一钱、木香一钱。腰胁部引痛者，加凤仙子二钱。小肚受伤者，加小茴香一钱、急性子一钱。两胁受伤者，加蛇床子一钱、槐花一钱。外肾缩入小腹者，加麝香二分、樟脑三分、蛇床子一钱，三味与莴笋叶捣烂为膏贴脐上，其子即出。肛门受伤者，加槟榔一钱、槐花一钱、炒大黄一钱。两腿受伤者，加牛膝一钱、木瓜一钱、石斛一钱、五加皮一钱、苏梗一钱。两脚受伤者，加苍耳子一钱、骨碎补一钱。诸骨节受伤者，加抱木神二钱。骨节肿痛者，加人参一钱、附子一钱。肿痛发热不思饮食者，加人参一钱、黄芪一钱、白术一钱、柴胡一钱。肿痛不赤者，加破故纸一钱、大茴香一钱、巴戟一钱。漫肿不甚作痛者，加赤芍钱半、熟地二钱、杜仲二钱、苍术二钱。青肿潮寒作热者，加山楂一钱、厚朴一钱、白术一钱、砂仁七粒。青肿不消，面黄寒热如疟者，加人参七分、黄芪七分、白术一分、柴胡八分、陈皮八分。

（66）外伤见血主方：各部受伤按症加减内服。归尾一钱　川芎二钱　地黄二钱白芍二钱　益母草二钱　藁本二钱　乳芪（炙）二钱半　没药二钱半　川断续三钱苏木钱半　白芷一钱　甘草五分　生姜片。脑门肿痛者，加茯苓二钱、白术二钱。脑髓出者，加香附二钱、白附子一钱、苍耳一钱、牡蛎一钱。面青懒食腹痛者，加柴胡一钱、茯苓钱半、陈皮八分、升麻五分、半夏一钱、黄芪一钱。伤在脑侧近耳际，寒热作痛者，加丹皮一钱、石斛二钱、泽兰一钱。自伤出血不止者，加木贼二钱、石决明一钱、甘菊花一钱。耳部受伤者，加磁石一钱。舌部受伤者，加石膏二钱、升麻一钱，用黄芩片贴舌上。胸腹伤，强言乱语者，加辰砂一钱、茯神一钱、远志钱半、金银箔十张、覆盆子二钱。吐黄水者，加木香一钱、木瓜一钱、扁豆一钱、大茴一钱、砂仁十四粒、大黄二钱。腹破而肠拖出者，加黄芪二钱、鹿茸一钱。臀部伤者，加白蜡二钱、自然铜二钱。肾囊肿痛，饮食不进者，加人参一钱、白术一钱、柴胡一钱。凡外伤而寒热发搐者，咬牙牵唇者，加天麻一钱、升麻一钱、柴胡八分。凡伤口发痒，不能忍耐者，加干葛钱半、防风钱半、荆芥钱半、连翘壳钱半，出血过多，身体瘦弱者，加人参一钱、麦冬一钱。烦躁不止者，加柴胡一钱、丹皮一钱。面黑喘急者，加人参一钱、苏梗一钱。脓出口噤而流涎不住者，加人参一钱、柴胡一钱、升麻一钱。脓出不干者，加滑石一钱、苍术一钱、白术半钱。手足微搐，而眉目微动者，加钩藤一钱、柴胡一钱。手撒自闭，而汗出如油者，加人参一钱、附子二钱。眼开能言而气不上接者，加人参一钱、黄芪一钱、白芨一钱。

附　录

重手法

　　五雷掌又名虎爪手，一名重手，又名大力法，为南派手上功夫之一下，系江南常州大侠甘凤池遗传。练习之法，亦须仰仗药力，阳刚之劲，令人心悸。用下列三十味药，加白醋、白盐各十斤，煎一炷香，将药渣倾出，捣烂后拌以铁砂，数量与醋盐相等，用厚布盛好，平铺坚实木凳上，晨昏用手拍打一百日，即可应用，拍打一年，大功已成。惟固防误伤，可习左手为宜，切忌房事及欲念，附重手法练手秘方如下。前虎掌一付　黄荆子二钱　血竭五分　生半夏三钱　油松节五钱　茜草根三钱　石菖蒲二钱　自然铜二钱　仓木耳二钱　五加皮五钱　核桃皮三钱　沙木皮五钱　杜仲二钱　川石斛三钱　荆芥二钱　川牛膝二钱　白蒺子一钱　甘草二钱　大刀根五钱　青木香三钱　鹏爪两付　海桐皮二钱　白鲜二钱　防风二钱　乳香（去油）二钱　仙鹤草四钱　熟地三钱　川续断（去油）二钱　益母草二钱　桂枝尖五钱　没药（去油）二钱　红花二钱　狼牙虎刺（醋煨研末）一钱　紫菀耳二钱　死儿穿二钱　千年健二钱　当归身二钱　蛇胆一个。

　　练习须以外壮秘方洗之，以舒筋活血，增力壮劲，附外壮秘方：川乌二钱　草乌二钱　乳香二钱　木瓜二钱　红花二钱　没药二钱　灵仙二钱　当归二钱　虎骨二钱　秦艽二钱　神曲二钱　牛膝二钱　生姜二钱　元胡索二钱　紫石英二钱　地荔一两　落得打一两　以上十八味，煎水洗手，练后须先以两手互相摩擦，然后再洗，功效更着。并须于练功前服内壮药，以期收内外并进之效。

　　附内壮神效打虎丹秘方：松参一两　鹿茸一两　木瓜四两　木香二两　附子二两　远志二两　朱砂四两　牛膝四两　白蒺藜四两　肉苁蓉四两　巴戟四两　川乌四两　白茯苓四两　杜仲四两　天冬四两　麦冬四两　枣仁四两　砂仁四两　蛇床子四两　以上十八味，共为细末，炼蜜为水丸，每服一钱，黄酒送下。理门用白水送下，服投药练功，效验愈速。惟出手击人，勿使十成劲，盖恐一掌到处，劈顶破胸，伤生害命，厉害之极也，须习者幸慎。

大力法

武术一道，习者非经三年五载，求至十数年之二五更苦功夫，则难致用，故有志者多因此而怀疑，噫！吾不武，不过自幼嗜技，兹本数年经验，发明"一年大力法"，习是者，于除夕日购大号日历牌一份，用大铁钉挂于坚实壁间，由正月初一起，每日晨昏以两拳互换向日历击之，疲劳为止，姿势手法不拘，自择之可耳。其初也纸厚，击之扑扑有声，渐渐则纸薄力增，最后仅余纸牌一，击之铮然有声，盖日日击，而日历日日撕之，其纸渐落，其抗力渐增，抗力增则皮肤筋骨坚实，拳掌指利矣。且力量雄厚，而气随力注，进退有序，以拳掌指击人，无不应手而扑，甚或中要害伤亡。其诀曰：勿间断，勿懈怠，持以恒，操以时，则自元旦日起，至除夕为止，大功无不成就。惟切忌无故伤人，非至万不得已时，不可滥用也。练后须以地骨皮、食盐，煎水成温汤洗之，则血气融和，皮肤舒畅，筋肉日增，且消毒免溃。

《全身骨图考正》

按检验尸骨绘出，柏仙录

现拟全身骨图（仰面）（略）

橾历官山左江南，凡遇会检人命重案，必带同画匠，将所检骨殖详悉摹图，随时修改，务求十分尽善而止，及今二十余年，方敢定准此图。

自分可无遗憾，惟全身骨图，限于纸幅，尚难一目了然。因将各骨另列分图，逐一注明，间有说解，已载见各篇上层，仍复摘叙数语，意在详尽，无嫌重复，俾览者临场易于检寻，不致茫无所据，即刑仵人等亦不敢任意欺蒙，此亦千虑之一得也。现拟全身骨图。

现拟全身骨图（合面）（略）

此仰合二图。不标各骨名目者，以纸幅窄小，系以各名，加以挂线，转至混淆，且有一骨数名，必得一骨数线，览者不明，欲于数线而求数骨，势不可得，必至以他骨凑合为之。

余在山左，复检郓城县史戊寅一案。前检官以缺少饭匙骨，聚讼纷纷，仵人欲以他骨充数，检官不依，致有争执。孰知饭匙骨乃肩胛骨之里面，以形得名，并非另有一骨。此即各名各线之误。现列各骨分图，详晰标注，可一览无遗矣。

髑髅骨图（仰面）

男首骨中缝，至天灵盖为止，其盖一块能取下；女人中缝如十字，直至鼻梁而止。

《检骨篇》云：髑髅骨有他故处骨青，骨折处滞瘀血，盖髑髅皮薄无肉，稍磕即着骨，骨便青，须至骨损，则瘀血凝滞，方有血晕，非比有肉之骨，腠理多血，一遇受伤，血即凝滞，伤轻则有青晕，伤重即有紫黑晕也。

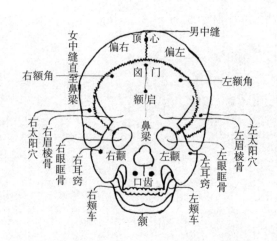

颔之下为喉，喉亦称嗓，有食喉，有气喉。食喉无骨，气喉俗名喉管，每节形如戒指，前面系脆骨，后面非皮非肉，因死后不久即腐，故不入骨图数内。

髑髅骨数

今确窍仰面十五条，合面二条，各随部位，分析言之，其实只脑壳一个，下牙床骨一块而已。《验骨篇》云：髑髅骨，男子八片，蔡州人九片，妇人六片。又云：男子脑后横一缝，当正直下，别有一直缝。妇人当正直下无缝。所谓缝者，形如锯齿，两两相合，其细如发。余历次检案所见男女头骨，当正直下有缝者，十之七八数之得九片，当正直下无缝者，十之二三数之得八片，无所谓六片者，亦并不以此分别男女也，详后《检骨格》上层全身骨辨。

顶心在头顶正中，一名天灵盖。偏左偏右，偏者对顶心而言，在顶心之左曰偏左，在顶心之右曰偏右。其余左右，不得加以偏字。囟门，在顶心之前三寸，古称脑盖，俗称脑门。额颅在发际下正中，《汉书》有武五子传注：颅，额骨也。《后汉书》有马融传注；颅，额也。额角，额左右两旁棱处之骨。眉棱骨，两眉生处，高起之骨。太阳穴，在眉棱骨尽处，斜上五分许。眼眶骨，眼四围骨。鼻梁，人之有鼻，如屋之有梁，故曰鼻梁，亦曰鼻柱。耳窍，肾之寄也，然心亦寄窍于耳，心为一身主宰，周身气血俱注于心，上通于耳。肾为先天根底，与心对待，其气亦上贯于耳，故耳窍最关紧要，设有受伤，易致毙命，如验尸，尚有青赤痕损可凭，至检骨，则伤痕界在微茫矣。颧骨，眼眶下高起大骨，颧亦作权。颊车，在颧骨下，俗称下巴壳，以承载诸齿，能咀嚼运动，故名颊车，其骨尾有形如钩，控于耳前曲颊之环，曲颊曲如环形。口骨，与颧骨连合者，即上牙床骨；与颊骨连合者，即下牙床骨。耳齿，多寡不等，并有单数者。江南省山阳县民妇管许氏，上下牙齿二十九个，嘉庆十四年检案。直隶清苑县民妇杨苏氏，上齿十五个，下齿十二个，嘉庆二十二年检案。颔骨，即颊车下正中之骨，《图格》以颔颃两列。是颃者，结喉两旁肉之虚软处。此系检骨，与检尸不同，不应以无骨之颃连称。

髑髅骨图（合面）

合面只上半截，下空二寸许，即大椎骨。

脑后，即脑门之后，其骨在顶心之下，乘枕骨之上，连合一处，上下左右各一寸五分。

《骨图》，有额角后一条骨，格无，查额角后，即脑后，骨之左右，与额角无涉，此删。

《图格》，又有耳根骨一条，考耳根即耳垂，系虚软无骨处，其贴耳根直骨，名为曲颊，与颊车骨

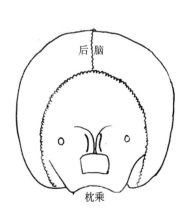

后脑

枕乘

之钩凑合，并非耳根，《图格》均误。

乘枕骨，俗称后枕骨，中间有凹，左右高出，亦有平塌无凹而不高出者。《验骨篇》云：妇人无左右，此不尽然。余在山左，复检宁海州民妇初孙氏，昌邑县民妇徐孙氏，乘枕骨均有左右，道光十六年及廿一年检案。又郓城县民人史戊寅，乘枕骨无左右，道光二十年检案。可见此骨之有无左右，乃人生骨相之殊，并不系乎男女也。

肩髃骨臆骨横髃骨图

肩髃，即肩头，俗称肩尖。《仪礼·既夕记》郑注：髃，肩头也。《韵会》：髃，髆前骨。《正骨心法》云：即肩胛骨臼端之上棱骨也，今人误以肩井，当之非是。《续明堂灸经》云：肩井，并非骨名，在肩上陷中，乃胆经所过之穴，其形如井，故名。据此应将《骨格》内肩井一条删去，改为肩髃，其尸格内即补肩井一条，以为验伤地步，庶名实相符也。《说文》云：臆，胸骨也，今俗称血盆骨，又名缺盆骨，与肩髃同为一骨，当肩处曰

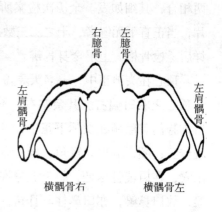

肩髃，当胸处曰臆。《骨图格》以臆骨、血盆分列两条，以免重复，当删去血盆一条。《论沿身骨脉篇》云：肩之前者，横髃骨。《续明堂灸经》云：肩髃下横骨曰横髃。今作人往往以横髃为肩尖之骨，致将横髃本骨凑做肋骨第一条者，不可不察也。

肩胛骨图

《说文》：髆，肩胛也。故肩胛亦称肩髆，今俗呼琵琶骨。《释名》：肩，坚也；甲，阖也，与胸胁背相会合也。《字书》：肩背之间为胛，甲通作胛。此在合面，今《验尸图格》列在仰面，非是。至《检骨图格》，易其名为琵琶骨，殊未画一，实则肩胛琵琶，名异而实同也。又饭匙骨，即肩胛骨之里面，以形得名，并非另有一骨。或说横髃、血盆、两界间误也。

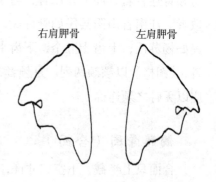

龟子骨图

龟子骨，在喉下正中，至心窝止，长约五寸，两旁各有五凹，亦有六凹者。每凹凑合肋骨一条，骨上下有两断痕，生前气血贯注，两痕联属不断；死后气血败坏，一经蒸洗，随手断为三节。《验骨篇》云：胸前骨三条。《检骨格》注：胸前三骨，排连有左右。至《检骨图》，竟于胸之左右，各画三横骨矣。辗转沿伪，莫能是正，殊不知此系直骨，而非横骨，三节而非三条，自《内经骨度篇》注有胸前横骨三条一语，后来之误，皆由于此，不可不纠正也。此骨正当心窝聚血之处，色多灰黯，未可遽以毒论。江西省鄱阳县民妇胡张氏，龟子骨系两节，乾隆三十年检案。山东省郓城县民人史戊寅，龟子骨系四节，道光二十年检案。

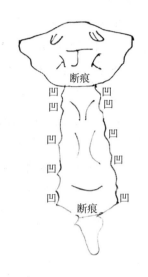

心坎骨图（略）

《验骨篇》云：心骨一片，状如钱大。心骨，即心坎骨，在心窝歧骨之间，正当凹处，因名心坎。《医宗金鉴》名蔽心骨，亦称鸠尾骨。《洗冤备考》又云护心软骨。此骨大小不一，随人之气血强弱，以为大小，惟系后天生长之脆骨，死后易于腐化，故检已埋已殡，久经棺殓尸骸，存者十之一二。仵作嫌声说为难，往往以龟子骨末节作心坎骨喝报者，虽非弊窦，不可不知。直隶省河间县民李禄儿，心坎骨与龟子骨连生，坚实不断，嘉庆十一年检案。姚德豫《洗冤录解》：心坎骨乃胸中间骨一条，直而长如剑形。至《验骨篇》云：如钱大之心骨，在心坎骨之下，乃软骨云云，是以龟子骨为心坎骨矣，果而则《验骨篇》，不应更出胸前骨三条一语，姚说甚谬。

肋骨图（仰面）

仰面皆脆骨，易于损折，上半截甚长，扁阔不厚，凑合龟子骨凹内，下半截渐短渐窄，亦极薄。

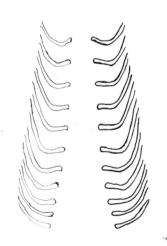

《全身骨图考正》

肋骨图（合面）

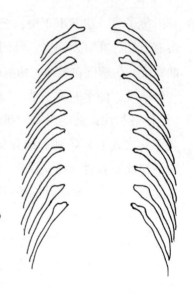

合面皆坚骨，扁阔而厚，均凑合脊骨凹内，此骨自合面起，环至仰面止，系统长一条，由厚而薄、由坚而脆，当以合面为本，仰面为梢。《说文》：肋，胁骨也。左僖二十三年，骈胁合干。疏引通俗文：腋下谓之胁。《说文》：骈胁作骿胁云，骿并胁也。徐铉云：肋骨连合为一，是腋下至肋骨尽处，统名为胁，而肋即胁之骨也。古人称胁不称肋，称胁则肋包在内。今人指腰以上有骨处为肋，腰以下无骨处为胁非是。盖腰以下无骨处，正是腰之部位，设以属胁，则腰无着落，《图格》脱去腰之条件，职此之故，应据以更正，并补腰一条。《验骨篇》云：肋骨男子左右各十二条，八条长，四条短。妇人左右各十四条。《检骨格》云：肋骨共二十四条，妇人多四条，此皆沿《内经骨度篇》注之误。余历次会检，并详检各省成案，凡男女肋骨，左右各十一条者，十居其九，间有十条，十二、十三、十四、十五等条者，不过十中之一。今州县每遇检案，未知其中确实，反以十一条为骨相之异，甚至以他骨凑作十二条，以符录中之数，惟女人多四条，无可移凑，势必聚讼纷纭，难以定断，兹特一一揭出，俾司牧者，不至茫无主见也。凡男女肋骨，左右十一条者为多，此余之创论。昔年在里中，适掩埋局，拾取无主枯骨二百三十余副，余逐一为之整理，所见肋骨十二三四等条者只十余副，余俱十一条，男女皆然。及在山左，会检博平县民人姜玉文，文登县民于二，恽城县民人史戊寅，海州民妇初孙氏，昌邑县民妇徐孙氏各案，肋骨俱十一条。又在江南会检溧阳县民人王本宣案，肋骨亦十一条，此皆得之目睹者也。至见之成案者，浙江庆元县民人黄有高，广西横州民人谢廷荫，湖南安仁县民妇曹邓氏，江西宁都州民妇王李氏等，肋骨俱十一条，如此者不胜枚举，可见十一条之说，非凭空臆断也。他如直隶清苑县民妇杨苏氏，左右肋骨各十条，嘉庆二十年案。江南山阳县县民妇管陈氏、管许氏，左右肋骨各十二条，嘉庆十四年案。浙江庆元县民妇吴吴氏，左右肋骨各十三条，乾隆二十九年案。广东番禺县民人梁亚仔，左右肋骨各十四条，嘉庆三年案。山西曲沃县民人李泰，左右肋骨各十五条，乾隆四十年案。略举数端，余可类推矣。江西省南丰县民妇黄杨氏，左右肋骨第二条，与脊骨连生，乾隆四十三年检案，此诚骨相之殊，记之以备考证。

两手肢图（仰面）　　　　　　两手肢图（合面）

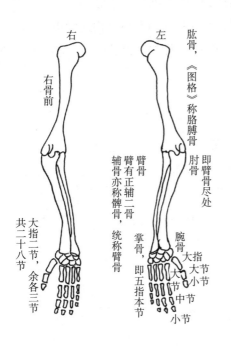

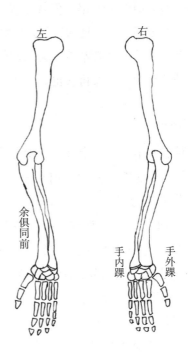

肱，《说文》云：臂上也。《续明堂灸经》：肱骨，在肩髃之下，俗称胳膊。今《图格》列胳膊一条，从俗称也。肘，《说文》云：臂节也。《急救篇》颜注：臂，曲节也。方书：臂，骨上端尽处，可屈伸者曰肘。俗曰肘尖，并非另一骨也。

臂，《说文》云：手上也。《正字通》：自肘至腕曰臂。《揣骨新编》：臂有正辅二骨，其长大连肘尖者为正骨，短细者为辅骨，亦曰髀骨，两骨辏并相倚，下接腕骨。《验骨篇》云：妇人无髀骨，此不尽然。余所检妇女骨殖，皆有髀骨。尝询之老件作云，亦未见无髀骨者。复详查成案，嘉庆十四年，江南山阳县民妇管陈氏、管许氏并管国祥之女同时自尽，开检时均有髀骨。又嘉庆二十年，直隶清苑县民妇杨苏氏，道光十六年山东宁海州民妇初孙氏，二十一年昌邑县民妇徐孙氏等检案，《骨格》均填有髀骨，略举数端，以资考核。

踝，《释名》云：踊也，居足两旁，硗确然也。是足骨高起者为踝。踝本在胫胕两骨之下，言足者，统词也。今《图格》以手骨之高起者，与足骨相似，故同此称，其在正骨之下者，曰手外踝；在辅骨之下者，曰手内踝。足踝在两侧，手踝在合面，《图格》列在仰面误。

腕，《仪礼·既夕》记郑注：掌后节中也，其骨大小八块，凑合而成，亦有六块十块者。今《骨图》挂线云：腕骨连踝。考腕骨，界乎正辅两骨及掌骨之间，并不与手内外踝接连，《骨图》误也。又《骨格》于腕骨条下，并未注有若干块数，继于掌骨条下云：两手掌骨十块，此误以腕骨为掌骨矣，不可不辨。

掌，《增韵》云：手心也，谓指本也。人生指节在外者，左右各十二节，在掌有左右各五节。所谓本节也，统名为掌骨。在掌骨之上者为腕骨。《正骨心法》云：腕骨即掌骨，乃五指本节，此说甚谬。《论沿身骨脉篇》云：人两手指甲相连者小节，小节之后中节，中节之后者本节，又以在外第一节为本节，《图格》沿此致误，察其于掌骨条下，填注十块，一误再误也。

脊骨图

项骨一节　背骨十节　脊骨七节　腰骨六节

《续明堂灸经》引《内经疏义》云：胸膈之后为背，背之中为脊，其骨二十四节，统言之曰脊骨。析言之，则上下名称有别，第一节为大椎骨，即项骨；第二节至十一节为背骨；第十二节至十八节为脊骨；第十九节至二十四节为腰骨。核诸录中所云，殊为确切，应据改正。

《说文》云：项，头后也。广韵：颈在前，项在后。今《图格》称第一节至第五节曰项颈骨，不知项有骨，而颈只喉管无骨。项为合面，颈为仰面，不能牵连为一，并列合面，且即部位之分寸度之，其骨亦不能至五节之多，《图格》误也。

《骨格》：于项颈骨第五节后，又有琵琶骨，亦名髀骨一条。案琵琶骨，乃肩胛骨之异名，不应列在背骨第五节后，惟骨图挂线在肩胛部位，未免两歧。至髀骨，即手肢之辅骨，足肢之胻骨，均有是称，从未有琵琶骨称髀骨者，此又《骨格》之误。《骨格》又于脊背骨第二节下，云两旁横出者髋骨。《骨图》挂线次序并同。余历次检骨，从未见此，质之同官及老仵作皆然。《说文》云：髋髀上。《广韵》：两骨间也。《正骨心法》云：即胯骨，与此名同实异。惟《沿身骨脉篇》云：脊骨下横生者髋骨。《图格》沿此致误。《骨格》云：腰眼骨五节，与今检案不符。《续灸经》云：自大椎骨第十九节至二十四节为腰骨，系六节而非五节。《方书》云：腰骨首节，左右两穴，各有红筋如细丝，拍断即死，故名腰眼。然则以下五节，不得称腰眼骨矣。《骨图》别称腰门骨亦非，应照《续灸经》，统名腰骨为是。江西省南丰县民妇黄杨氏系驼背，自大椎骨以下十一节，骨道无缝，左右肋骨，第二条与脊骨连生，乾隆四十三年检案。

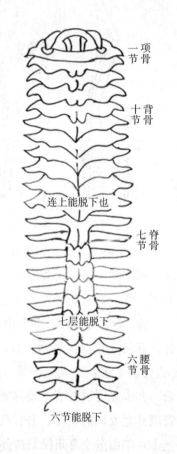

一项
节骨

十背
节骨

连上能脱下也

七脊
节骨

七层能脱下

六腰
节骨

六节能脱下

方骨图

方骨在腰骨尽处，上宽下窄，其形如瓦，左右有四孔，分列两行。《验骨篇》作四行，并云在腰间，均误。《揣骨新编》云：方骨有十窍者，有中间多一窍作九窍者。又有与尾蛆骨联缀为一者，凡拳殴肚腹致命，检骨时其伤现于方骨，此谓应伤。《正骨心法》云：尾骶骨，即尻骨也。两旁各有四孔，名曰八髎，其

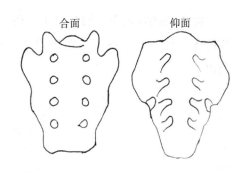

合面　仰面

末节名尾间，一名骶端，一名穷骨，俗名尾椿。《刺灸心法》云：尻骨，左右各四孔，骨形内凹如瓦，末节如人参芦，名尾间，一名橛骨，在肛门后，据此系以方骨与尾蛆骨合而言之。其所谓尾骶骨，尻骨者，实是尾蛆骨之异名，即以属之方骨，未免牵混。姚德豫《洗冤录解》亦沿此致误。《续明堂灸经》云：方骨一名架骨，人身撑着不倒，全赖此骨，如物之有架故名。近时校定《洗冤录》者，因验妇女尸，条下小注有架骨横环，小腹之下，与后尾蛆骨相连二语，即指架骨为羞秘骨甚谬。详《检骨格》上层羞秘骨辨。乾隆五十六年，湖南省复检麻阳县民妇张福莲一案，据称有胯骨无架骨。仵作唐明云：胯骨分左右，形如月牙，其两骨梢头镶拢处，即名架骨等语，此等臆说，全属无稽，不过一时欺蒙检官，藉为搪抵地步。近刻《洗冤录补注》，反龇其言，以为可信，贻误后来不浅矣。山东省宁海州民妇初孙氏，广东省乐昌县民人陈积亨，方骨俱十孔，道光十六年二十四年检案。又山东博平县姜玉文，方骨与腰骨末节连生，见《成案征信录》。

尾蛆骨图（略）

菱角样　人参芦样

尾蛆骨，俗称尾椿，凡三节，在方骨之下，肛门之后，一种如菱角有尖瓣；一种如人参芦，平直无尖瓣，并不以此分别男女也。《验骨篇》云：尾蛆骨，若猪腰子，仰在方骨下。男子者，其缀脊处凹，两边皆有尖瓣如菱角，周布九窍。妇人者，其缀脊处平直，周布六窍。《检骨格》因于尾蛆骨条下注，有男子九窍、女子六窍等字。其实男女均无一窍，不知本书从何致误。或云，此盖与方骨合言之，男女皆八窍，亦并无九窍、六窍之别，应将《检骨格》方骨条下，增入八窍二字；尾蛆骨条下，增入三节二字，删去小注男子九窍、女子六窍等字，以昭复实。福建省侯官县民人李大信，尾蛆骨二节，乾隆五十四年检案。山东省邑县民妇徐孙氏，尾蛆骨与方骨连生，道光十六年检案。

胯骨图（仰面）

　　胯骨在腰骨之下，股骨之上。股骨即大腿骨，古亦称胯。《史记·淮阴侯传》：出我胯下。注：胯，股也。盖统言之，称胯则股包在内，析言之则胯与股有别，不可混也。

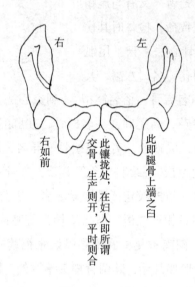

右　　　左

右如前　此镶拢处，在妇人即所谓交骨，生产则开，平时则合　此即腿骨上端之臼

胯骨图（合面）

　　此即臀骨。《说文》：脽，臀也。蹶，臀骨也，是臀谓之脽，其骨谓之蹶。《图格》称胯骨后者，亦统词也。

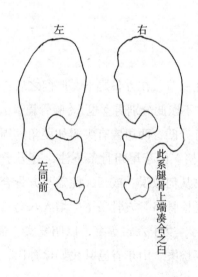

左　　　右

左同前　此系腿骨上端凑合之臼

两足肢图（仰面）　　　　　　两足肢图（合面）

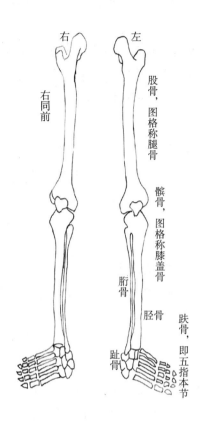
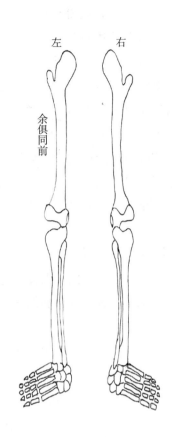

股，《续明堂灸经》云：在胯骨之下，髌骨之上。其骨上端如杵，下端如锤，俗称大腿，《释名》：股，固也，为强固也。凡人直立不倒，全赖此骨以辅下体。

髌，《说文》：膝。端也。膝端，即膝端。《文选·西征赋》注引郭璞解语：髌，膝盖也。《增韵》：膝盖骨。《续灸经》云：其骨形圆而扁，中有小骨一块，如围棋子大。

胫，《揣骨新编》云：即膝下正面突出之骨，皮外名臁朋，内即胫骨，俗称小腿。

胻，《揣骨新编》云：字本作胻，即胫骨里侧之帮骨，亦称髀骨。两骨相为依倚，上承髌骨，下接跂骨。《验骨篇》云：妇人无髀骨。《检骨格》因之据。余历检妇女骨殖，均有此骨，复详查成案相同，如嘉庆十四年，江南山阳县民妇管陈氏、管许氏并管国祥之女，二十年直隶清苑县民妇杨苏氏；道光十六年山东宁海洲民妇初孙氏，二十一年昌邑民妇徐孙氏等，检案俱填有髀骨可证。

踝，《续灸经》云：胫骨之下尽处，在外侧高起者为足外踝，胻骨之下尽处，在内侧高起者为足内踝，俗称孤拐。今《图格》止仰合两面，并无两侧，致《骨图》将内踝列在仰面，外踝列在合面，而《骨格》又以内外踝均立仰面，未免两歧，兹从《骨图》。

趺，各本俱误作肢，据本书《论沿身骨脉篇》改正。《类篇》：趺，举踵也。《礼曲礼》疏：踵，脚后也。《释名》：足后曰跟，又谓之踵，是趺骨，即脚跟。《骨图格》分列两条，非是。历检趺骨与腕骨相似，亦有六块、八块、十块之殊。今《骨格》于脚跟骨条下，概称八块亦非。

跗，各本俱误作跗，据《骨脉篇》改正。《文选》束晳《补亡诗》注：跗与跗同。《字书》：跗，足背也。《正骨心法》云：俗称脚面。盖跗骨与足掌骨，系一骨二名，为五指本节。今《骨图》挂线于大指本节，系名跗骨；于小指本节系名足掌骨，是误分两骨矣，应正。

指，各本作趾，误足指，与手指同趾，系足之异名，不得以趾为指。详前《尸格》上层趾指辨。手指惟大指两节，余各三节，共二十八节，足指除大指两节外，小指亦系两节，余各三节，共二十六节。

全身骸骨名异同考

一、肉窍（骨肉之窍）谓骨。骨为骸，人骨也。亦为之干。干，骸骨。

二、头骨谓髑髅，头骨亦谓之预颅，首骨也。预，徒骨切。颅，即头骨。颅谓髓，亦谓髓。髑髅即颅。

三、顶，顶骨居头顶正中，即天灵盖骨，谓颠，头骨之至高骨也，亦谓原。颠，顶骨名。

四、囟，音信，俗作颇。头会，脑盖也，顶之中心旋毛中，为百会。百会穴前一寸五分为前顶。百会穴前三寸为囟门，是脑之上缝，即头顶合缝处，谓脑盖，亦名脑缝。囟曰角囟。

五、颜，额也。题、颡、巅、颠，均额也，即额角也。额，额发之下，眉之上也，通作额。

六、额，渠龟切，权也。颎，巨鸠切，面权也。颛朱劣切，两颊之权也。朏，面秀骨，权也。颊，权也，即颛也，通作颧。颧骨，谓在目下，当目外眦也，外眦，即眼稍也。

七、鼻茎，鼻梁，谓颒，亦谓准。鼻头之准，尖也。孟子疾首蹙颒而相告。颒即鼻颈也，即鼻梁。

八、目眶谓眶。目之眶岸，即眼眶，四围骨高起者是也，亦谓之眦。眦，目之两头角也。大眦，谓眼大头；小眦谓眼稍也，曰眦。

九、鬓骨谓颞，而涉切。颥，人朱切。耳本谓颒，耳之根柢。

十、面旁谓颊，面两旁权骨后之骨，夹敛食物也。颊车谓辅。辅面旁无骨之处。辅，即下巴颏，承诸齿，嚼物运动，故名颊车，又名辅车，其骨强，可以辅持其口，或曰牙车，牙所栽于上也，今呼牙床骨，即牙根。

十一、颊后谓颐，即颊车之尾，形如钩，控于耳前，名曲颊。口下谓颔，同颔，口下接耳下之骨，皆指颊车而言。实则颔骨，即下巴颏尽处，谓骊龙，颔下也。

十二、龂骨，即齿根所生之骨，谓齿。牡齿，牡齿其形上下相错，俗名大盘牙，谓牙。

十三、项前谓颈，颈在前面，项在背后，颈谓亢，同颃，俗作吭，亦谓领。亢、领皆颈，能伸缩。谚语：伸颈以望，即可知矣。

十四、颈后谓项，项谓脰，谓颅，统是颈项，并无分别。

十五、项上谓承枕，项上发际上辫根正中之骨，名承枕，即玉枕骨。项下谓大椎，项下第一节，高骨之名，即项后骨，想是天柱骨，此骨倒头，既难抬起，骨形如椎。

十六、当胸谓肒，即胸骨，名血盆骨，又名缺盆骨，与肩髃同一骨，当肩尖曰肩髃，当胸前为肒骨，肒作臆。蔽心谓坎，在心窝歧骨之中，正当凹处，名心坎骨。

十七、肩前谓髃，即肩头，即肩胛骨曰端之上棱骨也。肩头下横骨曰横髃，当肩胛横髃两骨陷中，名肩井穴，胆经所走之分。肩胛谓髆，肩髆即琵琶骨。肩，坚也，甲，阖也，同胸胁背相会合也。胆经所走之穴，乃肩井也。

十八、乳上谓膺。乳上之骨，即龟子骨，在喉下正中，长约五寸，如倒剑之形。掖下谓胳，掖作亦，人之臂掖也。胳，掖之下也，俗作腋，揣骨也，臂下肋上为腋，胳乃肋骨第一条，环过之处，即是也。

十九、两膀谓胁，身之左右，两手膀臂所挟也，胁即肋。腋下谓胠，腋下之骨谓肋骨。胠骨谓肋，今人称腰以上有骨处为肋，腰下无骨处为胠，非是。

二十、臂上谓肱。肱在肩髃之下，俗称胳膊。臂节谓肘，肘，手臂下之曲节，臂骨上端尽处，能屈能伸者为肘。

二十一、手上谓臂。自肘至腕为臂，臂骨有正辅二骨，其长大连肘尖者为正骨，短细者为辅骨，两骨相并，下接腕骨。手心谓掌，即手中心，乃五指之根也。人生指节，在外者，左右各十二节；在手心者，左右各五节，名五指之本，统名曰掌。掌后谓腕，腕本作桂，桂系钩中指结于腕，腕掌后节之中也，腕骨统计，左右手大小各八块凑合而成。

二十二、大指谓拇指，亦谓巨指，为大擘，又谓擘指。二指谓食指，食，所偏用也，俗呼喋盐指。三指谓中指，谓将指，足之用力，大指为最，手之取食，中指最长，故足以大指为将指，手以中指为将指。四指谓无名指。五指谓小指、季指。

二十三、脊俗作脊骨，骨谓吕。腰骨为膂，膂上即腰。谓髋髎。

二十四、架骨，方骨名，人生撑着不倒，全仗此骨，如物之有架也，头尖有一长孔，谓八髎，架骨两旁有八孔，女人两旁只六孔，故名。尻骨谓尾骶。尻，脊骨之尽处，即尾脊骨也。有四名：曰尾杷椿、尾闾、骶端、穷骨，皆别名。

二十五、胯谓髋，髀之上，两骨之正中间也。臀谓髋，髋今作臀，尻骨也，臀即胯骨后面，俗称屁股丬应是。

二十六、腿谓股，腿本作骽。股，大腿也，谓髀，即股，乃股之外廉也。

二十七、膝盖谓髌，郄同膝，谓髋，即大小胫骨中间机枢员骨，为盖。骨名异同考。

（遗佚一页）

十一、膝下谓胫，谓骹。膝盖之下，小腿骨也，闻小腿胫骨，男双根，女人胫骨只独根。

十二、胫上端谓骭，谓骱。端骨为骭，骭即胻骨，在膝盖下之里侧，外名腓肠，俗呼小腿肚。膝盖之下接生者为胫骨，胫骨之旁生相并者为胻骨，据说膝下正面突起之骨谓胫，胫之里侧小骨，附胫并生者为胻，即小腿肚肉里之骨，与胫本系两根。

十三、足谓趾，本作止，下基也，谓跦音悸。

十四、足旁谓踝，踝居足之两旁，骨圆而高起，胫骨之下尽处。在外侧高起者为足外踝；胻骨之下尽处，在内侧高起者为内踝，今呼孤拐也。足跟谓踵，即足后跟。

十五、足掌，俗名脚底板，谓跖，同蹠，同跶古字，即脚底五脚指之根本节骨，在脚掌谓跖骨。足背，俗称脚面，谓跗，同趺。脚指本节，在脚背上面者谓跗骨，不过朝上为跖，朝下为跗。亦一骨二名，最易混人也。

骨骼致命不致命考

仰面致命五处：顶心骨、囟门骨、左右两额角骨、正中额颅骨、左右两太阳穴（两耳窍，图载致命，故加俟考）。

仰面不致命十一处：左右两眉棱骨、左右两眼眶骨、鼻梁骨、左右两颧骨、左右两腮颊骨、上下口骨、上下牙齿、颔颏骨、左右颊车骨、左右两耳窍、嗓喉结喉骨（系脆骨，共四层）。

仰面身骨致命三处：龟子骨（即胸前三骨，左右排连）、心坎骨、左右两血盆骨。

仰面身骨不致命二十三处：左右两肩井臆骨、左右两横髃骨、左右两饭匙、左右两胳膊骨、左右两肘骨、左右两臂骨（图注致命）、左右两髃骨（图注致命）、左右两手内踝、左右两手外踝、左右两腕骨、左右两掌骨十块、左右两十指骨廿八节、左右胯骨前、左右两腿骨、左右两膝盖骨、左右两胫骨、左右两胻骨（女身无此）、左右两足踝、左右两足外踝、左右两跂骨、左右两足掌骨跗骨十块、左右十趾计二十八节、左右两脚跟骨共八块。

合面致命四处：脑后骨、左右乘枕骨（女人无左右）、左右两耳根骨、项颈骨节头段。

合面不致命处：颈项二节、三节、四节、五节，琵琶骨（亦名髀骨）。

此节致命，脊背骨第一节，图注致命，此地乃列不致命，故加候考证。

不致命： 脊背骨第二节，两旁横出者，髋骨。三节、四节、五节、六节。

致命： 脊膂骨第一节。

不致命： 脊膂骨第二节、三节、四节、五节、六节、七节。

两旁肋骨二十四根，即钗骨，女人多四根。

致命： 腰眼骨第一节。

不致命： 腰眼骨第二节、三节、四节、五节。

致命： 尻上方骨，方骨八眼，女人两旁各三眼者多。应注：尾闾之下。阅骨图，仍宜列此。

不致命： 左右胯后骨。尾闾骨，即尾蛆骨，男子九窍，女人六窍，应载方骨之下。如另有窍，则仍不改。

计仰合两面骨图，周身男女骨节，共四处各别。妇女产门之上，多羞秘骨一块，受伤重则致命。

时疮： 龙衣（一条）二两　黄丹一钱　白降丹（少许）三分　猪胆汁调敷。

湿腿： 蚯蚓粪　炉甘石　青果核　轻粉　见症下一两。又方：净乳没末　水加黄柏末　黑肉加江子末　去油。

又抄实验跌打损伤服毒秘方，吞金治法，此落物之妙方。

误吞金花，胸膈痛不可忍： 以羊颈肩煅末，每服三钱，米饮汤下，过夜，其金随大便下。

治虫毒预防法： 两广云贵多蛊毒，饮食后咀嚼当归即解矣。

疯犬咬伤奇法： 先用黑墨一笔写"食常治且善"照法三次。五字于咬伤之处层迭墨之，口内要诵此五字，写完一团笔尖掷出，无不应矣。

治癫狗伤采《洗冤录》方： 防风（独茎者）一两　天南星一两　共泡七次，晒干，共为末，每服二钱，白汤下，半日再进一服，出汗即愈。

犬咬奇方： 先用浓墨一笔写"食至县常治"五字于咬伤之处，口内诵此五字，写完再写，立即止痛痊愈。

治伤神方： 张兰诸中丞原刊。晋人尚气，每召事甚细微，一语不合，辄即斗殴，金刃刀伤较他省为多，又不善于调治，动致毙命，令访召秘方，屡试屡验，神效异常。时日刊发召牧民之贵者，亟须损资，慎选真实药材如法制备，一有报伤之案，无论跌打损伤、金刃刀伤、他物损伤、骨折骨碎，立即拾药照方医治，勿卧热炕，定有奇效。州孙仁心为质，遇有命案，往往执罪疑憧轻之论，不肯严解，然与其曲为开脱，以致死者含冤，何如速加拯救，俾两命俱得保全，功德岂不更大乎。

大西洋十宝散： 大梅片三分　当门麝三分　劈辰砂（漂净）三钱　明乳香（去净油）三钱　红花一两　上血竭四钱　雄黄精一两　明没药（去油）三钱　当归尾（生晒研净）二两五钱　上儿茶六分　以上十味共为细末，瓷瓶黄蜡封口，勿令走气。

一治刃伤，属各器械伤，皮破血出者，以药末掺上包裹，不可见风，血止即愈。

一治跌打损伤，皮肉青肿未破者，用陈醋调敷患处，肿消即愈。

一治肉伤骨碎，或骨已断折。先将骨节凑准，用陈醋调药末，厚敷患处，以纸包裹后，加老棉絮包好，再用薄板庄夹护，将绳子慢慢捆紧，不可移动，药性一到，骨自接矣，须静养百日，如犯房事，必成残疾，慎之！

一治刃伤弥重，未到透膜者，先用桑皮线缝好，多掺药末于上，以活鸡皮急急帖护如前骨损养法即愈。

一遇跌打昏迷不醒，急用一钱，用陈酒冲服，自然醒转，以便调治。此方神奇，虽遇至重之伤，鲜有不起死回生者，宝之。

重物压打：凡手足肩背被重物打伤，或青肿紫赤血瘀疼痛，以苏木煎汁，磨真降香涂之，不可落水，连搽数日，其肿消散。予已百试百效。降香一名紫金藤，军中多备以治刀斧损伤，真神方也。

误断指头：用降香细末掺之，包以丝棉，七日不可落水冒风，不必再换一次即痊，亲试有验。

玉真散：治破伤风咬牙缩舌，腰背反张，势在重危，服此立可回生，此方屡试奇效如神。天南星（姜汁炒）防风 天蚕纱（断丝）白芷 上药等分研极末，每服三钱，童便和好酒调下，凡跌打损伤，内有瘀血者应效。

凡治破伤风，先以自手三指并连直插入病人之口，如可插入者易治，若只有二指插入者，其症必危。即妇人产后惊风，应用此法验之，可知生死。

被殴伤风神方：如已有伤风情状者，服过大西洋十宝散，煎好敷之后，即服此方。荆芥穗 黄蜡 鱼鳔 上三味各五钱，加艾叶三片，入无灰酒一碗，重伤煮一炷香，热饮汗出立愈。百日内不得食鸡肉。

人咬伤痛：用荔枝核焙研筛细掺之，外用荔肉盖帖，虽落水亦不烂，神效之极。又法：以青州柿饼一个，令人漱口洁净，将饼咀嚼盛瓷器内，饭锅上再蒸极烂，敷患处，三日痊愈，治过多人皆效。

跌扑挛缩三四年不愈者，立效如神：杨梅树皮晒燥研末，以滴花烧酒隔汤炖熟，调敷患处，以绢扎好，每日一换，不过三五次即愈。此方系无锡富家得之藏方，道士已费百金，始传此方，其应如神。已见咽喉，医士沉嘉会患此三载，依法治好，嘱予传人。

汤火烫治法：地榆磨细如面，香油浸敷破损者，用此撒上，如烂溃不敛者，取灶心土基，名伏龙肝，再入炭火烧红，水飞日晒干，再加研细，人乳调敷，令今之治坊浸油一缸，以备不虞，拂上立刻止痛，多则二次痊愈，功圣效速，乃汤火烫之圣药也。又法：用蚶子壳煅用末，配冰片少许，如湿处燥敷干处，麻油调搽数次收功，真仙方也。又法：用刘寄奴和糯米煎水，退火涂上即愈。

诸伤

金刃伤，缘金疮肠断，视病浅深，各有生死。肠一端见者，不可连也。若腹痛短气，不得饮食，大肠一日半死，小肠一日死。肠两端见者，可速续之，先以针缕如法连续之断肠，便取鸡冠血涂其际，勿令气泄，即挪纳之。但出不断者，作大麦粥取汁洗肠，以渍纳之。且作粥清稍稍饮之，二十余日乃吃糜粥，百日后乃可进饭。病弥金疮失血甚久，当若渴，然须忍之，常令干食，可与肥脂之物以止其渴，又不得多饮粥，则血出下溢，杀人也。又忌嗔怒及大言笑，动作劳力及食咸酸热酒热羹辈，皆使疮痛冲发，甚者即死。凡金疮及折伤，不可饮冷水，血见寒则瘀入心即死矣。

不治证：十不治症，凡被伤入于肺者，纵未即死，二日难过。左胁下伤透内者可医，全断不可治。小腹伤内者，症候繁多者，脉不实重者，老人左股压碎者，伤破阴子者，血出尽者，肩内耳后伤透于内者，皆不必用药。凡金疮伤天窗（穴名）、眉角、脑后、臂里跳脉、髀内阴股、两乳上下、心、鸠尾、小肠及五脏六腑腧，皆死处。又破脑出髓而不能语，戴眼直视，喉中沸声，口急唾出，两手妄举，皆不治之症。（《圣惠医名》）。

金疮脉候：金疮出血太多，其脉虚细者生，数实者死。金疮出血，脉沉小者生，浮大者死。斫刺出血不止，脉来大者七日死，涓弱者生。金疮出血虚，初则宜实，大则倾得效。伤虽浅，命脉虚促可虑，伤至重，命脉和缓，永无虑也。血出甚者，脉不要洪大，只要平正重实得效。

肠肚伤治法：肚破肠出在外，若肠全断难医，不断者可治。肠及肚皮破者，麻缕为线，或桑白皮尖茸为线，以花蕊石散敷线上，从里缝之。肠子则以清油捻活放入肚内，乃缝肚皮，不可缝外重皮，留皮开用药糁待生肉（《得效》）。伤破肚皮，肠与脂膏俱出，先用汤药如活血散、佛手散即芎归汤与服，用手掰去膏不妨，此是闲肉，放心去之，然后挪肠入内，用线缝之，仍服通利药，勿令二便闭涩（《得效》）。

金疮先宜调血：大凡金疮及折伤坠堕内损者，必有瘀血伤积，先宜逐去瘀血，若出血过多，则调养气血为主（《正传》）。花蕊石散、夺命散、鸡鸣散、导滞散、破血消痛汤、复元活血汤，皆可选用诸方。

止血生肌合疮药：伤至重者，海味中咸白鳔成片，铺在伤处，以帛扎定血立止（《得效》）。

止血收口方：白胶香　老松皮　白芷　血竭　为末敷之，单血竭敷之尤妙。黄丹、滑石末敷之，夏天以薄荷叶贴之，一日一次，以药水汤洗得效。金伤散，糁敷神效。

金疮血不止：黄丹　白矾　为末掺之。又下天蚕蛾烧灰敷之（《圣惠》），下蚕室，疮不合，取所割势，火煅为末，酒调服。昔有一人自割其势，疮久不合，用此方不数日而愈。

箭镞及金刃中骨脉不出：白蔹　半夏等分　为末，每服一钱，淡姜汤调下，日三次，二十日自出（《入门》）。箭镞及针入肉不出，象牙屑和水涂其上，又蝼蛄取汁频涂，又鼠脑涂之，又好磁石着其上自出（《圣惠》）。

救急方：凡金疮及诸伤重痛闷欲死，取牛一只剖腹，纳其人于牛腹，浸热血中可苏。如伤腹用血竭末，醋汤调饮，出血而愈。或战阵炮矢所伤，血流满体，气贯胸膈，闷绝者亦苏（《入门》）。伤重晕绝，不省人事，用人热尿多灌即苏，童便尤好（《丹心》）。

活血散：治刀枪伤腹裂肠出者。黄芪　当归　川芎　白芷　续断　赤芍药　鹿茸　黄芩　细辛　干姜　附子（炮）各等分　上为末，每三钱温酒调服，日三立验。

花蕊石散：治一切金刃及矿伤及打扑损伤，牛马咬伤或至死者，急于伤处掺药，其血化为黄水，再服药便活，更不疼痛，如脏腑有瘀血内损，烦闷欲死，服此药则化为黄水，或吐出，或下泄出。花蕊石四两　硫黄一两　为末，入瓦罐内，盐泥固济，晒干安四方砖上，以炭火从巳午时煅至经宿，候冷取出研细，每取一大匙童便，入酒煎热调服。

夺命散：治金刃所伤及从高堕落，木石压损，瘀血瘀积心腹痛，二便不通。水蛭（以石灰拌炒焦）五钱　大黄　黑牵牛头末各二两　上为末，每服二钱，热酒调下，过数时无效，再用一服，以下恶血为度（《得效》）。

鸡鸣散：治金刃伤打扑伤，瘀血瘀积，烦闷欲绝。大黄（酒蒸）五钱　当归尾三钱　桃仁（研）十四粒　上锉作一贴酒煎，鸡鸣时服，次日卜瘀血即愈，治折伤应妙。

导滞散：治内伤损，内有瘀血，大便不通壅郁欲死。大黄一两　当归二钱五分　麝香少许　上为细末，每三钱，热酒送调下。

破血消痛汤：治伤损堕落，恶血流于胁下，痛楚不能转侧。水蛭（炒烟尽，别研）三钱　柴胡　连翘　当归梢各二钱　苏木一钱五分　羌活　防风　桂皮各一钱　麝香少许　上除水蛭、麝香外，余药锉作一贴，酒水四钱半煎去滓，入蛭、麝调服，空心两帖立愈（《东垣》）。

复元活血汤：治同上。大黄二钱五分　当归一钱七分　柴胡一钱五分　穿山甲（炒研）　瓜蒌根　甘草各一钱　桃仁（为泥）十个　红花五分　上锉作一贴，酒水四钱半煎服。

金伤散：治一切金疮重，午日早欲使四人各出四方，采草木茎条各半，把至日午时入石灰一斤同捣极烂，凿大桑木三两，株作孔纳药，实筑以桑皮蔽之，油调石灰密涂之，勿令泄气，更以桑皮填固，至九月九日午时取出，阴干百日，捣罗为末，如遇伤掺之，神效。

单方凡二十四种

新汲水：人被金疮及损伤肠出，以新汲泉水喷之，令身噤，肠自入也。

石灰：疗金疮甚良，人为金刃所伤，以石灰末裹之，定血止痛。又石灰和鸡子白火煅为末，敷疮立瘥。

葛根：疗金疮止痛为末敷之，又浓煎取汁服之。

桑白皮：可以缝金疮，取生皮作线，缝肚破肠出者。唐安金藏剖服，用此法便愈。

神仙刀箭药：妙不可言，桑叶为末，干掺之，金疮止痛，桑柴灰敷之。

蝼蛄虫：箭镞在咽喉、胸膈不出，蝼蛄捣取汁滴上，三五度自出。针入肉不出，蝼蛄脑同硫黄研敷，觉痒针自出。

蛴螬：箭镞入骨不可拔，微熬巴豆与蛴螬同调匀，涂伤处，待极痒，便撼动拔之立出，贴生肌膏。出箭镞方：蛴螬全者，麝香少许同为末，推动箭头，掺药疮内自出。

旋卜根：即旋花根也，合金疮、续断筋，取根捣汁滴疮中，滓封疮上妙。

象牙：主箭镞及针入肉不出，为末和水，敷疮上即出，旧牙梳尤佳。

蝙蝠：主金疮出血内漏，取二枚烧为末，每二钱和水服，令一日服尽，当下如水乃血消也。

黑虱：主箭头入肉不出，取头上黑虱及人牙齿同研涂之，即出。

葱：治金疮，因惊出血不止，取葱炙热，按取汁付之，血即止，金疮中风水肿痛，葱茎叶煨研，罨敷立愈。

小麦：主肠出不入，小麦五升，水九升，煮取四升，去滓，令极冷，使人含噀疮上，又噀其背肠渐自入，勿令众人见。

石榴花：治金疮血流不止，生石榴和石灰捣为末掺之，血便断。

壁钱：主金疮血不止，取汁点疮上良。

鼠脑肝：治箭镞及针刀在咽喉胸膈诸隐处不出，取生鼠脑及肝捣敷之即出。

紫檀香：治金疮，急刮紫檀末敷之，止血止痛至妙。

血竭：疗金疮，止血止痛生肌最妙，刮血敷之，但性急不可多用。

琥珀：止血生肌，合金疮药作末敷之。中弩箭闷绝，琥珀末一钱，童尿调服。

蛇含草：主金疮捣敷之佳。又云蛇含膏可连已断之指。

青蒿：生按敷金疮，止血止痛易合，或煎汤或熏烟应好。

小蓟：主金疮血不止，按药封之。

蓝叶汁：金疮血闷，取蓝汁饮之。

车脂：针入肉不出，取车杠脂摊纸上罨之，二日一换，三五次自出。

颠扑堕落压倒伤：凡堕压死者，急安好处，以袖掩其口鼻上，食顷候眼开，以热小便灌之，利去瘀血（《得效》）。卒堕颠压倒，打死心头温者，皆可救。将本人如僧打坐，令一人将其头发控放低，以半夏末或皂角末吹入鼻中，如活却以姜汁、香油打匀灌之。若取药不及，挖开口以热小便多灌之。人为刀斧所伤，或堕落险地，或扑身体损伤，筋骨皮肉皆出血不止，或瘀血停积，若去之不早，则有入腹攻心之患。

一跌扑损伤须用苏木活血，黄连降火，白术和中，以童便煎服妙。伤在上宜饮韭汁。一凡颠打压伤或从高堕落，皆惊动四肢五脏，必有恶血在内，专怕恶心，先用通二便药和童便，服之立效，大小肠皆通利，则自无烦闷攻心之患矣（《得效》）。一凡伤损，专主血论，肝主血，不问何经所伤，恶血必归于肝，流于胁，郁于腹而作胀实痛者下之，宜通导散、桃仁承气汤（方见寒门）、夺命散（方见上），虚者复元活血汤、当归须散调之。凡出血已多而又呕血不止者难治，宜用苏木煎汤调蚌霜散服之。诸伤疼痛宜乳香定痛散、乳香散、双乌散、寻痛丸、阵王丹、补损当归散诸方。

苏合香丸：治打扑堕落挟惊悸，气血错乱，昏迷不省，急取三香丸，温酒童便调灌（方见气门）（《得效》）。头上有伤或打破，或金刃伤用药糊角缚，不使伤风，慎之。

通导散：凡伤损极重，大小便不通，心腹胀闷，宜用此下瘀血。大黄　芒硝各二钱　当归　苏末　红花　桃仁各一钱　厚朴　陈皮　木通　枳壳　甘草各五分　上锉作一贴，水煎空心服。一名大成汤（《医林》）。

当归须散：治打扑损伤，致气瘀血结胸腹胁痛。当归尾一钱五分　赤芍药　乌药　香附　子苏木各一钱　红花八分　桃仁七分　桂枝六分　甘草五分　上锉作一帖，酒水相半煎服。

蚌霜散：治伤损大吐血。蚌粉　百草霜各等分　上为末，每二钱，糯米饮调服。

乳香定痛散：治诸伤损疼痛。白芷　当归　生地　牡丹皮　赤芍药　川芎　乳香　没药　白术　甘草各等分　上为末，每二钱温酒童便各半，调匀服之。一名活血止痛散。

乳香散：治打扑伤损，痛不可忍。白术（炒）　当归（炒）　白芷　桂皮　乳香　没药　甘草各等分　上为末，每二钱温酒调下（《得效》）。

双乌散：治诸伤百损久后，时常疼痛者，及新被伤痛亦宜。川乌　草乌（略炮）各三钱　当归　白芍药　苏木　大黄　生干地黄　红曲（炒）各五钱　麝香少许　上为末，入瓦瓶，以酒煮放冷服，如觉麻痹无害，但草乌生用恐太猛，所以略炮（《入门》）。

寻通丸：治诸伤止痛，清心口气，活血如神。草乌（生用）　乳香（火煨）　没药（火煨）　五灵脂各三钱　生麝香少许　上为末，酒糊丸如指头大，朱砂为衣，每一丸薄荷、姜汁磨化服。

阵王丹：治诸折伤，止血定痛。大黄一两　石灰二两　上同炒紫色为度，捣筛为末，敷伤处妙。

补损当归散：治堕扑折伤，疼痛叫号，服此药不复大痛，三日筋骨相连。川芎一

两五钱　桂心　川芎　当归　甘草各一两五钱　附子（炮）泽兰各二钱半　上为末，每二钱温酒调服，效如神。

打扑伤消肿灭瘢，凡斗殴被打成破伤风，头面肿大发热，以九味羌活汤。（方见寒门）热服取汗，外用杏仁捣烂入白面少许，新汲水调敷疮上，肿即消。一治伤损肿痛，瘀血流注紫黑，或伤眼上青黑不散，大黄为末，生姜汁调敷患处即消。

名将军膏：一散被殴瘢痕，亦治跌扑。麻油　清酒各一碗　同煎数沸服之。服了卧火烧热地上，一夜痛止，肿消无痕。有被伤者，仇家阴令术士以此治之，次日验审，了无一毫伤痕。打扑伤，肌肤青肿。茄子种，通黄极大者，切作片，瓦上焙干为末，临卧酒调二钱，服一夜消尽无痕（《圣惠》）。

脉候及不治症：凡打扑损伤，内有瘀血，其脉坚强者生，小弱者死（《脉经》）。打扑损伤去血过多，脉当虚弱，若得急疾大数者死。凡折伤或损筋骨者可治，内损脏腑里膜及破阴子耳后者，煎火治。专以十不治症态看。如伤脏腑致命处，一观其脉虚促危矣（《得效》）。

单方凡十七种

蒲黄：治扑损，瘀血在内烦闷。蒲黄末三钱，热酒调下。

白杨树皮：治扑损瘀血，疼不可忍，取树皮酒渍服之。

生龟：治扑损踒折，取血和酒饮之，肉生研厚涂伤处，立效。

蛴螬：主打扑腕折，血在胁下，坚满痛，取汁和酒服，又研敷伤处。

鼠屎：治落伤筋骨，痛不可忍，取屎烧为末，猪脂调，急裹之，不过半日愈。

荷叶：治打扑落伤，恶血攻心闷乱，干荷叶，热童尿调下二钱，日三。未展荷叶为末，童便调服，利下恶物。

胡桃：压扑伤损，胡桃肉捣烂，和温酒顿服便瘥。

麻根：主打扑落伤腕折，有瘀血，痛不可忍，取根及叶捣，取汁饮或煮服之，非时则取干麻煮汁效。

稻秆灰：治堕落扑损痛，焚稻秆，烧灰和糟酒，淋灰取汁，乘温淋洗痛处，立瘥。

芥子：扑损瘀血作痛，芥子和生姜研，微暖涂贴患处，即效。

葱白：治打扑伤损，痛不可忍，取葱白入炉火煨，乘热擘干，开其中有涕，便将骨损处，冷则易热者，须臾痛定。又葱白、砂糖等分，烂研敷之，痛立止，且无瘢痕。

人尿：主扑损落伤，瘀血攻心晕绝，热尿顿服，二升即苏，童子尿尤佳。

乌鸡：凡被压窄堕舟船车乘，马踢牛触，胸腹破陷，四肢摧折，气闷欲死，乌鸡一只合毛杵一千下，和苦酒一升，以新布摅病处，取药涂布上，罨定干则易觉寒振，欲吐不可，去药。须臾复上一鸡，神效。

乌鸦羽：治堕落损伤，瘀血胀心，面青气短，取右翅羽七枚，烧灰和酒服，当吐血便瘥。

犬胆：治跌扑刀箭伤，内有瘀血，取胆热酒调下，瘀血尽下。犬屎烧存性为末，烫酒调下二三钱，应有奇效。

酒糟：主打扑堕落损伤，瘀血肿痛，酒糟和醋淬蒸，温熨之妙。

水蛭：主堕扑落伤折伤，内有瘀血。水蛭炒焦为末，入麝香少许，每一钱热酒调服，当下瘀血。

骨折筋断伤，凡脚手各有六出臼、四折骨，每手有三处出臼，脚有三处出臼，手掌根出臼，其骨交互相锁或出臼，则是挫出锁骨。云：我须是搦骨于锁骨下归窠，若出外则须搦入内，若出内则须搦入外，方入窠臼，只用手拽，断难入窠，十有八九成痼疾也（《得效》）。骨节损折，肘臂腰膝出臼蹉跌，须用法整顿归元。先用麻药与服，使不知痛，然后可用手法（《得效》）。搦骨归窠，用竹一片（生柳木片尤佳），板夹定一边，一边不须夹，须存屈直处，时时拽屈拽直，不然，则愈后屈直一得（《得效》）。凡骨碎者，须用麻药，即草乌散与服，或用刀割开，甚者用剪剪去骨锋，使不冲破肉，或有粉碎者，与去细骨，免脓血之祸，且以药水一日一洗，莫令臭秽（《得效》）。凡骨碎者，用接骨药，火上化开糊骨上，然后夹定，外用夹骨法、活血散、接骨丹、二生膏、糯米糕内服，麦斗散、没药降圣丹、接骨散、自然铜散、接骨紫金丹，淋洗用蔓荆散诸方。

草乌散：即麻药也，凡骨节出臼，用此麻之，然后用手整顿。皂角　木鳖子　紫金皮　白芷　半夏　乌药　当归　川芎各一两五钱　草乌　茴香　坐拏草各二钱半　木香（煎酒煅制）一钱　上为末，诸样骨节出臼窠者，每服二钱，好红酒调下，麻倒不识痛处，然后用刀割开或剪去骨锋，以手整顿，骨节归原，用夹夹定，然后医治。如箭镞入骨不出，亦用此药，麻后，或钳出，或凿开取出，然后用盐汤或盐水与服，立醒（《得效》）。

夹骨法：小蛤蟆四五个　皮硝三分　生姜一两　酒糟一碗　肿者加红内硝，即红何首乌，同捣敷折伤之处。

活血散：治折伤，绿豆粉炒紫色，新汲水调成膏，厚敷折伤处。以桑皮夹定，其效如神。一方：熟酒醋调敷。

接骨丹：当归七钱半　川芎　没药　骨碎补各五钱　川乌（煨）四钱　古文钱（火煅醋淬七次）乳香二钱半　木香一钱　黄香（即松脂）六两　香油一两五钱　上为末，和油成膏，凝油纸贴患处。如骨碎筋断，用此复续如初（《回春》）。

二生膏：治折伤手足。生地黄一斤　生姜四两　上捣烂，入酒糟一斤炒热，布裹罨伤处熨之，伤筋损骨，痛不可忍，神效。伤损臂臼，脱出肿痛，生地黄捣烂，摊油纸上，次掺木香末一层，又摊地黄贴患处，明日痛即止。治折伤，断筋损骨，生地黄捣取汁，好酒和服，日二三次最妙，又捣烂蒸，热封伤处，一事筋连骨续，盖地黄属骨。

糯米膏：治扑伤筋断骨折。糯米一升　皂角（切碎）半升　铜钱（同炒至焦黑，去钱）百个　上为末，酒调膏贴患处神效。

麦斗散：治跌伤骨节。土鳖（瓦上焙）一个　巴豆（去壳）一个　半夏（生用）一个　乳香　没药各半分　自然铜（火煅、醋淬七次）上为细末，温清酒调服一餐，如重车行十里之久，其骨接之有声，初跌之时，须整理如旧，以棉衣盖复，方服药，勿转动，端午日制尤妙。

没药降圣丹：治打扑闪肭筋断骨折，痛不可忍。生干地黄　川芎各一钱五分　自然铜（火煅醋淬十三次，别研）生川乌　骨碎补　白芍药　当归　乳香　没药各一钱上为末，姜汁与蜜等分，和匀，每一两作四丸，每服一丸，水酒各半盏，入苏木一钱同煎，去苏木调药，空心热服。

接骨散：治骨折。乳香　没药各二钱五分　自然铜（醋煅淬，别研）五钱　滑石一两　龙骨　赤石脂各一钱五分　麝香少许　上为末，好醋浸润煮干，炒燥为末，临睡服时入麝香和匀，温酒调下一钱。若骨已接，去龙骨、赤石脂而服极效（《丹心》）。一方：将药除麝香，浸酒煮干为末，黄蜡五钱熔化，乃入麝和匀作丸弹子大，每一丸，酒煎以东南柳枝搅散，空心热服，名接骨丹。

自然铜散丸：治打扑筋骨折伤。乳香　没药　苏木　降真香（无则紫檀代之）川乌　松明节　自然铜（火煅醋淬七次）各五钱　地龙（油炒）龙骨　生水蛭（油炒焦）各二钱五分　血竭一钱五分　土狗（油浸焙）五个　上为末，每五钱，好酒调下。自顶心寻病至下两手两足，周遍百身，病人自觉药力习习往来，遇病处则飒飒有声。（《得效方》）

接骨紫金丹：治跌打骨折瘀血攻心，发热昏晕。土鳖（一方用土狗）自然铜（火煅醋淬七次、别研）骨碎补　大黄　血竭　当归尾　乳香　没药　硼砂各一钱　上为末，每服八厘，热酒调服，其骨自接。

蔓荆散：治打落筋骨折伤，瘀血结痛。颁荆条（无则荆芥代之）蔓荆子　白芷细辛　防风　川芎　桂皮　丁香皮　羌活各一两　上为粗末，每两入盐一匙，连须葱白五根，浆水五升，煎七沸，淋洗痛处，冷则易。（丹心传）

单方，凡十四种。赤铜屑、自然铜、旋复根、蛴螬前有。

合欢皮：主骨折，专能接骨。合欢皮（取皮，炒黑色）四钱　芥子炒一两　上为末，酒调二钱服，以滓罨伤处。

生地黄：主属骨，若伤损骨碎。生地黄（烂捣）蒸热裹伤处，日再易。

续断：治扑损瘀血，能续筋骨，煮汁内服，外捣敷之。

白蜡：属全年麦收敛空淤之气，外科之要药，生肌止血定痛，接骨续筋补虚，与合欢皮同用，极神效。

蟹脚：蟹脚中髓及脑区壳中黄煎，能续断折筋骨，取碎之，微熬，纳疮中，筋节连，筋骨折伤，生搏炒，罨良。

人中白：治闪挫跌扑伤骨极重，人中白煅为末，温酒调五分服。

牡鼠：疗折伤筋骨，生捣敷伤处，三日一易新，能续筋骨。

生栗：主筋骨折碎，血瘀肿痛，细嚼生栗涂敷之，栗楔尤好，三个共一橐居中者。

莴苣子：主打落折伤，取子微炒为末，酒服二三钱，能接续筋骨，名接骨散。

乌雄鸡：主蹉折骨伤骨痛，取血和酒服，仍破腹罨伤处妙。又取骨末一钱，自然铜末四钱，和匀温酒，调下二钱。

疗伤断耳鼻舌方：治擦落耳鼻，用油发灰末，乘急以落耳鼻蘸发灰，缀定以软帛敷定。有人为驴所咬下鼻一个，用此缀之，神效。自行颠扑穿断舌，心血出不止，取米醋，以鸡羽刷所断处，其血即止，仍用蒲黄、杏仁、硼砂少许为末，蜜调噙化而愈。

接指方：苏木为末，敷断处指间，接定外用蚕茧包敷完固，数日如故。一人落马，被所佩锁匙伤破阴囊，二丸脱落悬挂未断，痛苦无忍，诸药不效，予教人慢慢托上，多取壁钱敷贴伤处，日渐就，其囊如故。

杖伤：凡杖毕，即用童便好酒各一盏，合而温服，无血攻心甚妙。实者鸡鸣散（见方上）下之；虚者当归须散（方见上）加柴胡、羌活，仍用葱白捣烂，炒热搭杖处，冷则易，止痛散瘀如神。又：片豆腐盐水煮热，铺杖处，其气如蒸，其腐即紫，复换贴，色淡为度，溃烂者应宜。痛甚者，内服乳香定痛散（方见上），随以热酒尽量而饮，外帖黄蜡膏（方见上）。诸疮有血瘀壅肿，先刺出恶血，然后贴膏药。杖疮只是血热作痛，用凉血去瘀血为先，须服鸡鸣散之类，外贴以五黄散或大黄、黄柏为末，生地黄汁调敷之。又野苎根嫩者，洗净，用盐捣敷，神妙。可凤仙花科连根叶捣烂贴患处，干则易，一夜血散即愈。又绿豆粉微炒，鸡子清调敷之。杖疮宜服乳香散、化瘀散、补气生血汤、乌龙解毒散诸方。大概通滞血，皆以酒化服，盖血滞则气壅，淤气壅淤则经络满急，故肿且痛。凡打扑着肌肉，须肿痛者以经络伤气血不行故如是。凡杖疮忽干黑陷，毒气攻心，恍惚烦闷呕吐者死。

五黄散：治杖疮止痛。黄丹　黄连　黄芩　黄柏　大黄　乳香各等分　上为末，新水调成膏，以绯绢摊贴伤处，日三易。

乳香散：治杖疮肿痛。自然铜（火煅醋淬七次）　当归各五钱　茴香四钱　乳香没药各三钱　每三钱温酒调下。

化瘀散：治杖打重，血上攻心烦闷。苏木　当归尾各三钱　大黄　红花各二钱　上为末，每三钱，温酒童便调和服。

补气生血汤：治杖疮溃烂久不愈。人参　白术　白茯苓　白芍药　当归　陈皮香附　贝母　桔梗　熟地黄　甘草各一钱　上锉作一贴，酒水四钱半煎服。

乌龙解毒散：治人受杖责后，疗痂烂肉，疼痛难忍，不能起动，服此痛止，便能动，其效如神。木耳四两，入沙锅内炒焦，存性为末，上每服五钱，热酒一碗调服，服后少顷，其药力至杖疮上，从肉里透如针刺痒甚，不时流血水，即以药水洗净，贴膏药去疔痂，取鸡子清，入麝香少许，以簪打成稀水，用簪尖轻轻点上，不多时，其疔痂化烂取去，一日一换，贴药膏化尽死肉，数日如故。

打着不痛方：未打之前，先取白蜡一两，细切入碗内，滚酒泡服，则虽打着不痛，名寄杖散。

单方凡五种

萝卜根：治杖疮，皮不破而内损者，萝卜根捣烂，罨伤处良。

马粪：治杖疮入风疼痛，驴马湿粪替换，热熨，日五十遍，极效。

没药：主杖疮，肿痛不可忍，细研取一钱，热酒调服妙。

鼠尾：治打伤疮，生鼠一枚，和肠肚锉油半斤，煎令焦黑收之，以鸡羽蘸敷疮上妙。

饴糖：治打损瘀血，饴糖熬和酒服，能下恶血。

人咬伤

人咬伤成疮，龟板或鳖甲烧灰，油调敷。

诸兽伤

虎伤：凡人被虎咬，先饮清油一碗，又白矾为末纳伤处，又砂糖水调服一二碗，再涂伤处。虎伤人疮，取青布紧卷烧倾，纳竹筒中，向疮口，令烟熏之佳。虎伤人，但饮酒常令大醉，当吐毛出良。虎犬咬人，杵蘘取汁一升日三，淬敷伤处。虎伤人，生鸡肉食之，又生葛汁饮之，又洗疮，又妇人事经赤衣，烧为灰和酒服。又干姜末，纳疮妙。

熊伤：熊伤人，烧青布，取烟熏疮口令毒出。又煮葛根取浓汁，以洗疮十度，并捣葛根为末，调葛根汁服，日五。熊伤人，蒴藋锉，水渍取汁饮，淬敷疮上。熊虎伤，煮生铁，令有味洗之。熊虎爪甲伤，嚼生栗敷之。

马驴骡咬踢伤：马咬踢伤，益母草捣烂和醋炒敷。又马鞭草梢烧灰涂之。独颗栗子烧灰，贴之妙（《得效》）。又鼠屎十四枚，故马鞭草梢五寸同烧灰，猪脂调敷。又用艾灸伤处，取人屎或马屎烧灰为末敷之，嚼生栗子敷之。又取鸡冠热血涂疮中，或浸之。驴或马咬人，或骨刺伤，取其尿洗疮，以粪涂之，又饮粪汁佳。

牛伤：牛触肠出不损者，急送入，以桑白皮尖或生白麻为线缝合肚皮，缝上掺血竭末或百草霜末，血止立活，勿封罨，恐内作脓。胁破肠出臭秽，急以香油摸肠，用手送入，煎人参地骨皮汤淋之，皮自合，吃羊肉羹，十日愈。

犬伤：凡春夏初夏犬多发狂，但见其尾，宜下不卷，口中流涎舌黑者，即是狂犬。若被其伤，乃九死一生之患，急用针刺去血，以人小便洗净，用胡桃壳半边，以人粪填满，掩其疮口上，着艾灸之，壳焦粪干则易之，灸至百壮，次日又灸百壮，灸至三五百壮为佳。疯狗咬伤，即先口噙浆水洗净，或以热人尿淋咬处，嚼生姜擦之，又用葱白嚼烂涂之，又杏仁嚼烂敷之，以帛系定，或同马蔺根研细，葱汤洗后涂之尤妙。于患人顶心中有一红发，即当拔去，后服药快效。十三方。一方斑蝥二十个去头翅足，以糯米一勺，先将蝥七个同炒，不令米赤，去蝥再入七个同炒，蝥色变去之，又入七个同炒，米出青烟，去蝥，取米研为粉，冷水入清油少许，空心调服一勺，匀三次服，少顷又进一服，以小便利下恶物为度，否则再用一服，利后腹痛，急以冷水调青靛服，或服黄连汤，以解其毒，否则有伤不可便食热物。

犬咬毒伤：再发疯狗咬，急用斑蝥七个，去头翅足为末，温酒调服，其毒必从小便中出，可将尿缸盛清水，令患人尿其中，停半日，见浊气淤结如狗形，则毒已出；如不见狗形，须服七次方可，无狗形乃不再发，极验。若小便涩，益元散（见暑门），水调服最妙。十三方。狂犬咬，先口噙浆水洗净，用玉真散，方见风方。干贴之更不再发，神效。又仍杀所咬犬，取脑敷伤处，后不复发。猘犬伤或经久复发，无药可疗，雄黄明者五钱，麝香五分，上为末，酒调二钱服，服后必使得睡，切勿惊动，任其自醒，须利卜恶物乃效。

狂犬伤出毒法：宜用扶危散。防风五钱　大黄　黑丑头末各三钱　斑蝥一钱　麝香三分　雄黄二钱五分　上为末，每二钱，滚水调服，恶物从小便而出。狂犬伤，蚯蚓粪封之，出大毛神效。又生麻油研豆豉为膏，丸如弹子大，常常揩拭所咬处，却掐开看豉丸内，若有狗毛茸茸，然此毒气已出，揩至无茸毛，方乃瘥可。十三方。

扶危散：治疯狗咬。斑蝥（七日内用七个，七日外每日加一个，十日十个，百日百个，去翅足，糯米同炒）滑石一两　雄黄一钱　麝香一字（按二分半也）上为末，温酒调服，不饮酒者，米饮下，毒从大小便出，即愈。

狂犬毒入心，狂犬咬处治不瘥，毒攻心头，烦乱，唤已作犬声，天灵盖烧灰为末，服一钱以活止。犬咬人，久不瘥，口吐白沫者，为犬毒入心，叫唤似犬声，天灵盖烧灰，东流水调服一钱。狂犬咬人，发狂如犬叫，蛤蟆脍食之，又虎头骨、虎牙、虎胫骨为末，酒调二钱服之。

禁忌法：被狂犬咬人，终身禁食犬肉及蚕蛹，此毒再发，则不可救。三年之内，应忌食一切毒物及房事，常食杏仁以防其毒。犬咬伤人忌酒。

单方凡六种

白矾猘犬咬：白矾末纳疮中止痛，速愈。葛根，狂犬咬，葛根捣取汁服之洗之，滓敷伤处。

杏仁：杀狗毒，作粥常食之，又捣烂贴伤处最佳。野菊主疯狗咬伤，研细酒调服，尽醉止，效。

蓖麻子：主犬咬伤，取五十粒，去壳研为膏，敷之蟾蜍，即蛤蟆也，主狂犬咬，发狂欲死，作脍食之，勿令知之，取两后腿捣烂，酒调服应佳。

针灸法：狂犬咬人，当先针刺，去恶血，乃灸疮中十壮，自后日灸一壮，自百日乃止，忌饮酒。

猫伤：人为猫所伤，取薄荷叶细捣敷之，又虎骨、虎毛烧为末涂之。

鼠咬伤：取猫毛收灰，又麝香少许，津调敷疮，涂之准。

诸虫伤

蛇咬伤：中蛇毒昏困。五灵脂五钱　雄黄二钱半　为末，酒调二钱灌之，以滓敷患处即苏。又：五灵脂　雄黄　贝母　白芷等分　为末，热酒调二钱服。治蛇毒无如雄黄。若被诸蛇咬，取雄黄细末贴疮口立效。又：莴苣取汁，和雄黄作饼子，候干为末贴疮口，毒水流出，肿痛即消。卒被蛇伤，白矾火上溶汁滴咬处立瘥，无白矾则速作艾柱灸五壮。毒蛇蜇欲死，雄黄、干姜等分为末敷伤处。中蛇毒，眼黑口噤欲死，苍耳嫩叶一握，捣取汁，温酒和灌之，滓敷疮上。又：细辛　白芷各五钱　雄黄二钱　麝香少许　为末，每二钱温酒调服。又：贝母为末，酒调，令病人尽量饮之，少顷酒自伤处为水流出，欲以滓敷患处即苏。又：白矾　甘草等分　为末，每二钱冷水调下。毒蛇蜇：急以热人尿洗出血，次取口中唾涂之，又以牙垢封伤处。被蛇咬，人忌食酸物梅子，犯之必大痛。蜈蚣制蛇毒为末敷。避蛇法，羚羊角烧之，蛇即远去，又小袋盛雄黄带之，蛇远避，又养鹅解蛇。

蝎蜇伤：蝎有雌雄，雄蜇痛在一处，井泥敷之；雌者牵诸处，取瓦屋沟下泥敷之。无雨时，新水从屋上淋下取泥用。蝎蜇痛不可忍，冷水渍之即不痛，水微暖复痛，即易新水。蝎蜇伤痛不可忍。生半夏一字（即二分半）　雄黄一字　巴豆一个　上同研敷之。又白矾、半夏为末，醋调贴之，痛止毒出。又驴耳垢或猫屎涂之，蜘蛛取汁敷之。又地上磨生姜涂之。又薄荷细嚼敷之。又白矾熔汁滴伤处。

蜈蚣咬伤：凡蜈蚣咬人伤痛，取蜘蛛安咬处，当吸毒，如死而痛未止，更易生者，如蜘蛛死，即投水中救活。蛇含草挼敷之。又蜗牛取汁滴入咬处。又乌鸡血及屎涂之。人头垢涂之，不痛不痒。

蜘蛛咬伤：凡蜘蛛咬人，腹大如孕，一身如丝，羊乳饮之，数日而平。蜘蛛咬遍成疮，取好酒饮令大醉，须臾虫于肉中小如米自出。蜘蛛咬人，疮中出照屡有死者，投食羊乳，可制其毒。

蚯蚓伤：有人中此毒，腹大夜闻蚯蚓鸣于身，有人用盐水浸之而愈。蚯蚓咬，其形如大风，眉须皆落，以石灰水浸身愈，蚯蚓吹疮，鸡屎敷之。蛐蟮咬，鸭屎敷之。

蠷螋伤： 此虫又名八角虫，隐于壁间，以尿射人，遍身生疮，如汤火伤。乌鸡翎烧灰，鸡子清调涂之。蠷螋尿疮如热痱而大，绕匝不可疗。虫如小蜈蚣，色青黑长足，取扁豆外挼敷即愈。

蜂叮伤： 蜂蜇人，嚼青蒿敷之。又薄荷挼贴之。蜂房为末，猪脂和敷，人头垢及盐擦之。又酱涂。

蚕咬伤： 屋上烂茅和酱汁研敷。麝香蜜调涂之，苎汁饮之又涂之，苎近蚕种则蚕不生。

蜗牛伤： 凡人为蜗牛所咬，毒遍身者，蓼子汁浸之即瘥。

蝼蛄伤： 凡蝼蛄咬人，石灰醋和涂之，槲叶烧灰，以泔水和浸洗，以滓敷之。

壁镜伤： 缘壁蛇咬，毒人必死，桑灰淋浓汁，调白矾末涂之，又醋磨雄黄涂之。

夏月诸疮伤： 避蝇蛆法，夏天诸般伤损溃烂，蛆虫极盛，臭不可近。蛇蜕（烧存性）一两　蝉壳　青黛各五钱　细辛二钱五分　上为末，每三钱黄酒调下日一服。名蝉花散。又寒水石，治夏天诸疮臭烂，用此良方。

杂色虫伤： 夏天有杂色毛虫极毒，触人生疮痒痛，骨肉皆烂。豉一碗，清油半盏同捣，厚敷伤处，经一宿取见豉中有虫毛，埋土中弃之。白芷汤洗后，乌贼鱼骨末敷之即愈。又伏龙肝醋和作，围于伤处搓转，其毛皆出在土上，痛立止，神效。又蒲公英根茎白汁敷之。毒蛇尿草木着人，以刺扎便肿痛肉烂，若着手足，指节堕落，研砒霜和胶清涂之。蛇骨刺人毒肿痛，烧死鼠为末敷之。诸虫毒伤，青黛、雄黄等分为末，新汲水调下二钱，又外涂之。人被天蛇毒似癫而非癫，天蛇即草间黄花蜘蛛也，人被其蜇，因为露水所濡，乃成此疾，遂煮秦艽汁一斗饮之。

诸毒虫： 大纸燃蘸香油，烧火吹灭，以烟熏之即愈。五毒虫毛蜇，赤痛不止，马齿苋挼敷之，蛇蝎蜘蛛咬生鸡卵，轻敲一小孔，合咬处立瘥。诸虫咬，麝香涂之。又小蓟或兰叶捣汁饮，又敷之。

签刺伤： 凡竹木刺入肉不出，瞿麦浓煎取汁饮，日三次。又鹿角烧为末，水和涂立出。又干羊屎烧灰和猪脂涂之，不觉自出。又人头垢涂之即出。又乌雄鸡生捣罨之应出。又白梅肉嚼盖之，刺即出。又栗楔生嚼罨之亦出。又蝼蛄研敷之妙。又蟛蜞生研罨之应妙，又蛴螬碎敷之，刺即出。又牛膝根捣烂涂之亦出。又鱼鳔取敷疮上，四边肉烂，刺即出。鱼骨在肉中不出，嚼吴茱萸封之，骨当烂出，又取海獭皮煮汁服。又鱼狗乌蜕为末，和饮顿服。又象牙末厚涂自引出。铁棘竹木刺入肉不出，鼠脑厚涂之即出。

灸法： 凡蛇脑、蜈蚣、毒虫咬伤，于伤处灸五壮或七壮即愈。被恶蛇蜇，即贴蛇皮于蜇处，艾火灸其上。

救诸中毒方： 抑论中毒之症，解其自戕被害何物之中，审其远近，久则不救。又手足面青，过时者，亦不救治，法上宜吐之，急以香油多灌（一作桐油），鹅翎探吐之，下以解毒丸、靛浆利之，紧急只以齿硝煎甘草汤调服利之应可。缘人遇事急智尽术穷，或为人所陷，始自服毒，宜急救之，大黄　甘草　绿豆能解百毒。又法不问何生，如多灌香油吐利即安矣。

解毒丸： 治饮食中毒兼百物毒，救人于必死。板蓝根四两　贯众（去毛）　青黛粉　甘草各一两　上为丸，蜜丸梧子大，以青黛别为衣，稍觉精神恍惚，是中诸毒，急取十五丸，烂嚼新水送下，解毒神效。

砒霜毒： 人中砒霜毒，其症烦躁如狂，心腹搅痛，头旋欲吐，面口青黑，四肢逆冷，须臾不救，此毒于肉饭中，得之则易治，于酒中得之，则其毒散归百脉，故难治。在膈上则瓜蒂散吐之（方见吐门）。在腹中则万病解毒丸下之。急取黑铅四两，磨水一碗灌服即解。如无黑铅，急取青兰汁一碗灌服即解。或香油一二升灌服。又取地浆三碗，和铅粉频灌服，旋刺猪狗羊鸡鸭热血饮之。又人粪汁灌之。又白扁豆、青黛、甘草各一钱，巴豆去壳一个，一方为半个，为末砂糖大一块，水化调一盏饮之，毒随利下。又蜡带猪胆水和服之立解。又稻秆灰和水淋，取汁冷服一碗，毒随利下。又冷水研绿豆取汁饮而解之。又蓝根、砂糖擂烂和水服。

菌蕈毒： 山中有毒菌，人煮食无不死。地生者为菌，木生者为檽，江东人呼为蕈，夜中光者，煮不熟者，煮讫，头烂无虫者，皆有毒不可食。冬春则无毒，秋夏有毒者，因蛇虫毒气重蒸所致也。人中其毒，地浆饮之。又人粪汁共饮。又马兰根叶捣取汁服之。又人头垢和水服，以吐为度。又六畜及鹅鸭之属，刺取热血饮之。又油煎甘草冷饮，只多饮香油应好。中蕈毒吐下不止，细茶芽（即雀舌茶）为末，新汲水调服神效。又荷叶捣烂和水服。鲎鱼头，煮汁饮即愈。枫树菌食之，令人笑不止而死，饮地浆最妙。人粪汁饮之，余药不能救。

河豚毒： 诸鱼中河豚最毒，其卵尤毒，人中其毒必死，急取芦苇根捣取汁饮之。或人粪汁或香油多灌，吐出即愈。又白矾末白汤调下。又白扁豆末和水服。又羊蹄叶捣取汁饮之。

川榭毒： 人误食榭，戟人咽喉，气闭欲绝，吃大枣三枚解之。川榭闭口者有毒，人误吞之，使气欲绝，或下白沫，身体冷痹，宜急治之，饮井水一二升便瘥。又桂皮煎汤饮之。又浓煎黑豆汁饮之。又人尿饮之。

杏仁毒： 杏子双仁者有毒，人误食必死，若中其毒，兰叶汁饮之。又兰实水研取汁饮之。又地浆水饮二三碗。又香油夕灌之妙。

苦练毒： 服苦练根泻不止，冷粥止之。

藜芦毒： 人中此毒，令吐逆不止，葱白煎汤饮之。又雄黄末和水服。又香油灌之。又温汤饮之。

巴豆毒： 人中毒则令吐逆不止，葱白煎汤饮之。大泻或吐，烦渴发热，急用黄连、黄柏煎汤冷服。又黑豆煮去汁饮之。又寒水石磨水服之。又菖蒲或葛根捣取汁饮之，更以冷水浸手足，忌食热物。又兰根、砂糖擂烂和水服。

附子毒：则心烦躁闷，甚则头岑岑然，遍身皆黑必死，煎绿豆、黑豆汁冷服之。又甘草、黑豆浓煎饮汁。又防风、甘草煎汤冷饮之。又甘草煎汤冷饮之。又甘草、黑豆浓煎服入口即定。又枣肉、饴糖服之并解。又干姜煮汁冷饮之，又多饮井水，大吐泻即愈。中草乌毒则令人麻痹晕闷，甘豆汤饮之。又生姜汁饮之。又黄连汤饮之。矾石毒，黑豆煎汁饮之。

金银铜锡铁毒：人服金银中毒，服水银即出，盖水银能解金银铜铁锡毒也，取鸭血饮之。又白鸭屎淋取汁饮之。又生鸡卵吞之。又黑豆汁或兰叶汁、水芹汁饮之。又人参汁饮之。铁毒煮磁石饮之。锡胡粉毒取杏仁研汁服之。金石药毒取黑铅一斤，锅内熔成汁，投酒一升，如此数十遍，候酒至半升，去铅顿服之。

斑蝥芫青毒：中此毒令人吐逆不止，急用绿豆或黑豆或糯米和水研取汁服之。又兰汁饮之。又猪肪服之。又泽兰叶挼取汁饮。

朱砂毒：生绿豆水研取汁一二升饮之。雄黄毒用防己煎取汁饮之。

硫黄毒：令人心闷，取猪羊热血饮之。又宿冷猪肉及鸭肉羹冷食之。又黑锡煎汁饮之。生羊血饮之。

水银毒：肥猪肉煮，冷食之。又用猪脂服之。

大戟毒：中此毒，令人冷泄不禁，煎大荠苨汁饮之。又菖蒲捣取汁饮之。杏仁研，水和取汁服之。又兰叶汁饮之。又白蔹为末，和水服。又占斯取汁饮。

狼毒：毒杏仁研，水和取汁服之。又兰汁叶饮之。又白蔹为末，和水服。又占斯取汁饮。

踯躅毒：栀子煎取汁饮之。又甘豆汤煎水服之。甘遂毒，黑豆煎汁饮之。

半夏毒：生姜汁饮之。又干姜煮汁服。芫花毒，桂枝煮汁饮。又甘草、防风煎汁服。

莨菪毒：人中此毒则冲心火，烦闷，眼生火星，狂乱奔走，见鬼拾针，水研绿豆汁饮之。甘草、荠苨煎汁饮之。又犀角磨水服之。又蟹汁服之。又甘豆汤浓煎服之。

苦瓠毒：食苦瓠吐利不止，饮黍穰灰汁解之。

石药毒：人服诸石药中毒，人参煮汁服。又雁肪服之。又白鸭屎为末，和水服之。

艾毒：艾叶久服应有毒，发则热气冲上，狂躁不能禁止。攻服有疮出血者，甘豆汤冷服之，兰叶汁、绿豆汁饮之。海菜毒，凡海中菜多食损人，令腹痛发气吐白沫，饮热蜡即安，凡海菜伤，皆同此法。

马毒：开剥死牛马中毒，遍身生紫疮俱溃叫痛，急服紫金锭，吐泻即愈。凡人体有疮，马汗、马气、马毛并能为害。马汗入人疮，毒气攻作，心闷欲绝，蛇粟秆灰浓淋作汁，热煮蘸疮于灰汁中，须臾白沫出尽即瘥，白沫是毒气也。凡生马血入人肉中，三两日便肿，连心则死。有人剥马，被骨伤手指，血入肉中，一夜即死。马汗入肉，毒气引入，如红线，先以针刺疮口出血，乌梅和核烂研，醋调涂之。又马齿苋取汁饮之。马汗及毛入疮肿痛，以冷水浸疮，数易，饮好酒立愈。驴涎马汗入疮肿痛，生乌头敷疮上良久，黄水出立安。又白矾、枯黄、丹沙等分，调贴疮上。马毒疮，妇人事经血涂之。又生栗及马齿苋捣敷之神效。

诸兽肉毒：解六畜毒，犀角浓磨汁一碗服之。食马兽，六畜肉中毒，水浸豆豉绞取汁数升服之。食自死，六畜中毒，黄柏二三钱，水调服，不解再服。食自死鸟兽肝中毒，取人头垢一钱，热汤化服。食诸肉中毒或吐下血，胡荽子一升，煮取汁，停冷，每服半升，日二。又胡葱一升煮取汁，冷服半升。又生韭汁饮之。又烧诸骨末和水服。又犬屎烧灰和酒服。凡内盛密器姜之隔宿者，名为郁肉。又茅屋漏水沾湿脯，名为漏脯，皆有毒害人，黑豆浓煎汁饮数升。又烧犬屎末，和酒服。又捣韭取汁，服一二升。又多饮人乳汁。又烧人屎和酒服。食牛马肉及肝中毒，先锉头发，令寸长，拌好土作溏泥二升，合和饮之，须臾发皆觉，所食肝出即愈。又人乳汁，饮一二升应立愈。食马肉中毒欲死，香豉二两，杏仁三两和蒸一炊久熟杵服，日二次。又芦根煮取汁，饮一二升。又多饮清酒即解，浊酒即加。食马肝中毒，人头垢和水服。又雄鼠屎三至七枚研，和水服。食狗肉不消，心下坚胀，口中发热妄语，煮芦根取汁饮之。又杏仁一升，去皮研，水三升，煎去滓，分三服，利下血片为效。食牛羊肉中毒，煮甘草汁服一二升。又食生肉中毒，地浆饮之。青草法。犀角多服则令人烦，麝香一字，调水饮之。

诸禽肉毒：食鹅鸭肉中毒，糯米泔或温酒饮之。又秫米水研取汁饮一盏。食雉肉中毒，吐下，犀角末和水服一钱，或以水浓磨取汁饮。食中毒箭死鸟兽肉及野鸟肉中毒，狸骨烧灰和水服。又黑豆汁、兰汁饮之。

诸鱼毒及蟹毒：食鱼中毒，饮冬瓜汁最验。又海獭皮煮汁饮之。又浓汁橘皮汁饮之。又鲛鱼皮烧灰和水服之。食蟹中毒，生藕汁、冬瓜汁煮蒜汁饮之亦佳。又紫苏叶煮汁饮之应良。又黑豆汁、豉汁并解。食鲈鱼、鲮鲗鱼中毒，芦根煮汁饮一二升，生汁应可。食鳝中毒，食蟹解之。食鳝鳖中毒，豉一合投新汲水半碗，取浓汁顿服即愈。多食生脍不消，胸膈不快，瓜蒂散（方见吐门）吐之。若日久成症病，大黄、朴硝、陈皮各三钱，水煮顿服下之。又方取水中石子数十枚烧赤，投五升水中七次，即热饮之三五度，当利出瘕。凡食鱼肉过度，还饮肉汁即消，食脑立消，万物脑能消毒，所以食脍食鱼头羹也。食脍不消，饮姜汁即消。食鱼肉不消，成症结，狗粪烧存性为末，和酒服二钱日三，症结即出。

瓜果毒：食果中毒，猪骨烧灰和水服。又桂皮浓煎取汁饮之。又服瓜蒂散吐之即愈。食杂瓜果子过多，腹胀气急，桂心为末，饭丸绿豆大，以水吞下十丸，未愈再服。又桂心末五钱，麝香一钱，饭丸绿豆大，白汤下十五丸即效，名曰桂香丸。食银杏中毒，香油多饮吐之。又地浆兰汁、甘草汁饮之。治瓜毒，石首鱼炙食或煮汁服自消三草。食桃后病，取桃枭烧为末，和水服之即愈。

菜蔬毒： 食诸菜中毒，发狂烦闷，或吐下，葛根浓煎汁，服生汁尤佳。又乌鸡屎烧为末，和水服。又香油多饮之。又甘草汤饮之。又人乳汁或小儿尿服二升即愈。菜蔬鱼肉毒，苦参锉三两，苦酒一升，煎服吐出即愈。

烧酒毒： 过饮烧酒中毒，则面青口青，昏迷不省，甚则腐肠穿胁，遍生青黑或吐下血，死在须臾，初觉便脱衣摇身衮转之无数，吐之即苏。又以温汤，裸体浸灌，常令温暖，若灌冷水即死。又取生瓜及蔓捣取汁，斡开口灌之不住。又碎冰频纳口中及肛门。又葛根捣取汁，灌口中渐醒而愈。

豆腐毒： 过食豆腐，腹胀气塞欲死，新汲水多饮即安，若饮酒即死。中腐毒，令人生疮，噫气遗精白浊，萝卜煎汤饮之。又杏仁水研取汁饮之。

面毒： 人食热面多中毒，萝卜捣取汁饮之，无生者，则取子，水研取汁饮之。又地骨皮煮取汁饮之。又赤小豆末和水服自愈。

服药过剂或中毒： 烦闷欲死，犀角以水浓磨取汁服，又葛根捣取汁饮之。或水剂取汁服之。又青兰汁饮之。又生鸡卵取黄吞之。又地浆饮之。又胡粉水和服。又粳米粉和水服。又豉汁饮之。

通治百物毒： 人中诸物毒，服万病解毒丹最妙。又细茶白矾，每取三钱末，新水调服即效，名矾茶散。又五倍子为末，好酒调卜三钱，在上即吐，在卜即泻。又大甘草为极细末，微炒，量病人酒量多少，好酒调服，须臾大吐泻，虽渴不可饮水，饮水则难救。腊雪水解一切毒取饮之。又甘草荠苊煎汤服之，入口便活。解诸药毒，杀诸虫毒，青黛、雄黄等分为末，新水调下一钱。又蚕退纸烧灰，新水调下一钱神效。又白扁豆研末，新水调下二三钱，得利即安。又犀角以水浓磨取汁服，能解百毒。又葛根汁、又兰叶汁、又人粪汁、又地浆饮之。又黑豆汁饮之。又白狗屎绞汁服或烧灰和水服。青草法。甘豆汤为解毒第一。青草。甘豆汤：甘草　黑豆　皆解百药百物毒，各取五钱，作一贴，水煎取汁，温冷任意服之神效，或加竹叶，或加荠苊尤效。

水毒： 江南溪间中有虫，名为短狐，应名射工，一名蜮，其虫无目利耳能听，在水中闻人声，辄以口中毒射人，故谓之射工，又含沙射人之影，故谓之射工，人中其毒，寒热闷乱，头目俱痛，应如中尸，卒不能语。又有水毒虫，一名溪温，其病与射工相似。但有疮为射工，无疮为溪温。又有沙虱乃毒蛇鳞中虫也。夏事蛇为虱所苦，倒身江滩刷其虱，虱入沙中行人中其毒，疮如针孔粟粒，四面有五色纹，须剜去小肉即愈，不然三两日死。射工、溪温皆能杀人，治法取汤数斛，以蒜五升投汤中温浴之。身体发赤瘢者，水毒，又消水饮之最主消水毒饮子，吴茱萸半升，生姜、犀角、升麻、陈皮各一两，乌梅七个，右锉，水七碗煎至二碗，分二次服。

附验止血补伤丹： 凡遇金刃刀伤木石，跌打坠压，牛马蹄踏，虽筋断骨折，肾肠已出者，依法敷治，皆能立效。白附子十二两　白芷一两　天麻一两　防风一两　羌

活一两　生南星一两　共研极细末，就破处敷上。伤重者，酒浸冲服数钱，多饮易麻，少刻即愈，应无害也。青肿者水调敷之立愈，价廉物美，须预为配合，如互相斗殴者，可全双命，共研细末，瓷瓶口勿使泄气。

黄病方：苍术一两　粉甘草一两　陈皮一两　槟榔一两　厚朴一两　青皮一两　砂仁五两　针砂五钱　草果（煨）五两　皂角一两　红枣四两，共研细末为丸，每服三钱，陈酒炖暖服下。

出痘经验简易良方：金银花一钱　红花一钱　桃仁一钱　生地二钱　荆芥穗一钱　赤芍二钱　当归二钱　甘草五分　上药八味称足，用水两茶杯，煎至一酒杯，再用小儿本人落下脐带约二三寸，炭火焙干，忌用煤火，研末入药，尽日内陆续与小儿服完，头一日服药，次日出痘，三日收功，应不灌脓，应不结痂，须在小儿初生十八日内服之有效，过此期限外，不验矣。此药服下，次日出痘，周身行色红活，与天花无异，三日尽退，小儿乳食如常，以后即天花盛行，应不传染，此方一引必发，发无不透，所发必轻，不致有遗毒复发之患，南丰黄春江先生屡试屡验，活人无数，诚为保赤第一神方耳，服此后，乳母忌食韭菜百日，切切。

脑寒秘方：奇效。辛夷一钱五分　苍耳子三钱　艾绒三钱　香白芷二钱　藁本二钱　用木瓜酒陈酒浸一宿，带一天隔水煮一炷香为度，用瓷瓶以腐皮封口，上开一小孔如香洞大数个，不时闻之，久而脑寒即愈。

脱肛痔疮丸方：生地黄三两　熟地黄三丸　粉甘草二两　土茯苓二两　用柿饼半斤，去核摇丸，每服三钱，白滚水送下。

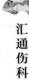

《时氏家传正骨术》

清·时介民

时氏家传正骨术序

古有按摩，而无正骨。正骨者，盖权舆于按摩。唐六典按摩博士，掌教按摩生以除人之疾。若损伤折跌者，以法正之是也。然正骨之学，方伎家不屑攻，攻此者多剃（理）头、刮（修）脚之徒。其学有口授无书说，间有杰出之才，受之于口者，能笔之于书。而书又恒为治生利器，秘不授人，是以正骨之书绝少流传，正骨之伎绝少名家也。余友深县时介民先生，以名诸生而攻正骨学，尝慨然欲有所作。精心探讨积三四十年，以少所传于乃祖，老而得之于心者，罄所有而竭所知，悉笔于书以饷世人，名之曰《时氏家传正骨术》，凡二卷。书成，问序于余。呜呼！自中医西渐，俞跗之割皮、解肌、搦髓脑、湔浣肠胃、漱涤五脏，华佗剾之剚破腹背、抽割积聚、截断湔洗、除去疾秽诸伎，欧西诸医乃反居中医之上。唯《内经》所谓阴阳气化，俞跗所传，桥引（导引）案杬（按摩），不及中医远甚。故每遇肋折骨截、筋络舛错、膊胯脱卸，西医医之，往往以假手足易其真手足。中医医之，佝偻、倦怠、跛傂再所不免，然从未有以假易真，不易则废之弊也。际兹汽电交通，毁体坏形之祸日多，时氏正骨术出而问世，海内君子苟不鄙为末伎，精心研究，以为防毁救坏宝筏。俾正骨之学由此而大明，则岂唯时氏一家之庆，盖中国人人人之庆也，是为序。

岁在辛未（年）嘉平月上旬之吉，束鹿谢铭勋序于北京逆旅

序

余友时君介民，讲习医学，甚有心得，而于正骨手术尤深得其奥。盖其先祖华祝公，精于此术，于人体之骨骼筋络，洞悉靡遗。其在生时，遇有筋断骨折及一切危险之症，一经其手，无不立奏奇效，而病者并不觉其苦，真良医也。时君自龆龀（幼年）时，即日侍其先祖左右，每值施行手术，无不为之口讲指示，详言其病之所在，与其所以治之之法。见闻既久，时或一试，虽循墙学步亦往往奏功。盖家庭口授，固非得自传闻者之所能同也。厥后读书应试，并不能置此事于不顾。入学而后，东游日本求

学之余，并求中西人体骨骼诸学说，参观互证，以求艺术之精进。今者其祖虽逝，而念及往训，不忍恝置，于是追述旧闻，参以新得，并附以精密之图说，集成书，名之曰《时氏家传正骨术》，其用心盖亦苦矣。呜呼！晚近以来，人心不古，世之怀一艺者，莫不自高声价，以矜奇于当世，而医之在乎手术者为尤甚。故于人之求之者，往往故为恐吓，缓以应急，以求遂其利欲之私。而询其手术之运用，则深为秘密，绝不肯轻言以相示，此近人之通病也。时君此书乃举其素所心得者，不惜倾筐倒箧以出之，而犹恐其不能尽。以视世之惟利是图，秘不示人者，其品格之高下为何如耶！兹拟付之手民，问序于余，因为述其大略如此。

时壬申年一月博陵赵敬宗序于津门之息影庐

序

先王父华祝府君，精正骨术，批却导窾，神乎其技。自壮比老，持正骨以医人者垂五十年。凡遇损伤折跌，无不治十起九，以是名闻州里，求医者踵接于门。之藩幼蒙王父钟爱，自为童子时，朝夕侍从左右，亲见正骨手术，退辄仿其法以为戏，王父喜曰：吾术将授于吾孙，孙其勉之。稍长就傅读书，每自塾归，王父口讲指画，殷殷说正骨方技。而来医之客，值王父外出，往往丐（之藩）代医，试之辄效。及壮赖王父德荫，入州学为弟子员。嗣后馆于外之时多，侍王父之日少。然每遇伏腊归省，必就王父请讲正骨，期尽得王父之术。人事卒卒，岁月易与，之藩年四十有九，而王父弃世矣，呜呼痛哉！医之为学尚矣，医之为书伙矣。自黄帝内、外经以下，见于汉书艺文志者，都为六略三十八种，五百九十六家，万三千二百六十九卷，至按摩芝菌，金疮纵瘰，莫不有书，独正骨之书流传绝少。嗟乎！岂正骨之学不足笔之于书耶，抑有书失传或秘不示人耶。之藩不才，性好医药，尤喜正骨，学此者历有年所。尝欲以少所学于先王父，及壮老得之吾心者，参以西说撰为一书，成一家言，以备治正骨者考览。审慎迟回，迄今未敢。窃自思维年已老矣，惧先王父之学泯焉弗传，于是摭拾旧说，厘分二卷：上卷言头躯四肢，下卷系以图说。

凡骨之种类名称，悉仿西医骨骼学。而医之手术方法，则一本家传与一得之愚。书成而先王父见背已十有五年，无人为之论定矣。悲夫！悲夫！

辛未冬十月博陵介民时之藩序，时年六十有四

凡　例

一、正骨手术向少名论，是书条分缕析，不厌精详，间有繁文冗字，意取明显，概不删削。

一、时贤论及正骨手术，率多隔膜，是书所载悉本家传得来，无捕风捉影之弊。

一、是书正骨手术固多由先祖口授，亦施诸症治，确有应验，共称灵妙者。更为参核起见，症状治法，兼采西说，末尾则注一西字以示区别。

一、是书图说本诸西学加以考证，务求精确，俾便明了。

一、是书所录骨骼图说有详略之分，如该部最易致命，不伤则已，伤每立毙，不容调治，则从略。该部易受损伤，纵非致命，治一失宜，每成残废，故详细录之，使学者便于悟会，而奏得心应手之效。

一、是书分上下二编，上编记骨骼之位置、名称、神经、动静脉及脱错折断之症状、治法；下编绘图五十有六（全略）。凡骨之名称，联接关节及筋之名称附着等部，一一标以符号，俾读者左图右说，有一目了然之便，无反复翻阅之劳。

一、是书所述词意虽多浅白，确由数十年苦心体会而成。用敢质诸世，以资同好者之参考云尔。

治骨伤总论

凡骨受跌打损伤，无论上肢下肢，或骨体折断，或骨节脱错，总须辨明伤处。何者为伸筋，何者为屈筋，何者为主要之筋。务使筋肉松弛，施术乃易著手取效。欲使筋肉松弛，有用手法者，有使腿臂屈曲及抬高者，有使头低及歪斜者，详考各部图说自明。尤须斟酌伤形，务使伤处之缝，早早吻合为妙。盖折断脱错处，附着之筋肉，因伤致破，其渗出之血液，与折断处之骨髓或关节处之软膜互相凝结，充满伤处，积软变硬，成为似骨非骨之物（即西学所谓接骨质者），粘附真骨，久而与骨无异。故施术一或不慎，致伤处错叠凹凸，则终无复还本位之日。至伤处作肿者，须用消肿药；破处出血者，须用止血生肌药，协济调理；更益以接骨等药，内服外敷。乃于正骨一道，完全无缺焉。

凡骨折断接妥后，隔一二日，须用圆针拨点周围之筋一次，使气血流通；再按摩断处一次、试其吻合与否，须以两手扣合之，此法最宜注意。关节脱错治妥后，每日须用圆针拨点周围之筋一次，又用手轻轻揉捏一次，再令伤部徐徐屈伸运动一二次，以防伤处筋膜韧带变硬之弊。

骨骼表

一、**骨之枚数**：二百有余，儿童时较多，至成人多合而为一。

一、**骨之形状及效用，大别之为四**：一长骨，如上膊骨、大腿骨，须运动者；二短骨，如脊椎诸骨，要强固者；三扁骨，如头盖诸骨，保护要部者；四不规则骨，如骨盘诸骨，为种种目的者。

一、**骨之成分**：以动物质（即胶质）三分之一，矿物质（即石灰质，自磷酸石灰、炭酸石灰及其他成分而成）三分之二，相合而成。骨之弹力性，为动物质；骨之强固不朽性，为矿物质。

一、骨之性质：老人之骨，石灰质多，坚硬无弹力，故易折断；小儿之骨，动物质富，故弹力强易曲不易折断；成人之骨两成分相当，故性质适宜。

一、骨关节部之构造：有韧带强包二骨之末端，状如囊，以防脱臼。又有软骨保护二骨相摩擦之面，又韧带之里面、软骨之表面，分泌一种蛋白样浆液，使运动滑润。

一、骨外部之构造：骨之全部密包骨膜（即强韧带结缔织膜），血管等在骨膜部分枝，穿入骨内，以司滋养。

一、骨体之构造：骨之中心有空隙，曰骨腔；充之以骨髓，为血管、神经及多量脂肪等集合而成，为骨之滋养物；骨之皮部及中央部，其质致密坚硬，曰致密组织；两端及内部，作疏松多孔之构造，曰海绵组织。

一、骨之运动关节：（甲）一骨端为球状，他骨端为凹部以容之，二者之运动极自在，如肩腰等部是；（乙）只能在一平面运动，如户之蝶翻，曰蝶翻关节，如肘膝等是；（丙）一骨凸起为中轴，他骨回转于周围，如门扉等之旋轴，如颈椎之第一骨回转于第二骨之凸上是。

头　部

一部为脑头盖骨，包围头盖腔，以容脑髓。为数八：前为前头骨，后为后头骨，上方为颅顶骨二，左右两侧为二个颞颥骨，下方不可触得之部（即头盖骨底），有蝴蝶骨、筛骨各一。此等骨皆以缝合相连，不能运动。其缝合之重要者，左右颅顶骨之间为矢状缝合；颅顶骨与前头骨之间为冠状缝合；颅顶骨与后头骨之间为三角状缝合。儿童时代其颅顶骨四隅化骨未全之部，名之曰囟门，特谓其前上隅带菱形最大者，曰大囟门。

前头骨：在头盖前，构成前额，形如甲介，连接颅顶、蝴蝶筛、上腭、鼻泪、颧等骨。区别之为前头眼窠，鼻三部；有上眼窠，前后筛动静二脉、神经之通路。

后头骨：在头盖后下部形如贝壳，连接颅顶、蝴蝶、颞颥、第一椎四骨，区别之为鳞状基础左右髁四部。中有大后头孔，为脑膜延髓、椎骨动脉、副神经、前后脊髓动静二脉管之通路。上部滑泽曰后头面，下部粗糙曰项面，为筋之附着部，有颈静脉、舌下神经之通路。

颅顶骨：在头盖中部，为上侧壁，形扁平而方，连接前头、后头、颞颥、蝴蝶四骨。区别之为二面四缘四隅。有导血管、脑膜动脉之通路。

颞颥骨：为头盖外下壁，形扁平不齐，连接蝴蝶、颅顶、后头、颧、下腭五骨。区别之为鳞样、孔样、岩样三部。岩样部中藏有听器，在基底部有一大孔，曰外听道孔，以通外听道，有硬脑膜、后头鼓室内颈动脉、颈静脉及听、颜面神经之通路。

蝴蝶骨：在头盖中，形如飞蝶，连接全头盖骨与颧、口盖、上腭、锄、四颜面骨。区别之为体大小二翼，翼状突起四部。有内颈动静二脉、视神经之通路。

筛骨：在蝴蝶骨前，左右眼窠之间，形粗松如蜂窠，连接蝴蝶、前头、鼻泪、上腭、下甲介、锄七骨。区别之为地平垂直板及侧部。有嗅神经、鼻腔小静脉之通路。

一部为颜面头盖骨，作成颜面，以位五官器，为数十四：中央为上腭骨二，其下为下腭骨一，腭外方与颊上方两侧各有颧骨一，又作鼻之支柱者，为二鼻骨，眼窠底部有泪骨、下甲介骨、口盖骨各二，鼻中隔锄骨一。此十四骨为颜面之基础，亦以缝合相连，构成眼窠、鼻腔、口腔诸部。惟下腭骨与颞颥骨以关节相连，能上下左右前后运动。

上腭骨：在颜面中，形方而不整。连接蝴蝶、前头、筛、三头盖骨。与鼻泪、口盖、锄、颧、下甲介之六颜面骨。区别之为一体四突起，有翼状口盖沟，为翼状口盖动静二脉、神经之通路。又有下眼窝动静二脉与神经之通路，更穿骨质达齿槽前部，为前上齿槽动静二脉及神经之通路。

下腭骨：在颜面下部，与诸骨全分离，形如马蹄铁，连接颞颥骨，成可动关节。区别之为一体二枝，有齿槽管，为下齿槽动静二脉、神经之通路。又两上端前后有二突起，前者扁平三角形，曰鸟啄突起，即颞颥筋之附着部；后者系横椭圆关节头，曰髁状突起，与颞颥骨营可动关节。

颧骨：架于前头骨、颞颥骨、上腭骨之间，形成一桥，为颧部突隆，形状不整，如菱或如张帆之舟，连接前头、蝴蝶、上腭、颞颥四骨。区别之为一体三突起。

鼻骨：为鼻根基底，形扁平如凿，连接上腭、前头、筛三骨。区别之为二端二面二缘，有筛骨神经之通路。

泪骨：为眼窠内壁前部，甚薄，形方类瓜甲，连接前头、筛、上腭、下甲介四骨。区别之为二面四缘。

下甲介骨：在鼻腔两侧，形如甲介，其质粗松，连接上腭、口盖、筛、泪四骨。区别之为二面二缘二端。

口盖骨：为鼻腔后侧壁，形扁平，连接上腭、蝴蝶、筛、下甲介、锄五骨。区别之为平地垂直二部。

锄骨：居鼻腔正中线为中隔，形扁平略似菱，颇薄，连接蝴蝶、筛、上腭口盖四骨。区别之为二面四缘。

此部筋之最主要者，颞颥筋起自颅顶，盖覆颞颥骨，而附着于下腭，咀嚼筋起自全颞颥窝，盖覆下腭骨，而着于下腭，以司咀嚼。

颧骨伤症状：多现凹形。治法：以手指入口，托之使凹处平正可也。

鼻骨伤及锄骨伤症状：多现凹凸、歪斜等形。治法：以鼻镊用绵花将镊头包好，以油润湿，入鼻内，将骨扶起使正，外以手辅助之，便与原位吻合。

下腭骨伤症状：此骨两尾形似钩，上控于曲颊之环，受打扑、风湿，均有脱落之患。分全脱、一边脱二种。若受外来之强力猛击，亦能折断。一、全脱症，下腭下垂，口开不能上合，言语困难，咀嚼全失，起疼痛或麻痹。二、一边脱症，口不能合，咀嚼力失且疼痛，一边无此苦痛。三、折断症，则伤部现畸形，疼甚，细心拭摸，方知真象。治法：一、全脱症，一人用手持头，使其固定，一人以两手大指入口内，按两旁根牙上，余两手指各外托下腭之两侧及下方，用力下坠外拽，再顺推向后归附，即还原位。二、一边脱症，例如左边脱，以左手托下腭右边下侧，以右手大指按脱处，余指扣前头部，左手向左拽，右手大指向右推，而撼动之。或一手托后头凹处，一手托下腭下外部，两手一同用力，撼动而合按之皆可。三、折断症，以两手指持断处两外部，略使开张，遂即按合断处使吻合，回复原状，用带捆好，忌动摇，宜食流动物滋养之。

注意：于未施术前，须先用圆针措磨上下左右之筋，使血气少为舒通为要。

躯干部

背后干骨总称为脊柱，在躯干后壁为基柱，以附诸骨。以三十三或三十四椎骨互相积叠而成。区分之为真椎、假椎二种。

真椎：二十四枚，上七枚曰颈椎，下五枚曰腰椎，中十二枚曰胸椎。是以部位而区别者，又以运动分屈伸、回旋二种。屈伸椎：乃第三颈椎以下之总称，普通之状态多一体一弓而成。体，即弓之前大部，稍扁圆，其上下两面各有软骨接合面。弓，稍扁平，以两端接体之后侧，构成一大孔，曰椎孔。是孔由各椎互相积叠，构成脊柱管，受容脊髓。体弓接处上下各有截痕，曰上下椎间截痕。以各椎重叠构成椎间孔，为脊髓神经之通路。弓之外面有突起七，为横突起二、棘状突起一、及上下关节突起各一对。

寰旋椎，乃第一颈椎及第二颈椎之特称也。第一颈椎，一名载域，在脊柱上端，直荷头盖，形如环，不具体，可分为二弓及侧部，柱孔呈卵圆形。

第二颈椎，一名枢轴，为脊椎第二节，形状特异，自下面观之，与他椎相同，惟具有他椎未有之齿状突起，自体部向上突出如圆锥，为纵轴。第一颈椎沿之而转。

颈椎：即上七枚之总名，细而长，又分前后二部。

前颈：两侧各有一筋，皆起于耳后，附着于胸骨及锁骨，名胸锁乳头筋。左右二筋之间，舌骨、喉头、气管枝均居焉。胸锁乳头筋之前两侧，均有一凹窝，颈动静二脉、及颈血管、平行之淋巴管等通行之，是名之为上颈三角部。又于前颈部有三凹窝：位于中央者，居胸骨之上，名胸骨上窝；一名颈窝；两侧者当锁骨之上，名锁骨上窝。又颈窝正对气管，锁骨上窝则分布上肢神经干及动静二脉。

后颈：一名项部，此部大筋肉，皮下可以触知。正中部稍作沟状，上端达于深窝，卜端终于肯隆起，窝名项窝。骨隆起名第七颈椎棘状隆起（每脊骨椎后端均有之）。

颈椎伤症状：分四种：一、从高坠下，颈骨插入腔内，左右尚活动者，宜用提顶法；二、打扑伤，头低不起，宜用端法；三、错伤左右斜而不正，宜用整法；四、仆伤，仰头向后，筋伤骨错，宜用推法。治法：一、两手持头上拽，将骨节提出，以还本位，提顶法也。二、两手上托，持头使起，端之使平者，端法也。三、一手持头，一手推动伤处，扶头使正者，整法也。四、一手扶头，一手按摩伤处筋骨，推之使复本位者，推法也。

注意：未施术前，须先用圆针将上下左右之筋徐徐措磨，挑动气血之凝滞使通，再为施治。

胸椎：在颈椎七节下，为数十二。腰椎，在胸椎十二节下，为数五。上二椎骨中央之稍后方，有名为椎孔之大孔穿过，孔之前为圆柱形，孔之后作弓状外突，弓状外面备多数之突起骨，互相重叠相续而成长管，中存脊髓，上自大后头孔与头盖腔通。凡椎骨前方平相重叠之间，均隔一软骨板，更有韧带数条结系之。脊髓在脊骨管正中，上连脑髓，下终于第二腰椎，且自两侧各出三十一条神经，分布躯干及四肢，即脊髓神经也。背部中央有纵沟，沟内现各胸椎之棘状隆起尖端；上方两侧，有肩胛骨、胸椎肩胛之间，有扁平之筋肉，营肩胛运动。下方有大筋，自肠骨部而上至背，终于上膊上端。又脊骨两侧，有纵横隆起之筋，营屈伸运动。

胸椎伤症状：脊筋隆起，骨缝错离（用手拭摸自知），且成伛偻形，而起局部疼痛。治法：用圆针缘脊骨两旁之筋道，上卜左右徐徐拨点，再以手揉按脊骨两旁之筋，向内外推动，令其松活。然后手按伤处上下，上向上推，下向下推，两手牵引，稍离即合，令脊骨平直为度。腰椎伤症状：伛偻不能直立，前后不能俯仰，左右不能动摇，起局部之剧疼。治法：用圆针缘脊椎两旁之筋道，一一拨点，自上而下；再令病人两手高举，推按墙壁，更使其仰面昂胸，如此则脊骨全舒；然后以手自颈部下方向上推动，挨次至伤处，用两手推按则脊骨正而患除。如尚未痊愈，令病人俯卧床上，缘脊骨两旁筋道用圆针一一拨点，再一手按脊椎上端，一手按骨盘中部，上向上推，下向下推，用强力而两头争之（即使脊骨上下开张），再推按之可也。

注意：拨点者，于伤处上下，缘其筋道两旁轻轻挑动。推按者，按其伤处平推，意下垂而实上托，且带平推之意。牵引者，一向上推，一向下推，同时齐力并举之意。

假椎：共九枚，上五枚曰骶骨椎，下四枚曰尾闾骨椎，共为骨盘后壁，其后合成二骨，曰骶骨、曰尾闾骨。

骶骨：在脊柱下部，骨盘后壁，形三角如锹，连接第五腰椎、髋骨、尾闾骨。区别之为基底尖端，二面二缘；有骶、尾二骨神经之通路。

尾闾骨：在脊柱末端，发育甚微，三角形，类杜鹃嘴，连接骶骨尖端。区别之为一二三四等椎。

前胸舌骨为特别骨，居最上。因似小头，又形如纱帽，故列于此，为胸肋诸骨，共相结合，以成前胸壁。

舌骨：在前颈部喉头之上，即舌根是，其高与第三第四颈椎相对，形弯如马蹄；连接于喉头颞、颧二骨，以韧带为媒介。区别之为一体二角。

胸骨：在前胸壁正中，形长方，似罗马古剑，连接于七肋软骨与锁骨。区别之为剑柄、剑身、剑尖，有二面二端及侧缘。

肋骨：在脊柱胸骨之间，为胸廓侧壁，形成内脏弓，左右各十二，形状长扁平，曲如弓，连接于前胸椎与肋软骨。区别之为真假二种，各具一体两端。真肋，即上七枚，前端以肋软骨直接胸骨；假肋，即下五枚，前端止于半途，以肋软骨为媒介，渐连第七肋软骨。而十一、十二两枚短而游离，曰浮肋，其全部有长沟，曰肋骨沟，为肋间动静二脉、神经之通路。附肋软骨在前胸壁，其数与肋骨同，形长扁平，富弹力，连接于肋骨前端与胸骨。区别之为二面二缘二端。

此部筋之最主要者，有大胸筋，起自锁骨及肋骨，附着于上膊骨外侧，使腕前后动。又有肋间各筋，充填各肋间隙。

附记：胸骨与第三至第十胸椎相对，上端两侧有锁骨横陈，以界颈、胸之域；第三至第六肋之间，女子则有乳房，男子则仅于第四肋之部，存乳头之迹。又上七肋与胸骨连，下三肋互相联合，与第七肋相连。最下二肋，则完全独立，曰浮肋，一曰软肋。

肋骨伤症状：伤处现凹凸形，呼吸困难，展转失能，咳嗽起剧疼如刀刺。折端陷入内者，使人多喘。治法一，第一辨明某肋受伤，令病人背壁直立，用圆针拨点伤肋寸许外四周围之肋缝，使气血少通；然后一手护伤处，一手按肋下腹内之筋，向下推之；再寻伤肋之线路，一手按脊骨附近，一手按胸侧，缘伤肋线，如引绳意，两争而扣合之，则肋自复还本位，轻者即愈。若骨向外凸者，须另用软垫（如纸卷、绵花球）护伤处使肋平正，以带绕周胸捆之；若内凹者，再用两手指按伤肋之两端三四寸许处，向两头争之，遂用两手按伤处上下，上向上推，下向下推自愈。仍如上法捆之，惟不用垫。治法二，令病人坐体略前屈，折端使平，用手按四周，再令背向后屈而揉捏之，如上法捆之。

注意：调养宜仰坐，如在躺椅上，并用软物垫稳，务令全体坦卧为妙。

四肢部

上肢部：位肩部之前后者，锁与肩胛骨，下则上膊骨，前膊尺、桡二骨，及腕掌指诸骨相合而成。

锁骨：在胸廓上端，为前颈下境，连接胸骨、肩胛骨。区别之为一体二端。体如圆柱，上侧直在皮下，下侧对肋骨。胸骨之端强厚，有被软骨之三角关节面，与胸骨之锁骨截痕为关节，其下有小结节，曰肋骨结节，即锁骨韧带之附着部。肩峰之端扁平，尖端有小关节面，与肩峰突起为关节，其下有小结节，曰鸟喙结节，即鸟喙、锁骨、韧带之附着部。

锁骨伤分折与脱二种：

锁骨中央部骨折症状： 骨多斜折，骨膜若不断裂，或骨端仍互相楔合时，骨之转位者少，不然则现真正转位状。盖因锁骨下筋之收缩，现纵径或角状转位。其角如向下方而开，则近胸骨之端，随胸锁乳头筋而上举，肩胛端因上肢重力及胸筋牵引，遂转位于下方，上肢运动力失，其膊内转且收缩，头多倾斜于伤侧，因胸锁乳头筋迟缓故也（西）。

锁骨外部骨折症状： 其软部骨膜韧带等断裂，骨片转位大抵构成高度之角形，或两骨端形成直角，肩胛骨端由上肢重力，低降于下方，僧帽筋被牵引于上方。

锁骨内部骨折症状： 不转位者多，若肋锁韧带及抵止部断裂，内部折端因膊及肩胛之重力，被引于上方，锁骨肩胛端遂低降（西）。治法：一、将肩胛部向后外方开张，次向上方牵引，同时压迫其骨折部而整复之，再用带相其势而捆之可也。施术时令患者仰坐皆可（西）。二、先行圆针拨点法，次以一手持肩端，略使外弛，即向内扣一手接合断处，两手同时用力，即还原位。三、将病者伤边之臂端平，用两手在腋下上方，轻托一次，遂以一手持臂外张，即向上高举，一手趁外张时，按折处而整复之；再用软垫（即纸卷、绵球等）将折部高起处压住，用带捆之，使不移动为上。

注意： 施术前务行圆针拨点法，整复后须仰坐，如肋伤调养法为妙。

锁骨肩峰端上方脱臼症状： 锁骨肩峰端在肩峰突起上突出，僧帽筋外缘截然隆起于皮下，头部倾斜于患侧（西）。治法：将两侧肩部牵引于后方，于脱处揉按而整复之（西）。

锁骨肩峰端下方脱臼症状： 锁骨肩峰端在肩峰突起下现异常之位置，上膊不能自动且甚疼，亦不能上举（西）。治法：将肩胛部牵引于后方，或肩胛部及膊牵引于外方，同时自下方向前上方推按扣合，使复其位，以带与软垫捆之，注意同上（西）。

锁骨胸骨端前方脱臼症状： 锁骨之胸骨端，移行于胸骨前面、胸锁关节之下方；锁骨之方向略向下，肩胛部亦向下方且内转，自肩峰突起至胸骨半月截痕中间之距离缩短。其头部因胸锁乳头筋紧张，偏倚于病侧，胸锁乳头筋之锁骨附着部突出甚著，肩胛部运动障碍，亦不能高举（西）。治法：使患者坐椅上，术者以膝支抵患者之左右肩胛骨间，然后将两侧之肩胛牵引于外后方，使助手自前方将脱臼之骨头推按扣合，使复关节内，再以带捆之（西）。

锁骨胸骨端上方脱臼症状： 呼吸困难，且（喉）反回神经被压迫于偏侧，声带遂麻痹，故语言难，锁骨之位置略偏于上方，肩胛部遂向内下方，第一肋骨缝间略阔，膊亦不能十分高举（西）。治法：将肩胛部牵引于外后方，同时向下方推按，扣合脱处，复还原位（西）。

锁骨胸骨端后方脱臼症状：锁骨胸骨端部存在于胸上部之后方，改变平常位置，若压迫气管食道时，呼吸、咽下困难；动脉压迫时，病侧桡骨动脉搏动微弱；总颈动静二脉及无名动脉等压迫，则发脑病症状而陷于昏睡。肩胛部向前方，锁骨肩峰端亦甚突出（西）。治法：术者以膝支撑患者之肩胛间部，然后将两侧之肩胛向后方牵引，即复原状。或用枕子插入腋窝，使肘部向胸部内转亦可。以上锁骨脱臼等症，最易反复，保养务要注意。注意同上。

肩胛骨：在胸廓后上部第二至第七肋骨之间，形三角扁平，连接锁骨、上膊骨。区别之为二面三缘三隅。前面向肋有凹窝，名肩胛骨窝，窝内有二三隆线，为肩胛下筋之起始部。后而丰隆，上部有横隆起，曰肩胛棘，外端扁平，斜向外上伸，曰肩峰突起，为三角、僧帽二筋之停止部。末端有小关节面，与锁骨为关节。棘之上下曰棘上下窝，为棘上棘下小圆三筋之起始部，其旁有一二之营养孔。上缘薄小，下端突起，为小胸、鸟喙、二头，膊三筋之起始部。外缘强厚如唇，内缘薄如弓。下隅钝厚，上内隅锐薄，上外隅曰肩胛髁，锐而成大结，其面卵圆，与上膊骨为关节，曰关节窝。有结节在上下，曰窝上下结节，为二头膊、三头膊，二筋长头之起始部。髁之周围稍狭小，曰肩胛颈，近于棘有截痕，曰颈截痕。

肩胛骨体部骨折症状：起高度之局部疼痛肿胀，且现一种畸形异常状态，臂不能上举。治法：一、先于伤处四周围外之筋道，行圆针拨点法，令气血流动。一手将病边之臂端平，向上斜举，遂以一手众指按伤处四边，向四外正之，即四外分推之意。二、在患者背后，用膝抵住背中心，再攀其肩使之向后，令折骨归还原位，用带捆之，连臂系之（西）。

肩胛骨颈部骨折症状：肩胛骨关节面骨折，其骨折片多转移于下方，其畸形与上膊骨腋窝脱臼同（西）。肩胛骨解剖颈部骨折：此症甚少，略（西）。肩胛骨外科头部骨折，与上膊骨腋窝脱臼相同，即骨片与上膊骨共转移于下方，肩峰突起之突出甚现，上膊骨轴遂倾向腋窝，骨折片隆起，时常发剧疼（西）。治法：不转位之关节窝折，施行担布绷带法。且将肘部直角屈曲，令上膊固定于胸上，腋窝内插入绵花即可（西）。若骨片转位者，将转位之骨片推还原位，将上膊押举而整复之，再行绷带法可也（西）。

上膊骨：在胸廓之侧，肩胛前膊之间，形如管，连接于肩胛、前膊二骨。区别之为一体二端。上端曰上膊，头膨大如球，稍扁，内周围狭隘如轮，名曰解剖颈。上膊头被软骨而包于关节囊内，以此为界。头之前外侧有内外二结节：内曰小结节，为肩胛下筋之停止部；外曰大结节，为棘上、下、小圆，三筋之停止部，故有上中下三面。自两结节下，生并行之隆线，消失于体，曰大小结节棘，为大胸、阔背二筋之停止部。棘间有沟，曰结节间沟，通二头筋之长头，头下狭小而移为体之部。体上部如圆柱，下部三角形，有营养孔，桡骨神经沟。下端稍扁平扩张，内外呈二突起，即滑车小头是，滑车如鞍，与尺骨上端为关节，其上部前后各呈凹窝，前曰前滑车上窝，较小；后曰后滑车上窝，颇深。大滑车内侧有强结节，曰内上髁，即内隅下端，由皮上可触知，为前膊浅层筋之起始部；髁与滑车之间有深沟，为尺骨神经之通路。小头在滑车外侧如球，与桡骨上端为关节，其前上部有小窝，曰前小窝。上外侧有锐结节，曰外上髁，即外隅之下端，为前膊后侧诸筋之起始部也。

上膊伤分错缝、脱臼、折三种：

上膊错缝症状： 无特异之形状，惟臂不能上举，旋转而生疼痛。治法：令病者坐椅上，或傍侧立，用圆针拨点肩端上下左右之筋，并臂全部各处之筋，令气血流动。端平其臂，置医者肩上，以两手大指紧托腋下上方之臂骨，余指共扣肩上，意外拽向内托举，再略向前胸扣合，托臂高举（高举时，令臂略向胸部举之），则错缝自合。

上膊关节前方脱臼症状： 一、上膊骨鸟喙突起下脱臼：平常时其骨头位于鸟喙突起下解剖颈部，恰如在关节之前缘者，即肩胛下筋腱之上部，有时骨头穿入肩胛下筋之纤维间，该筋系马蹄状，若围绕骨头，整复甚难。肩峰突起之突出甚著，关节窝之空虚亦甚著而现陷凹，该骨在鸟喙突起之下，上肢长肘部不能外转，肩部运动机能全失，头倾斜于病侧（西）。二、上膊骨腋窝脱臼：与鸟喙突起下脱臼同，但其位于低部腋窝内之前方或后方，拭摸自知。膊外转，肘部不能接近于胸廓（西）。三、上膊骨锁骨下脱臼：在锁骨下鸟喙突起内侧可触知，上膊强外转，肩峰突起下甚屈曲且陷没，上肢缩短（西）。上膊骨鸟喙突上脱臼：其骨头移行于鸟喙肩峰韧带面上部，膊内转且短缩（西）。四、又，脱在前者，伸舒时转向外；脱在后者，伸舒时转向前也。治法：一、执肘节令屈，遂令肘节贴定身旁，由是展臂向外，用手揉捏即可复原。若仍未复原，须将膊提高向前，至与身成正角，遂牵其肘节贴于胸下，复置其手于无病肩上，再用手推动脱处而还原位（西）。二、若脱在前者，用手大指按定脱头，余四指扣合膊上，另一手屈其肘节，再提高向外，俟与身将成正角时，渐转其膊向内，同时大指推动脱头，以还本位（西）。三、令病者坐椅上，一人从侧身腋下之部，两手抱定，一人从侧面立定，两手紧握伤臂中部，用强力外拽（作略斜式），脱处即离开。如未开，再向病者之前方，用强力前拽，遂即向侧方外拽（仍作略斜式），脱处即离开。医者一手大指按肩上，余指扣腋下，臂端上提，一手令伤膊内合；或以两手大指托腋下，余指扣肩端向上推、外拽，使还原处。四、令病者坐平地，一人用两手从侧面抱定，令伤臂下垂，医者用膝挤住，再以两手从腋下握臂外拽，推还本位。五、令病者仰卧床上，一手按肩上外推，一手握臂向上使伸亦可（西）。六、架木高起，系布巾其上，令病边手扒住，屈膝下坠，俟脱处离开，再用手扣脱处向上推扣合，复还原位。七、将病人腋下用软垫垫好，用木杵一个顶住腋下脱头，须再有二三人辅助，使从上顶，俟还原位为止（施此法须行三四小时之久，否则无效）。如尚微有不合处，再行坠法可也。

八、整复法，使患者倚椅上，术者立患者伤侧。如右侧伤，以左手自上方捉肩胛骨而固定之，且向下方压迫，又以前膊支撑上膊，后用右手之指自腋窝将关节头握定，遂压挤于关节内。此法适宜于腋窝脱臼、上膊颈部骨折兼脱臼（西）。九、伸展法，使患者倚椅上，或卧床上，将肩胛部自上方固定之，执脱膊成直垂线而再高举，遂将脱臼之骨头自下内方向关节内押压之。若无助手，则使患者横卧，术者以己足自上方将肩胛固定之，再将上膊牵引于后上方（西）。十、回转法，使患者坐或横卧，术者取患者之上膊，先使其内转，次使其向外方回转，则上膊之内侧面遂向前方，其结节遂关节窝之后缘，将上膊高举，再速使其回转于内方可也。此法分三段：第一段，先取外转之上膊使其内转，而接近于胸廓；第二段，将肘部直角屈曲，使上膊回转于外方，又使其前膊及手全向于侧方，同时上膊之下插入枕子，将上膊向下方牵引；第三段，即取向外方回转之膊，向上高举，使其为水平之位置，其次渐回转于内方，则骨头即可入关节内（西）。十一、将膊取直角或水平位置，向高举之。又使其伸展且向外方回转，次使其内转，次自后方押压骨头，使归还关节内可也。若无效，则使内膊强外转，次使回转于内方，或高举其上膊，将骨头压挤于关节内，此治后方脱臼法也。（西）

上膊骨头折症状：形与解剖颈部骨折同，使膊上举，自腋窝拭摸方知真象。（西）

上膊骨解剖颈部骨折症状：肩胛部甚肿胀，与关节剧烈之挫伤同，又现轻微短缩，肩胛扁平。（西）

上膊骨骨端浅部骨折症状：肩胛关节部疼痛肿胀，下折片移转于内方或后方，肩面阔大。本症之畸形与脱臼时相反，即膊伸展时则消失，不伸展时则畸形复现。（西）

上膊大结节骨折症状：大结节断裂，多由膊骨或解剖颈部骨折所致。若伤在大结节基底时，因外转筋之作用，大结节牵引于上方，上膊骨之上端由反对筋之牵引，遂内转。（西）

上膊小结节骨折症状：小结节断离之骨片，因肩胛下筋被牵引于内方，关节囊及二头膊筋腱多断裂。（西）

上膊外科颈部骨折症状：上膊上部现凹，或角状屈曲及缩短，与广大之溢血（即皮下红紫色之肿胀），上折片由外转筋牵引于外方，下折片由三角筋牵引于上方（西）。治法：整复上折片之转位，用带捆好，固定肩胛与膊之全部。（西）

前膊骨分尺、桡二者。

尺骨：在前膊内侧，形如三角管，连接于上膊骨桡骨。区别之为一体二端。上端强厚，前有纵截痕，曰大半月截痕，与上膊骨为关节；其上下二端皆前突，上大曰鹰嘴突起，形如钩，为三头膊筋之停止部。肘关节若伸展，则上膊骨嵌入鹰嘴窝，以限制其过度伸展；下小曰鸟喙突起，三角形，肘关节若屈曲，则此突起接触上膊骨冠状窝；其下有粗糙部，曰尺骨结节，为内膊筋之停止部。又缘鸟喙突起外侧，有横截痕，曰桡骨截痕，与桡骨小头为关节。

桡骨：在前膊外侧，形如三角管，连接于上膊骨、尺骨、腕骨。区别之为一体二端。上端扁圆膨大，曰桡骨小头；末端有微凹关节面，适合上膊骨下端之小头；其内缘更有关节面，曰环状关节面，与尺骨小半月截痕为关节。头下狭隘曰颈，小头则被软骨而包于关节内，以此为界。其下内侧有大结节，曰桡骨结节，为二头膊筋之停止部。下端甚膨大，末端有三角关节面，曰关节窝，与腕骨为关节。窝之内侧有截痕，曰尺骨截痕，与尺骨下端之环状关节面为关节。窝之外侧钝而下挺，曰茎状突起，有一二纵沟在其后侧，通伸筋之腱。

　　前膊骨伤分三种。

　　症状甲：前膊骨后方脱臼，鹰嘴突起及桡骨向肘关节之后方异常突出，其隆起部之上，遂现陷没状。三头膊筋腱紧张于尺骨下关节之前面（即尺测部），肘关节略屈曲，为前后之中间位置，且甚短缩，不能自动（西）。治法：一、肘关节过度伸展法，术者以肘关节置于己之膝上，使其向后为过度之伸展，急将前膊牵引，且使其屈曲，此时助手自后方押压鹰嘴突起可也（西）。二、肘关节过度屈曲法，以膝压其尺侧部；又把握其脱臼膊之腕关节，屈曲其前膊，即以膝压抵尺桡二骨，使鸟啄突起自后滑车上窝游离之。如此肘关节强屈时，即可还原。同时再加伸展法，尤为佳良（西）。

　　症状乙：前膊骨前方脱臼，鹰嘴突起之尖端，遂来上膊骨下端之前面。不全脱者向滑车而抵止，或向侧方迁移。若连及神经伤，则起麻痹症状（西）。治法：以膝或腕压抵前膊骨，且将前膊骨推移于后方，又施行强屈曲可也。或伸展前膊，将前膊骨自前上方向后上方推按，又将上膊自后方向前方押压之，即可（西）。

　　症状丙：前膊骨侧方脱臼，尺骨半月状窝，来于桡骨小头，脱去上膊骨小头面；其桡骨头自上膊骨外髁节而位于外方，此处成隆起形，鹰嘴突起向外髁节迁移，前膊少屈曲，运动力失。若内方脱臼状，全与前相反，即尺骨关节窝，离去上膊骨关节窝，而接近于内髁节，此处现隆起形。鹰嘴突，起位于上膊骨内髁节之外侧，肘关节阔大（西）。治法一、伸展其前膊，遂将前膊骨直接押压于内方，上膊骨押压于外方；或将前膊过度伸展，使外转或内转，次由屈曲而还纳之，此治侧方脱臼法也。若内方脱臼，当伸展其臂于脱臼骨上，加直接押压，或使前膊过度伸展内转，再使屈曲还纳之。二、桡骨头前方脱臼治法：屈曲前膊将旋前之，前膊牵引之，又将脱臼之小头直接押压而还纳之（西）。三、桡骨小头后方脱臼治法：将前膊过度伸展，且强牵引其旋前之前膊，又自后上方直接押压桡骨小头而还纳之（西）。四、桡骨小头之外方脱臼治法：自外上方向内下方押压其小头可也（西）。

　　总治法：认清脱向何方，先行圆针拨点法，次用手大指按脱处，或上推、或下推、或令臂屈伸。如下膊骨尖向后凸出，则用两手扣住，两大指按上膊下端往上推，余指按下膊凸出之处往下拽，再使助手外拽，即还原处，再令臂屈曲之。一法用膝顶住前膊，两手大指扣肘关节弯处，下按使屈，或用两手大指按左右高凸之部，一向上推，一向下坠，临时相症，斟酌行之可也。

注意： 凡患此等症治妥后，须每日徐徐伸屈二三次，以防筋带变硬之弊，最宜注意。

腕骨： 在前膊、掌二骨之间，构成手根。为数八，形状不齐，略如骰子。连接八骨互相结合，与前膊、掌二骨为关节。区别之为上下二列：上列以四骨结合而成。一、舟状骨，在拇指侧始端，前面有结节挺出于掌，曰舟状结节，即桡骨侧腕隆起是，上下内三面有三关节面，与五骨为关节；二、半月骨，上下内外有四关节面，与五骨为关节；三、三角骨，上下内外有四关节面，与四骨为关节；四、豆骨，以三面之一部与三角骨为关节，成尺骨侧腕隆起。下列亦四骨结合，与上列下面成波状关节。一、大多棱骨，在拇指侧始端，前面有结节，曰大多棱骨结节，亦成桡骨侧腕隆起，为腕骨横韧带之附着所，上下内三面有三关节面，与四骨为关节；二、小多棱骨，上下内外有四关节面，与四骨为关节；三、头骨，上下内外有四关节面，与七骨为关节；四、钩骨，前面有突起，曰钩状突起，亦成尺骨侧腕隆起，上下外三面有三关节面，与五骨为关节。

腕关节背侧脱臼症状： 背侧突出掌骨，遂发起突隆于掌侧，有桡骨尺关节隆起，手屈曲于腕面，且运动力失。治法：使腕伸展于突出腕骨面上，加直接之押压可也。

腕关节前掌侧脱臼症状： 与背侧脱臼相反。治法：伸展手腕，于脱处直接押压可也。

总治法： 先将全臂及手，行圆针拨点法，再使肘略屈，松弛筋肉。以两手大指按定脱处，余指扣脱处对面，二大指向上推，余指向下拽，同时又使腕关节伸展，用强力行之，又拨动之。一法握手伸展，使脱处开离，再向内合而揉捏之亦可。

掌骨： 罗列于腕骨、指骨之间，为数五，曰第一、二、三、四、五掌骨，形如管，微曲似弓。第一最短而强，二最长，三至五渐短小，连接下列腕骨及指骨；基底构成骨间腔四。区别之为一体二端。上端膨大如楔，末端及内外二侧有关节面，与下列腕骨及各指骨互为关节。第一掌骨特与大多棱骨为鞍状关节，自由运动，体稍带三角形，滑泽。第一掌骨间颇扁平，下端为球状关节面，曰小头。其两端各呈凹窝，在第一掌骨前侧，附种子骨。

掌骨错伤症状： 重者现凹凸形，轻者无甚特异，惟起局部疼痛，手指屈伸力失。治法：于掌心、背先行圆针拨点法，次辨伤部通某指，或一指二指。令掌心向下，以数指持某指，一指顶伤处掌心，一向上顶，一向外拽，再转动伤处而扣合之可也。

指骨： 在掌骨下构成指节，为数十四，第二、三、四、五指骨各有三节，惟第一指最大，只二节。各骨形扁圆细小，第三指各节较长大，其余渐短小，连接掌骨，而各节又自相接合。区别之为一体二端。上端膨大，有凹关节面，与各节下端为关节。体扁平，背侧微穹隆，下端各有滑车状关节面，与各基底为关节。

指骨伤症状：起特异之错叠形，疼痛甚，屈伸力全失。治法：先行圆针拨点法，次令手心向下，一手用两指对按伤处两旁，一手使中指顶手心面，正对伤处。以大指、食指握伤指外拽，中指同时上顶，使屈而复伸之。又从而转动之可也。折断者参照折骨治法治之可也。

下肢部：髋骨由肠、坐、耻三骨合成，又连合假椎诸骨，总名曰骨盘。及大腿骨、膝盖骨、下腿胫、腓二骨、跗、跖、趾等骨所合成。

髋骨：即无名骨，在躯干下壁，形扁平不齐，左右互相结合，更连荐骨以成骨盘，复与大腿骨为关节。区别之为肠骨、坐骨、耻骨三枚，皆以软骨为界，至软骨化合后，三骨遂成一骨。其与大腿骨为关节之处有深窝，曰髋臼，为肠坐耻三骨；各枝围拥一大孔，曰闭锁孔，三骨构成髋臼之部分稍厚，曰体。

肠骨：形似杓，为髋骨后上部，最大。因其内面接肠之一部故名。具一体一翼。体颇厚强，助成髋臼上部。翼在体之后上部，扁平最大，具二面三缘。内面滑，下有钝线曰弧线。界分上下二部，下部小而平，上部大而凹，曰肠骨窝。有二三营养孔，窝之后下部有大关节面，曰耳状面，与荐骨之耳状面为关节；其后部颇糙，曰肠骨结节，为韧带之附着部。外面凹凸不等，有三隆线：曰下臀线，与髋臼上线相并行；曰前臀线，为半环状，在中央部；曰后臀线，颇短，与肠骨栉成直角，为前、中、后臀三之起始部。上缘糙而长变曲，曰肠骨栉，为腹筋之附着部。有隆起三：名之曰内、中、外三唇。前缘短而不等，上下呈二棘，上曰前上棘，为抱把儿氏韧带、张股鞘、缝匠二筋之附着部；下曰前下棘，为直股筋之起始部。后缘亦不等，上下呈二棘：上曰后上棘，即栉之后端；下曰后下棘，即耳状面之下端，共为韧带之附着部。

坐骨：为髋骨下部，因此骨结节坐时接于椅故名，具一体二枝。体三角强厚，助成髋臼。后下部后缘与肠骨后缘为一系。有大截痕，曰坐骨截痕，与荐骨结节、荐骨棘二韧带合成大坐骨孔，其下端终以棘，曰坐骨棘。上枝即体之下部，略呈三角形。后缘钝，曰小坐骨截痕，与荐骨结节、荐骨棘韧带合成小坐骨孔。下端有大部甚糙，曰坐骨结节，为大腿后侧诸筋及大内转筋之起始部。下枝薄而小，自坐骨结节向前上曲，接耻骨之下枝。

耻骨：为髋骨前内部，因两骨合成阴部故名，具一体二枝。体颇强厚，助成髋臼前下部，上侧有结节，曰肠耻结节，即肠耻二骨相合之痕迹，为腰肠筋膜之附着部。上枝自体向前内突，内端呈纵行之接合面，即构成耻骨接合者。其上有小结节，曰耻骨结节，为包把氏韧带内端之附着部。有一隆线，进达肠耻结节，曰耻骨栉，即弧线之一系。为因伯儿那格氏韧带之附着部。下枝扁平，自上枝内端下行，与坐骨下枝相合，围抱闭锁孔。

附髋臼、闭锁孔、骨盘：

髋臼：在髋骨外侧，肠、耻、坐三骨相接之中心点，成深大之窝，周缘突隆，曰髀臼缘。前稍缺，曰髀臼截痕。曰底有糙部，曰臼窝，为圆韧带之附着部。周围滑泽，有覆以软骨之关节面，曰髀骨半月面，与大腿骨头为关节。

闭锁孔： 在耻坐二骨各枝之间，略呈三角形。上外部微成沟，曰闭锁沟，因韧带而成闭锁管，通闭锁动静二脉与神经。

骨盘： 在躯干下部，形状略如漏斗。构造以髋、荐、尾闾、第五腰椎，四骨互相结合而成。区别之为大小二骨盘，大骨盘以肠骨窝、荐骨翼、第五腰椎合成；小骨盘在女为产道，有三壁二口一腔：一、后壁为荐骨、尾闾骨，最长；二、侧壁为髀臼内侧，及坐骨上枝，稍长；三、前壁为耻骨，最短；四、上口圆，周围乃弧形线；五、下口不齐，周围自尾闾骨尖，缘坐骨结节韧带下缘，经坐骨结节，至耻骨接合下际，成隅角，曰耻骨弓；六、骨盘腔即小骨盘之腔洞，微圆。

骨盘诸骨伤症状： 伤重者多危险，因内脏脉管太多，伤即难愈故也。轻者行动、坐皆疼痛，两腿伸舒困难。治法：令病人面壁直立，用圆针拨点伤处周围之筋，并腰椎、胸椎等处。次以一手按腰骨正中，一手按两大腿之上部筋上，一向上推，一向下推，并推伤处左右之骨，即左向左推，右向右推可也。

大腿骨： 在大腿，形为大管状，连接无名骨、膝盖骨、胫骨。区别之为一体二端。上端向内上突，终以球，曰大腿骨头，与髀臼为关节。其顶有小窝，曰头窝，为圆韧带之附着部。头下狭小曰颈，斜向外下，与体相连成一角，男为钝角，女为直角。颈上有粗大突起，曰大转子，为中、小二臀筋、梨子状筋、内锁筋之停止部。其内侧有凹，曰转子窝，为外锁筋之停止部。颈下有向后内挺之钝突起，曰小转子，为肠腰筋之停止部。二转子间前后各有隆线，前曰前转子间线，后曰后转子间线，为方股筋之停止部。前线经小转子下移，为大腿骨栌内唇。体略具三棱，有三面、三隅。一、内外二面稍平滑；二、前面丰而滑；三、内外二隅俱圆滑；四、后隅中央露营养孔，有糙栌，曰大腿骨栌，为长、短内转筋之停止部，及内外大股筋之起始部。分裂为内外二唇，上部移为大、小转子后侧；下部光滑，消失于内外关节髁两侧。其间呈三角面，曰膝腘面。下端方而膨大，内外有二突起，与胫骨为关节，曰内外关节髁，内外腓肠筋起始于其侧。其面穹隆，前部互相连合，成鞍状浅窝，曰膝盖窝，与膝盖骨为关节。后部分离成粗大深窝，曰膝腘窝，为十字韧带之附着部。两髁之侧各有糙结节，曰内外二上髁，皆韧带之附着部。

大腿骨脱臼症状： 脱向前上者、脱向后上者，腿均短。脱向前下者、脱向后下者，腿均长。皆身向前屈不能直立，足底不能平着于地，行步力失，起剧疼。又脱向后者，膝盖及趾尖扭向内，脱在前者扭向外。治法：一手大指按大腿上部，界于小腹之间之筋，上推内扣，一手拇大腿屈处，令屈膝至腹，一推外胯，上提腹筋，按摩拨动。须要一时同力并举为度。或一手按伤处上推，一手持下腿上部下拽，而复令屈。斟酌脱势行之，勿执固乃为上工也。

注意：须先自足内侧，缘其筋道至大腿根内侧，用圆针一一拨点。又用手在腿内方，自足至腹（即大腿根），自下一一推按。向内扣该部之筋一次，又必先将外胯之筋，自足至胯用圆针拨点之为要。若年在五十以上或甚重者，多未能痊愈。

膝盖骨：在膝之前，四头股筋之腱中，形扁平如栗子，与大腿骨下端为关节，因膝盖韧带而连系胫骨。区别之为基底尖端二面侧缘。基底稍强厚，向上；尖端颇狭小，向下。前面粗糙微穹隆，后面滑，有凹凸关节面，侧缘粗而锐。

胫骨：在下腿内侧，形三角。连接大腿下端及腓骨、距骨。区别之为一体二端。上端粗糙，内外二侧膨大，曰内外关节髁。上面各呈凹关节面，中间隆起曰髁间隆起，为外关节间软骨之附着部。前后各有粗糙凹窝，曰前后髁间窝，为后十字韧带之起始部。其前下部有钝结节甚大，曰胫骨结节，即胫骨栉之上端膝盖韧带之停止部。又外关节髁后下，有扁平小关节面，曰腓骨关节面，与腓骨上端为关节。体三棱形，有三面三隅。一、内面平滑，直在皮下；二、外面凹滑；三、后面凸滑，上部有粗糙隆线内下行，曰膝腘斜线，为膝腘筋之停止部，有营养孔穿入其下；四、前隅即胫骨栉，前突甚强，直在皮下；五、内隅钝滑；六、外隅锐利，曰骨间栉，为骨间韧带之附着部。下端方形稍膨大，末端有凹关节面，曰胫骨关节窝，窝之内侧有扁平突起，曰内踝，直居皮下，有浅沟在其后侧，曰内踝沟，通后胫骨筋、长总趾伸筋。腱窝之外侧呈截痕，曰腓骨截痕，接腓骨之下端。

腓骨：在下腿外侧，除两端外，全埋筋中。略带三角形，连接于胫骨、距骨。区别之为 体二端。上端方形膨大，曰腓骨小头，为二头股筋之停止部。末端有胫骨关节面，接胫骨之腓骨关节面。头下狭小，曰颈，颇扁圆。体三角形，内部中央有纵隆起，曰骨间栉，即骨间韧带之附着部。后侧中有营养孔向下穿入。下端三角扁平，曰外踝，直居皮下。内侧以三角面与距骨为关节，有沟在其后侧，曰外踝沟，通长短腓骨之筋腱。

膝盖骨伤症状：折断者，膝盖断裂，起剧炎，伸展疼痛。治法：令病者足高过膝，则上腿筋肉舒松，易于扣合。然后二手按伤处，使之接续平正，用带捆之。但须先行圆针拨点法为要。症状：错位者错在何处，何处即现高凸形，起剧疼且发炎。治法：审定脱在何处，或上推下推，左右推。再以手指按错处上下，或前后左右扣合，余指扣腿屈处挑动，令屈而又伸之可。但未施术前，须先行圆针拨点法为要。

上下腿关节脱症状：脱在某处，某处即现高凸形。下腿能伸直且起剧疼，行动力全失，甚则麻痹。治法：两手持腿令开张，上下分推，次以两手大指扣脱处，向原处推按，余指从对面辅助而挑动之，再强力令屈伸之可。若轻微脱者，多膝内侧之筋疼。治法先行圆针拨点法，自内踝沿其筋道挨次行之，至膝部内侧，并膝部前后左右之筋。再以一手大指按膝部疼处之筋，一手持下腿中部令屈曲之，一手即按伤处，向内侧推动扣合可也。

跗骨：在下腿前下端，构成足跟，其数七，形短小不齐，如骰子连接七骨，互相结合，与下腿跗骨为关节。区别之为前后二列，各有前后、内外、上背、下跖六面。后列以二骨互相垒积而成。

距骨：在后列上部，分头、颈、体三部。头在体之前端，如球，与舟骨、跟骨为关节。颈在头之后，稍狭隘。下有深沟，曰关节间沟。体略如骰子，有五面：（甲）上、内、外三面为一系，有凸关节面与下腿构成足跗关节；（乙）下面有凹关节面与跟骨为关节；（丙）后面游离呈一沟，曰长屈拇筋沟，通长屈拇筋腱。

跟骨：最大，在距骨下，具一体二突起。体强厚，长方形，具五面：一、背面前有穹窿关节面，与距骨下面为关节；二、跗骨糙，有一二结节；三、后面最粗大，为踵部，曰跟骨结节，为跟骨腱之停止部；四、内面滑而凹，前有上沟，曰长屈拇筋沟，通长屈拇筋腱；五、外面微穹窿，中有细沟，曰长腓骨筋沟，通长腓骨筋腱。前突起即前端，有鞍状关节面与骰子骨为关节。上有糙沟，曰关节间沟，与距骨关节间沟相合构成跗骨窦，封以骨间韧带。侧突起，一曰载距突起，在体内面前上部，微突。上有凹关节面，与距骨头下面为关节。

前列以五骨互相横结而成：

舟状骨：在距骨头前，扁平，内面糙，曰舟骨结节；为后胫骨筋之停止部，与五骨为关节。

一楔骨：最大，在内侧与四骨为关节。

二楔骨：最小，在一三楔骨之间，与四骨为关节。

三楔骨：在二楔骨、骰子骨之间，与五骨为关节。

骰子骨：在小趾侧下面有结节，曰骰子骨结节。其前侧有沟，曰骰子骨沟，通长腓骨筋腱。

跖骨：在跗、趾二骨之间，为数五：曰一、二、三、四、五跖骨。形细长微曲，一最强而短、二最长、三四五渐短小，连接跗、趾二骨，构成骨间腔四。区别之为一体二端。后端大，末端及内、外侧有关节面与前列跗、跖二骨为关节。第五骨之外侧终以结节，曰第五跖骨结节，为短腓骨筋之停止部。体，三角形，前端如球，与趾骨为关节。

趾骨：在跖骨前，构成足趾；为数十四：曰一、二、三、四、五趾骨，各有三节。拇趾骨最大，仅二节，形圆而小，连接于跖骨。各节又自相接合，区别之为一体二端。后端有凹关节面，体如圆柱，背侧微穹窿，前端有滑车状关节面。

足关节错伤症状：形状与脱腕关节大略相同，参看自明。治法：以两手大指按定错处，余指扣合错处之反面，二大指向上推，余指往下拽，用强力快利行之，又从而捻动之可也。又治手部诸法，可参看互用。

足趾伤：症状、治法与手指同。

骨断治法：凡骨折断，必先认清折断何处。先用圆针将断处上下之筋一一拨点，整理调顺，使气血稍为流通。再以一手按断处上部、一手持断处下部，一向上推、一向下拽，令断处平直，则骨自顺序。再用两手扣合断处轻轻揉按，或用力推按，使断处吻合。再以手扣住患处，令患者轻轻活动。如上肢伤，令其上肢微微摇动，又令腕指上下左右自动；下肢亦如法行之。疼则尚有未吻合处，须用圆针沿其断处上下左右之筋，某处疼即拨点某处。又以手指轻轻按摩断处而整复之，至不疼则完全接合矣。上肢用带捆之、下肢仰卧用沙袋挤住伤处两旁，使不移动为要。捆法亦可斟酌行之。如法静养一二礼拜，则不至再有移动矣。

补遗

桡骨手掌关节上部侧夹气疼：此症由于一时用力太过，使气血隔于该处筋络间；始作疼，渐作肿，终至举动骨鸣。治法：用烧酒火烘烤出汗，再时时加以温度令暖。或用热水日洗数次，静养勿使劳动则愈。

筋疼：此症因跌打伤或用力太猛，使该部筋带错位或发炎，故伸展困难，起局部之疼痛。治法：错位者，用圆针拨点上下左右之筋，再用手指推按伤处而左右捻动之；发炎者，则用舒通气血等药熏洗，静养则愈。

钩指病（一指屈而不伸）：此症因伸筋带受伤，令腱韧与骨离或变薄，对面筋缩力太过。故该指屈而不伸。治法：用夹板助屈指使伸，间用圆针轻轻拨点伤指上下左右，使气血舒畅。静养，使伤筋结连有力则愈。

手掌变厚：此症有微作疼者、有不疼者。该部日厚一日，无有底止。由该部血液结聚、阻遏不通，或骨部破裂、骨髓津出，始作肿而渐变硬所至。治法：用圆针拨点上下膊四面之筋，渐及于手，将该处之结闭通开。再加以适宜运动，佐以舒通气血之药品，内服外洗，日日行之。三四礼拜后，乃能有效。

《中西骨格辩正》

清·刘廷桢铭之辑

自 叙

夫骨者身之干、肉之窍（《灵枢经》肾主骨，张筋化髓，干以立身，又《说文》骨肉之窍也），其载于《素问》《灵枢》《甲乙经》诸书，所论骨之名目部位，功用形象散见错出，略而未赅，杳无确论。如肾生骨髓，肾主于骨，久立伤骨，在体为骨。又曰：脑、髓、骨、脉、胆、女子胞，此六者地气之所生也，皆藏于阴而象于地，故藏而不泻，名曰：奇恒之府。又曰：藏真元于肾，肾藏骨髓之气也。又曰：志意通内连骨髓而成身形五藏。又曰：志者骨之主也，髓者骨之充也。以及《素问》"气府论""骨孔论"，与《灵枢·骨度篇》等，审其中各节意义，空论居多，与人身固有之骨未尽吻合。致后学无所适从，亦安能辨析之而会通之耶？若夫骨之原，何质合成？以何法划分？昔贤既未经验，载籍殊见精详。（桢）从事西医，寝馈于斯，已十有余年矣。所得一知半能，非敢自炫与古人争长，第思千虑一失，本无庸为圣人曲讳，爰遮拾见闻互相析证，以效愚者之一得，拾遗补阙，古人其许我乎。光绪二十有三年岁次丁酉孟冬之月，慈湖刘廷桢铭之甫识于武林人寿庐。

全体骨格总论

尝考中土医书，汗牛充栋，自《素问》《灵枢》《甲乙经》等经以下所载骨数，散见错出，其融会而贯通者鲜。惟部颁骨图，以及各种《洗冤录》论列诸骨，大端虽具，而于全体骨数难免失实，且有大相径庭者。《内经》不载骨数。第曰：人身三百六十五骨节，不过按周天三百六十五度，与人身固有之骨仍不相符。西医详核人身骨数，确有二百，统分五大类。曰头面（头骨八、面骨十四，共计二十二骨）、曰脊梁（项骨七、背骨十二、腰骨五、钩骨一、尾闾骨一，共二十六骨）、曰胸膛（胸骨一、舌骨一、肋骨二十四，条肋韧不计，二十六骨）、曰上肢（肩胛骨一、锁子骨一、臂骨一、正肘骨一、转肘骨一、手腕骨八、手掌骨五、手指骨十四，共三十二骨）、曰下肢（胯骨一、大腿骨一、小腿骨一、辅腿骨一、膝盖骨一、脚腕骨七、脚掌骨五、脚指十四，共三十一骨），此外耳部另有微细小骨，左右各三枚。又齿牙三十二，共得二百三十八骨。适值好善之士埋野掩骼时，（桢）从旁验视暴露各骨，遂得详细，摹图归而证之西医书中所载图说。又与西国太医院给发西方人真骨相较，考形稽数，吻合无差。于是知中医骨格之误病在牢守古训不事检验，以致承伪袭缪，失其真原。爰就中西诸书博考而节录之，且参以见闻互相析证，日手一编，久而成书，非敢自用师心厚诬往哲，亦聊备稽考而已。

骨之原质

考骨质，盖由生质土质合成，生质百分中居三十三分之三十，土质百分中居六十七分之七十。生质者何？冻、胶、血珠之类（热水煮之能化）。土质者何？磷、镁弗（原质之一）之类（即磷五十四分·四，炭养十一分·三十，镁弗二分，镁磷一分·十六）。年壮时骨中生质居多，偶或跌仆，其骨坚韧不断，年老时骨中土质居多，偶或跌仆，其骨松脆易折如幼年（不合养身之理）。骨中生质过多，其骨愈形韧软，每有软骨（如龟背、软脚等症）、歪斜之症（取治宜服磷等剂补其土质）。以故幼年壮年老年之骨，其中生质土质分数，各有不同，列表如下。

年　岁	生质分数	土质分数
生至周岁	三十五·三十七分	六十四·六十三分
十岁时	三十二·六十二分	六十七·三十八分
三十六岁	三十二·四分	六十七·九十六分
七十一岁	三十二·九十四分	六十七·六分
软骨症	七十九·七十五分	二十·二十五分

从知土质多者其骨坚，生质多者其骨软，简法验之，可用骨一块，浸入淡轻绿酸中（轻绿酸一分，清水五六分），数日后，骨中土质均为轻绿化蚀，骨之形色虽不大变化，而土质已去，坚性已失，所存者柔软而韧，可以随意扭转（西国有用此法专制象牙各件者），再用骨一块，或以火煅或热水煮，则生质消化，韧性已失，所存者全系土质（略捣之易碎成粉）。

至于飞禽之骨，土质为多，是以骨体较密而白。胎生之骨，土质略少，鳞介尤少，至于鱼则更少矣。骨中土质炭养、磷养为最要，磷愈多，骨亦愈坚（牙齿质中磷较骨更多，是以牙齿较骨更坚）。食物中五谷最能养人，正以其质所含磷为最多，是以骨中生质土质均藉饮食滋补长大，人身全体既不外生质土质合成，故各种食物亦不外乎植物动物两种，植物补养身中之土质，动物补养身中之生质，幼儿专饮乳汁（不食植物各料），是以骨多生之，年迈血气枯衰（骨中生质渐减），是以骨多土质，此骨之原也。（窍骨中土质法，将骨横切成片，用千三百倍大显微镜映视之，见在骨珠与细网之中，在生质模上有小点形如米粒即土质也。如加倍沾轻绿酸，米粒即化为乌有。此粒约大六千至一万四千分寸之一。凡腐骨症，用五百倍大显微镜映视其脓，亦有此米粒之土质）。

骨之体质

前论骨质本由生质土质相合而成，或问生土两质何如相合成骨？此则造化生人，具有自然之妙，非医理所能道其玄妙也。然第曰：生质、土质合成为骨，此犹浑括之言，未臻详尽，今再阐发其微，依骨体各层剖解（西医称曰剖解学）条分缕析胪陈如下。

一曰海棉质，气形松如蜂巢，故曰海棉质。如骨里面与髓相连之处，以及长骨两端骨节，皆系此质。又故头颅骨，外皆坚骨，其间皆系海棉质。以及全体诸骨无一不有此质。考此质本系骨体之层变松，布成油管连络如绒，其如何连络之方向？正当身体之压力，与骨体联络一气，故此质虽如海棉而有极大之托力于阻力，如行立之时，全赖脊骨、大腿骨、小腿骨之托力以托之。又如跳跃，所以不致受震者，亦海棉质之阻力也。海棉质之孔大小形状不一，孔孔相通（用汞灌入枯骨此端，能由彼端海棉质流出），孔中充满黄髓与长骨之髓同。

一曰骨衣。诸骨之有衣，犹树之有皮（树无皮则枯，骨无皮则死），所以藉此滋养并包裹全身之用，其质由极粗坚骨连网（用显微镜映视形如网眼相连，人身肌肉藏府各部均有此网，大同小异，在骨者坚故名坚骨连网）所成，分布周密，愈分愈细，包护骨面，兼有微丝血管相辅而行，渐至骨面小孔穿入骨体以养之，幼年骨之长大，全赖骨衣，至骨长足，专赖骨衣而养之。是以骨衣偶因外伤撕破，或因炎热损坏，骨失滋养，不免变死溃烂。

一曰骨体。骨衣之内即骨体也。由生质土质两相合成。其体极密极紧，犹如象牙质细覆之，积累如层，如长骨中截，无不皆然，惟长骨两端则渐变松薄成海棉形，即名海棉质。海棉质外仍有骨体一层甚薄，可以揭去。凡骨体（如长骨之中截）细密极紧者，生质少，土质多，海棉质则生质多，中干则坚硬经久不变，欲验其坚质（即土质之形状）可以骨横切薄片，映于显微镜，见有无数小孔，名曰骨体微管（或曰养管），所以引血入骨之路（二百余年前英名医哈味嘻所考出）。此管在骨体外面形状细密，至骨体内面（骨内面藏骨体）渐渐松大，愈向里愈变大，约粗二百分寸之一，愈向外愈变细，约粗二千分寸之一。内与骨髓海棉质相通，外与骨衣之血管吻接，且映视养骨管四围，有无数黑点而内空，形如蜘蛛，长径约二千分寸之一，短径约六千分寸之一，名曰骨珠。每珠之边有细网连络，约粗一万四千至二万分寸之一，此网甚细，血不能入，但吸血中之汁以养骨珠。如骨偶有损伤，此网有自修之功用，此网又与养骨管相通。是以骨体虽坚细覆之不外骨珠、养骨管、骨质、细网等粘结而成也。

西医统骨体之管，曰哈味嘻管。管中宽处曰哈味嘻孔，此孔能将旧骨并无用之质消去，另生骨质新点以补之，其无哈味嘻处，即白色透明之骨质也。如哈味嘻管炎热血多，则骨渐胀大，割视之，色赤浮松变为海棉质，或日久渐变为坚硬之骨，此因骨层胀大骨管充塞故也。一曰骨体脑筋。骨与骨衣俱有脑筋附丽，或由骨中干之孔，或由骨两端细孔而入，有专丽于骨者，有兼布于髓者，不一而定。大抵无病之骨知觉少，骨炎或断后新生之骨，知觉更大，其功全主于脑筋。

一曰骨体吸管。在骨体哈味嘻管空处，均有极细吸管之形质，专司收摄，每见骨体变大，或新生之骨，其边倍大，未几而渐少如常者，即吸管之用也。

一曰骨脉管。概分为三：一自骨衣脉管而入，渐渐分布骨体。二自骨节脉管而入（即骨端细孔）。颅骨本系柔软如膜，临产时此骨能错合缩小易于生产，其余如无名骨、钩骨、胸骨、肩胛骨等，本分数条韧骨待长成方合一骨。三由膜而成之骨，即如胎儿脑盖囟门，本系二层密合之膜，后由两膜之间沉上土质渐成为骨，至出世时见婴儿囟门跳动，缘此处仍是薄膜尚未沉上土质成骨，是以应脑而跳，待二三岁后，其间土质渐成为骨，坚实不跳，惟二骨相合之处，仍是此膜合为骨缝，无论头颅扁骨之面与长骨之四围均依此法长成，其将变骨之时，亦是二膜之间，血管先胀大，将生质流出，次将土质沉上，渐渐围成哈味嘻路，诸骨无论由脆而成，由膜而成。既成为骨，即有骨衣盖护，大约二十五岁后，各骨皆长成完毕，全身亦由此长足矣。

骨之形式

骨形不一；有长短、大小、圆扁、厚薄、宽隘、凹凸之不同，长骨者，形圆而长，其两端较中干略大，与别骨相接者名曰骨端。其中干较两端略细者，名曰骨杆。如大腿骨、小腿骨、辅腿骨、上下臂骨、辅臂骨（即转肘骨）、手脚掌骨、手脚指骨等类是也。扁骨者，形扁成片，内外坚硬光滑，四面有骨齿（鲜有无齿者），与别骨错接，如枕骨、颅顶骨、鼻梁骨、泪管骨、犁头骨、肩胛骨、无名骨、胸骨、肋骨等类是也。此外如脊梁各骨、耳门骨、蝴蝶骨、罗节骨、上下床骨、水泡骨等类，形状甚杂，难形容。更有相连而凹者，如髀臼肩盂是也。有相连而凸者，如大腿杵牙床钩是也。至于各骨本形，又有不同而同者，其名亦然。凡骨凸如锥者，曰骨锥；尖利如锋者，曰骨锋；高起如阜者，曰骨横；如冈者曰骨冈；细列如脊者，曰骨脊；低洼如壑者，曰骨壑；微凹如槽者，曰骨槽；有缝如裂者，骨体有孔直入者，曰骨孔；骨体有孔斜入者，曰骨管。凡欲研究骨格，有此一定名目，然后检骨列论，方可名实相符耳。

骨之名数（遵乾隆三十五年部颁《检骨格》列右）

顶心骨（以下仰面之骨）　囟门骨左右，额角额颅骨左右，太阳骨左右，眉棱骨左右，眼眶骨，鼻梁骨左右，颧骨左，腮颊骨等。（以下略）

《伤科秘要》

日本国人海和老僧传

鹅湖朱邦怀校正

长洲殷鸣岗藏本

孙明甫抄录

伤全体：吉利散（二） 顺气活血汤（八） 和伤丸（四） 调理药酒（十）

伤肩背：吉利散（二） 和伤丸（四）

伤左右边：行气活血汤（九） 调理药酒（十）

伤背：吉利散（二） 和伤气（四） 调理药酒（十）

伤胸：疏风理气汤（十一） 行气活血汤（九） 吉利散（二）

伤肝：疏风理气汤（十一） 吉利散（二） 和伤丸（四）

伤心：疏风理气汤（十一） 和伤丸（四）

伤食肚：疏风理气汤（十一） 和伤丸（四）

伤肾：疏风顺气汤（十一） 补肾活血汤（十三） 吉利散（二） 和伤丸（四）

伤小肠：疏风顺气汤（十一） 吉利散（二） 和伤丸（四）

伤大肠：槐花散（十五） 吉利散（二） 和伤丸（四）

伤膀胱：琥珀散（十六） 行气活血汤（九）

伤胸背：疏风理气汤（十一） 和伤丸（四）

伤气海：吉利散（二） 补肾活血汤（十三） 和伤丸（四）

伤肾囊阴户：琥珀散（十六） 行气活血汤（九）

伤血海：活血汤（十七） 吉利散（二） 调理药酒（十）

伤两肋：行气活血汤（九） 和伤丸（四）

两肋痛：清肝止痛汤（十八）

消痰食积：清肺止痛饮（十九） 吉利散（二）

登高跌扑伤，瘀血凝滞两肋痛者：大黄汤（二十） 吉利散（二） 和伤丸（四）

醉饱房劳：归原养血和伤汤（二十一）

伤寒发热：小柴胡汤（二十二）

左肋疼痛：活血止痛饮（二十三） 琥珀丸（四）

瘀血疼痛：琥珀散（十六） 和伤丸（四） 调理药酒（十）

不能开口：吉利散（二）　清心和气汤（二十四）

小便不通：琥珀散（十六）

内有瘀血：大黄汤（二十）

首骨碎损破伤风：疏风理气汤（十一）　止血定痛方（五）　补中益气汤（三十六）

目疾：明目生血饮（二十六）

鼻梁骨折：肚筋续骨丹（二十七）　吉利散（二）

缺唇：活血止痛散（二十八）

下颏：补肾养血汤（二十九）

天井骨：提气活血汤（三十）

肩骱：吉利散（二）

臂骱：吉利散（二）

手骱：吉利散（二）

手指：活血止痛散（二十八）

破指染止伤风：疏风理气汤（十一）　吉利散（二）　退毒定痛散（三十一）

臀骱：生血补髓汤（三十二）

断折损伤两腿：活血止痛散（二十八）　壮筋续骨丹（二十七）

膝骱：壮筋续骨丹（二十七）

盖膝骨：止痛接骨丹（三十三）

损折小膀：吉利散（二）　止痛接骨丹（三十三）　壮筋续骨丹（二十七）

脚踝骱：宽筋活血散（三十四）

脚面断折：壮筋续骨丹（二十七）　吉利散（二）

枪戟伤者：护风托里散（三十五）

刀斧磕伤头颅者：护风托里散（三十五）

刀勒咽喉者：护风托里散（三十五）　补中益气汤（三十六）

伤破肚腹：通肠活血汤（三十七）　补中益气汤（三十六）

骨碎如粉：生血补髓汤（三十二）　壮筋续骨丹（二十七）　吉利散（二）　调理药酒（十）

跌出背脊骨：疏风理气汤（十一）　补中益气汤（三十六）　吉利散（二）　和伤丸（四）

断折左右肋骨：接骨散（三十八）

捏碎阴囊：吉利散（二）　托里止痛散（三十九）　疏风理气汤（十一）

捏碎阳物：小便不通　琥珀散（十六）

小便若通：吉利散（二）

肛门谷道：通肠活血汤（三十七）　大黄汤（二十）　吉利散（二）　槐花散

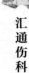

（十五）

火灾炮伤：清心去毒散（四十）

斩落手臂：托里止痛散（三十九）

压伤或断：疏风理气汤（十一） 接骨散（三十八） 吉利散（二） 补肾和气汤（四十一）

受倒插伤：吉利散（二）

伤头额角：吉利散（二） 疏风理气汤（十一）

小腹受伤疼痛：归通破血汤（四十二）

凡若凶症，大踢打危险重伤之候，用山羊血饮之可安，倘若置山羊血，看其真假之血，即将柴芯缚血，河井雨水相和，将血浸在水中三四刻提起，看血内挂大红细丝即真山羊血也，如样无红丝，假山羊之血也。

至命犯者穴道不治

囟门即天盖骨，碎髓出不治；两太阳重伤者，不治；截梁即鼻梁，两眼对直处，打折不治；突即结喉，折断不治；塞结喉下核骨，打伤不治；上室潭处，塞下为锁骨，锁骨已下直至人字骨悬一寸三分为节，下一节，凶一节；心坎即人字骨处，打伤晕闷久后，必血冲；食肚心坎下，丹田脐下一寸；三分内即膀胱，倒插伤不治，一月而亡；捏碎外肾，不治；脑后与囟门同看，百劳穴与塞对，天柱骨与突对，断者不治；尾了骨、两肾在脊左右与前脐对，打碎或笑或哭，不治；海底穴，大小便两界处，重伤不治；软肋左乳下即食肚，气门左乳上脉动处，伤即塞气，救迟不过三时；血海右乳下软肋，两乳上，左伤久发嗽，右伤发呃（音遏）。

验证吉凶

入门看病，审视轻重法

一看两眼：内有瘀血，白睛必有血，血筋多瘀血亦多，血筋少瘀血亦少，两眼活动有神，易治，否则难治；

二看指甲：以指擎其指甲放指，即还原色易治，少顷还原病重，若紫黑色者不治；

三看阳物：不缩可治，缩者难治；

四看脚指：与手指同看；

五看脚底：红活者易治，黄色者难治。

五绝全犯不治，如犯一二件尚可医治。

病人受打顺逆之法及受伤指要

向上打为顺气，平拳打为塞气，倒插打为逆气，各样内伤总怕倒插，血随气转，气逆即血凝，心前背后对处伤久成怯，小膀肚腹打伤久后成黄病而死。凡人初打其伤七日之内血气未曾积聚，只宜发散活血，十四日其瘀血或有定住在胸，其势方归大肠，大肠肚内作痛，要吃行药。凡人打伤，要看中指甲，黑凶；大指甲黑亦凶；眼内有血筋亦凶；脚底黄凶；面黑亦凶；伤卵子升上升下，十分凶症；肝经脉数，胸腹有瘀血，久后必吐血也。凡人打伤右胸，名为痰穴；左胸名为气门，右肋名为血海，左肋名为食肚，胸前名为龙潭穴，背脊为海底穴。左乳伤发嗽，右乳伤发呃。两腰为二珠穴，凡上身穴皆紧要之穴道也。踢打跌扑损伤，男人伤上部易治，伤下部者难治，以其气上升故也；女人伤下部者易治，伤上部者难治，以其气下降故也。凡伤须验在何部，按其轻重，明其受伤新久，男子气从左转，左属阳；女子血从右行，右属阴，要分气血之辨，此症既受脏腑脉络，又复验其生死迟速，然后可看症用药，或竟服吉利散治之。

看死症法

右肺、大肠、脾胃、命痰多者，左心、小肠、肝胆、肾死，眼白者死，唇吊者死，失枕者死，粪黑者死，口臭者死，斜视气响者死，喘急胸高者死，鼻耳黑色者死，捏空者即死，脑髓出者死，伤突者死，骨碎青色者死，捏碎卵子者死，勒断咽喉者死，大肠穿破者死，天井骨折断者死；两太阳命门胞背腰腹心口压碎如粉者，不能饮食，汤水不进，口眼不开，牙闭紧，小便闭塞，数日之内死。以上皆古今屡验之确论也。惟盖心骨断耳后，脑衣穿破，肾囊阴户肛门谷道伤极者，痛切难忍，毒气迷心，未有不死者。

图伤穴正、背面图（略）

跌打内伤治法

伤全体者死速，然后亦按其轻重随症用药，先以砂仁泡汤调吉利散服之，次以顺气活血汤服之，再以糖酒送服和伤丸四五丸，逐日早晨以调理药酒饮之，轻者即以红糖酒调吉利散，服之即安。

伤肩背者，看其轻重，如重者先将砂仁泡汤调吉利散服之，次以和伤丸酒化服，再饮调理药酒更妙，轻者用红糖和酒调服吉利散，即安。

伤左边者气促面黄浮肿，伤右边者气虚面白血少，即将行气活血汤治之，再服调理药酒，左右同治。

伤背者，五脏皆系于背，虽凶死缓，先服吉利散治之，次以和伤丸糖酒送下四五粒，百日见效，须服调理药酒为妙。

伤胸者，胸系血气往来之所，伤久必发咳嗽，喘气迷闷，面黑发热，主二三月而死，先服疏风理气汤，次服行气活血汤、吉利散可安。

伤肝者面主红紫，眼赤发热，主七日而亡，先服疏风理气汤，次服吉利散，后服琥珀丸即安。

伤心者，面青气少吐血，呼吸大痛，身体难于转动，主七日内而死，先服疏风理气汤，次服和伤丸，每日将百合煎汤，不时饮之。

伤食肚者，心痛阵作发热，喘肿如鼓皮之状，饮食不进，眼闭口臭，面多黑色，主七日死，先服疏风顺理气汤，后服和伤丸。

伤肾者两耳聋，额角多黑，面浮白光如哭状，肿如弓形，主半月而死，先服疏风顺气汤、补血汤，次服补肾活血汤三四剂，再服吉利散、琥珀丸，即可平安。

伤小肠者，小便闭塞，作痛发热，口干面肿，气急不时作痛，口有酸水，主三日而死，先以水酒各一盅，煎疏风顺气汤服之，次以吉利散，后用琥珀丸治之。

伤大肠者，粪后红血，面赤气滞急涩，主半月而死，先服槐花散，次服吉利散，后服和伤丸；粪前血者乃重伤也，非大肠之火，看症须斟酌，即用槐花散，尚宜加减为妙。

伤膀胱者，小便痛涩，不时有尿滴出，肿胀发热，主五日而死，先服琥珀散，次服行气活血汤。

伤肾囊阴户者，血水从小便滴出，肿胀痛极，心迷欲死，主一日内死，服琥珀丸，后服行气活血汤。

伤胸背者，面白肉瘦食少，发热咳嗽，主半月而死，先服疏风理气汤，后服和伤丸。

伤气眼者，气喘大痛，夜多盗汗，身瘦少食不安宁，主一月内死，先以砂仁泡汤调吉利散，次以酒煎补肾活血汤，后服调理药酒、和伤丸。

伤血海者，血多妄行，口常吐血，胸前背后板滞作痛，主一月而死，先饮活血汤，后服吉利散，再服调理药酒可安。

伤两肋者，气喘大痛，睡如刀割，面白气虚，主三月内死，先饮行气活血汤，次服和伤丸。

两肋痛者，肝火有余，气实火盛之故也，须用清肝止痛汤治之。

浊痰食积流注而肋痛者，须投清肺止痛饮治之，次用吉利散服之。

登高跌扑损伤，瘀血凝滞而肋痛者，急将大黄汤治之，次服吉利散，后用琥珀丸即安。

醉饱房劳者，脾土虚乏，肝木得以乘其正位，而胃脘发，心连两肋痛，急投归原养血汤治之，再以十全大补丸加减，每朝送下三钱。

伤寒作热而两肋痛者，以足少阳胆经、足厥阴肝经之病，用小柴胡汤加减治之。

左肋痛者，痰与食也，先须通利痰食，顺气宽胸，次以活血汤、止痛饮，后用琥珀丸即愈。

瘀血疼痛者，伤处有红肿高起，肥白人发寒热而痛，多气虚；黑瘦人发寒热而痛，内有瘀血，兼腰痛者，日轻夜重，此瘀血停滞作痛，宜琥珀散治之，行后用和伤丸，再服调理药酒至愈。

跌打踢伤而两肋痛者，另有引经药医治，夫引经药必须验看真确，然后发药，若伤上部用川芎，伤手用桂枝，在背用白芷，胸腹用白芍，膝下用黄柏，左肋用青皮，右肋用柴胡，腰用杜仲，下部用牛膝，足用木瓜，周身用羌活，女用香附，顺气法用砂仁，通窍法用牙皂，煎剂及丸散修合，均须看症加减，不可不精也。

凡人受跌打重伤，即名医而无法就用药饵，如患者不能开口，即以牙皂末吹鼻内得嚏即开，随以韭菜白根捣汁顿热，和童便灌入口内，如纳不入，此为不治之症；若纳，而同瘀血吐出者，辨其轻重，先以吉利散用砂仁汤调服，次服清心和气汤，外贴接骨膏，至重者不吐血，头又昏迷，亦将韭菜汁、陈酒服下。如破碎损伤折断者，即用封口药护之，如小便不通，用琥珀散通之；如腹内疼痛，必停瘀血，急将大黄汤行之，后当随症用药。

捏伤阳物者，看其小便，不通急投琥珀散行之，若通者竟将吉利散。

踢伤肛门谷道者，看其肛门肿胀，大小便不通，或有血或无血。若肛门肿胀，急投通肠活血汤；或大便不通，竟将大黄汤行之；若果血来紫者，不妨以吉利散治之；若鲜红者，伤于大肠，急投槐花散；如身热即用除热之药；若大便已通，竟用大黄汤行之；血已止，竟服通肠活血汤五六剂可愈。

倒插致命穴者，牙关紧闭，眼不开，口不闭，先以砂仁汤使之顺气，次将吉利散用淡姜汤调服。

损伤小腹者，疼痛如涩滞，小便闭塞，一步不可走，其内必有瘀血故作痛也，宜投归通破血汤；小便二三日不通，尚可救治，延久难治，不与大便可比。

踢伤海底穴，在肾囊肛门之际，看其伤之轻重，或肿或黑或紫或红，如肿而兼红者，其痛难忍，先服行气活血汤，外贴伤膏，又服吉利散；如肿而青黑，身发热，小便不通，卵子不时升上升下，气塞迷闷，小腹作痛，内必有瘀血，须服疏风理气汤、活血汤，次服琥珀散，外贴损伤膏，再服吉利散；谷道胀肿，大小便不通，日夜发热，饮食少进，坐卧不安，先服疏风顺气汤，次服琥珀丸；气喘发嗽或笑或哭，小便滞涩不畅，红肿不消，阵阵作痛，先服补肾活血汤，次服吉利散，调理药酒；如受伤即不能言语，不苏人事，口出唾涎，喉鼻息俱无，六脉沉细，唇白者，此为凶症。胸心跳动，或可救治，先以猪牙皂吹鼻得嚏，如无，再以灯心戳入得嚏，后即以砂仁汤灌入，另以吉利散、砂仁汤调服，次用疏风理气汤、止痛散之类；若身无寒热而无前症，即以补肾活血汤、调理药酒而安；如犯前症，治法添酌，外贴损伤膏；如不犯者，惟微痛，只须吉利散、砂仁汤调服，外贴损伤膏可愈矣。

正骨外伤治法

夫人之首原无臼骺，只有损碎有之，则跌扑损碎之症，若见脑髓出者难治，骨青者难治，骨碎如粟米者尚可救，大则不可。若犯此症，先将止血定痛散敷之，使其血不涌流，俟血稍定，再以金疮药敷之，须避风戒欲，患者自宜慎之。若破伤风，牙关紧闭，角弓反张，即以疏风理气汤治之，俟身不发热，再投补中益气汤服之即愈矣。

伤目，倘珠落出者，先将银针蘸井水点收珠散入红筋，次用青绢温汤挪进，用还魂汤服之，再以明目生血饮服之，目丝断者不治。

折断鼻梁骨，必须捏正断骨，先用止血散掺之，服壮筋续骨丹，其外自然平复，如不断破而伤，惟用损伤膏贴之，内服吉利散而愈。

缺唇之症，先用代痛散（即麻药）敷之，将油绵线缝合，不可食物，逐日饮人参汤而已，后将细米粉烊薄米汤饮之，切不可笑，俟痊愈日，方可食物言笑矣。此症最难医治，须用心斟酌视治，缝合之后，即将金疮药调敷患处，内服活血止痛散，如血冷必须用代痛散，以利刃略镰破，待其血热稍流出即缝合之。第一手法快便为主，仍用煎药调理而可痊愈。

颊骺脱落者，言语饮食皆不便，多由肾虚者得此症，此骺如剪刀形，连环相扭，用绵裹大指入口，余指往下边缓缓捺下推进而上，服补肾养血汤，再以补肾丸调理药酒。

跌伤千金骨（即头颈骨），其骨不能绑缚，多数损骨在外，此实凶症，务必擎平其骨，先贴损伤膏，次服吉利散，以砂仁泡汤服下，使骨相对，用绵布连肩背络之，投提气活血汤三四剂而安。此症伤重者必死，折断不过三四时即死，轻者无妨，只须煎药调理。

肋骨断折骨不能对，必须以手术使之平复，外贴接骨膏，内服壮筋续骨丹可安。

肩骺与膝骺相似，膝骺迭上有力，肩骺迭下有力可上之，先将一手握住其肩，下握住其手，缓缓转动，使其筋舒，患者坐于低处，使一人抱住其身，医人两手又捏其肩，抵住骺骨，将腋夹住其手齐力而上，绵裹如蛋大落在腋下，外贴损伤膏，内以羌活桂枝煎汤调吉利散服之。

臂骺出臼，一手抬住其腕，一手握住其脉踝，先鞠其上，而后抬其腕，竟捏其平凑拢可也，外贴损伤膏，内以舒筋之品调吉利散服，扎缚包裹，必用白布做有孔眼，恰落其臂骨。须正好两头布，只消两条亦可。

手骺迭出，一手按住其五指，一手握住其臼，手掌鞠起，手骺鞠下一伸而上也。此乃会脉之所，即以桂枝煎汤调吉利散，骺出不用绑缚，如断方用绑缚，先贴接骨膏，绵布包裹，用阔板一片，按住患处，共享杉木板四片，长三寸缚之，俟痊愈日放之。

手指有三骱，中指出者有之，易出易上，两指捻伸而上也。以桂枝煎汤调活血止痛散，外贴损伤膏，不然最难忍痛也，切不可下水洗净。

人之一身十指最痛，若破伤风其指连心之痛也。中指比别指尤难，若破伤风其一指，即将疏风理气服之，外将金疮药敷之。如人咬伤者，将童便捏去牙龈毒气，用龟板煅灰研极细末，以真麻油调搽，又将麻油纸钉点火远指略熏其受伤处。若犯破伤风，亦投疏风理气汤一二剂，后服吉利散。且刀斧磕伤易治，人咬者有毒难医，内多服退毒定痛散，如遇有人咬伤者，十有九死，治之尤难，不可不辨也。

大臂与小臂伤折，与大腿小膀同治，惟服药下部须加牛膝、木瓜；上部加川芎、桂枝。

豚骱比诸骱尤难，此臼出则触在股内，使患人侧卧，出内手随内，出外手随外，上手捺住其腰，下手捧住其弯，将膝鞠其上，出左扳于右，向右扳伸而上也；出右扳于左，向左扳伸而上也。外贴损伤膏，内服生血补髓汤，仍用调理药酒即安。

豚骱易折两腿，伤为两段，则医人在于绑缚，使患人侧卧在床，与好腿取齐，次用损伤膏贴之，要用布二条，阔二寸，长五尺，裹于膏药上，外将纸包好，杉木板八片，长七寸，将绵布三条与板均齐绑缚，内服活血止痛散三四剂，服壮筋续骨丹，调理药酒而愈。

膝骱此臼油盏骨在上盖之，骱迸出于上，使患者仰卧，一人抬起，若出于左，随左而下，出于右，随右而下，医者缓缓双手扶捺，手握住其膝，下手则抬起，握住其脚弯，使臼对膝，上手则捺膝，下手则抬起其必上矣，先贴接骨膏，次服壮筋续骨丹而愈。

盖膝骨又名髌骨，其骨如跌碎或两块或三块，将脚伸直揪平其骨，用薄篾片照膝骨大做一篾圈，将布卷于圈上，再以布四条扣于圈连下缚之着肉，贴伤膏一张，即投止痛接骨丹治之，饮食用鸭煮烂食，不拘几只，其受患足切不可下床，须用绵软之物放于脚弯，逐日增高垫起，如是日后可以弯曲，不然愈后仍不便行走，弯至如急而曲高，又恐碎骨未曾长好复碎也，如要大解，须马桶床沿一样高解之可耳，俟痊愈方可去圈，而忌水洗。

煎药方： 当归　羌活　丹皮　乳香　没药　续断　牛膝　陈皮　赤芍　加皮　红花　生地　木瓜以上各一钱五分　甘草三分　如身发热加柴胡、桔梗一钱五分；如肿加黄芩五钱，上用水酒各半，空心服，不拘几帖，多则七八贴，或用丸散调理为妙。

小膀有二骨，一大一小，一胫折者易治，二胫折者难医。如藕劈者易治，两段者难医。尚有触破皮之凶症，又折又破，急于外治，先将金疮药敷之，内服吉利散，如在炎天敷药，一日须换二次，在寒天二日换一次，若患此症，则与大腿同治。若犯此症，骨必在皮肉上，而后将骨对正，不可熏洗，恐后伤毒故也，敷用金疮药。如骨折皮肉不破，俟骨平复，外贴损伤膏，然后绑缚，须用杉木板六片，长三寸五分，上骨断上板长五分，下骨断下板长五分，取其担力。此症最痛，必须先服止痛接骨丹数次，再服壮筋续骨丹，调理药酒而愈。

脚踝骱易出易入，一手抬住其脚踝，一手扳住其指，出右手偏于右，出左手偏于左，脚指鞠上，脚跟鞠下，一伸而上也。外贴损伤膏，内服宽筋活血散治之。

男妇人偶别脚指，前半节或翻上断，或下断，而医者即以左手握住其脚之两侧，再以右手捏平而镶上也，外贴损伤膏，须以脚带裹紧，内服壮筋续骨丹，或竟服吉利散数帖即安，须忌水洗。

其外尚有促筋失枕，刀斧磕伤，骨碎补骨之奇，亦备言止于左。大抵舒筋必用宽筋散煎汤熏洗为主，手足之筋皆在手指之动，指动此必筋也，就此筋用汤挪洗，缓动微舒伸，凡骨节断折者，不可多洗熏。

失枕有卧时一时误失者，使其低处坐定，一手扳其首，一手扳其颈下，缓缓伸直也，服吉利散。如人受打极凶，大便不通，用皂角末以蜜调和丸，如橄榄大，塞入大便内即通矣。如人受阴险伤者，十有九死。

枪戳伤者，看其伤处致命不致命，伤口深不深，致命处而伤，不伤亦无害。若在腹，必探其深浅，恐深入伤五脏，入脏者难治；伤于外口者，出血不止，先敷止血定痛散；伤口深者，待其血水稍定，竟将金疮药封固，内服护风托里散即安。

刀斧磕伤头额者，防其身发热，一见即以金疮药封之，护风为上，尤须诊脉，沉细者易治，洪大者难医。伤于硬处者，看其骨损与否，软处者看伤浅深，损骨先疗骨，伤肉先疗肉。生肌法，刀斧磕伤与触伤不同，外敷金疮药，内服护风托里散。更详前首论，原无白骱参用。

刀勒咽喉者，观其刀平不平，有湾否，有湾者深也，无湾者浅，两刀勒者易治，一刀勒者难治。若破食喉，或半边，或全断者，急将油线缝合，看其不止，将五倍子、滑石等分为末，干掺治之，后将金疮药封口，内服护风托里散四五剂，便其身不发热。若寒热，定将服补中和气汤加人参一钱即安。若气管已破断者，不治矣。

肚皮穿破，大肠流出者，此症固险，实无害也。医者当去其指甲，恐伤破其大肠也，如伤而反受其害矣。内脏不伤易治，易药饮食如常，可保无妨，将温肠揉上，用油绵线缝其皮，竟将金疮药封固，内服通肠活血汤五六剂，再服补中益气汤可愈。

凡骨损碎如粉者，看其伤处破否，破则必须取出碎骨，外将金疮药封固，内服生血补髓汤，再服壮筋续骨丹；如骨不碎不破，捏骨平复，外贴损伤膏，内服壮筋续骨丹，再以吉利散红糖调服；如不破碎者，亦将损伤膏贴之，再服调理药酒。

凡登高跌扑损伤上下背脊骨者，若破，看脊骱出否，若骱出又破者，即将碎骨用指轻轻揿平，急以止血定痛散敷之，后将金疮药封固，急投疏风理气汤；如不发寒热，即以补中益气汤；如不触出并不破碎，皮肉不破者，外贴接骨膏，内服吉利散，次以调理药酒和伤丸即愈矣。

伤折左右肋骨者，然此骨难以绑缚，将手揿平后，外用损伤膏，内以接骨散久服则愈。

捏碎肾囊卵子拖出者，以指轻轻托进，将油绵线缝合，或以活鸡皮贴之，外以金疮药封固；若不发热，竟将吉利散治之，次服托里散；若身发热，急投疏风理气汤；若卵子捏碎者，此凶症不治也。

火灾及炮打伤者，然此症有最重最轻之论。最重者，恐其火毒入于脏腑，不能饮食，更畏食热物，或思饮冷水，此乃火毒入内太重之故也。急投清心去毒散，最轻者火毒未入脏腑，饮食如常，亦将去毒散服之，此乃预防火毒内陷，伤皮肉处以琥珀散敷之。

斩落手臂指脚膀腿者，此症乘其血热凑上为妙，若血冷骨不相对，此治之不及矣。人虽不死，然亦不能完全体肤，若血热凑上，立将止血散敷之，再以金疮药封固，内服托里止痛散，再服调理药酒，或理气之剂。

倾倒压脱骨节者，若伤头，看其头破又兼骨碎者，将铜钳钳去碎骨，若不去碎骨，恐有后患而不能收口也。第一畏破伤风，内服疏风理气汤，次服接骨散；若伤两太阳，晕迷不醒，饮食不下，口不能言者，不治；若脑髓出者，亦不治；折断千金骨者，不治；若伤胸背肝胆五脏，兼不能言语，不进饮食，尚可救治，因其气闷在心，急将吉利散用砂仁汤调服；若受伤后就吃药，尚可医治；有寒热者，急服疏风理气汤；若不受此药，缓两日将吉利散治之；若重伤腰子不治，如轻伤皮肉者，外贴损伤膏，内服补肾和气汤、调理药酒而安。

凡患症者务必戒欲，耐心散气，避风寒，慎暴怒，节饮食过饱，忌食鸡鹅、牛羊肉、蛋醋面、萝葡笋、生冷炙炒发物，识者自宜慎之。凡孕妇患伤者，切莫轻就。

伤科论方

第一方　接骨膏（又名损伤膏）：当归　川芎　赤芍　杜仲　白芷　防风　大黄　姜蚕　川乌　草乌　羌活　独活　荆芥　黄芩　黄柏　蝉蜕　贯众　龟板　连翘　金银花　穿山甲　皂角刺　以上各一两　五倍子　蜈蚣　茅尼各五钱　蛇蜕半条　金毛狗　白及　乌药　官桂　血余　红花　秦艽　延胡　丹皮　青皮　甘松各五钱　山柰　上用真豆油五六斤，渐下诸药，煎至滴油不散，候药枯滤净去渣，将东丹二包炒黄色，以筛入调匀，滴入水内，看老嫩，再加乳香、没药各五钱、樟冰一两、蟾酥三钱，调入和匀去火气，摊布上，另加麝香三分更妙。

第二方　吉利散（又名七厘散）：血竭一两　乳香一钱五分　没药一钱五分　红花

一钱五分　儿茶一钱二分　朱砂一钱二分　麝香一分五厘　冰片一分二厘　上药研细末，将红糖陈酒调服，每服三分。

第三方　封口金疮药：治刀斧磕伤，血流不止，功能生肌收口。乳香五钱　没药五钱　麝香一钱　血竭五钱　白及四钱　樟冰一钱　白占若干，看老嫩随量酌用。另用猪油半斤熬煎去渣，另放候用，惟以菜油八两炭火熬，先下白及，熬至枯色滤去渣，然后以猪油和入，再下细药，将夏布滤净，下白占调匀，候冷去火气，约五六日，研细末，收贮瓶内听用。此原方：茄虫五钱　艾绒七分　更妙。

第四方　琥珀丸（又名和伤丸）：归身　苏木　生地　熟地　羌活　丹皮　杜仲（盐炒）　白术各一两　赤芍　南星　陈皮　独活　续断各五钱　乳香（去油）　没药（去油）　川芎　黄芩　桂枝　青皮各五钱　白芍五钱　木瓜　牛膝　苡仁各一两五钱　琥珀一钱　五加皮一两　桑枝一钱　甘草二钱　柏木一钱五分　黑豆一合　肉桂一钱　上为细末，红糖为丸，重一钱五分，一丸空心陈酒送下。

第五方　止血定痛散：降香　五倍子各一钱　花蕊三分　陈石灰五分　上为细末，听掺用。

第六方　琥珀膏：生肌长肉之要药。当归一两　生地一两　尖圆五钱　郭用三钱　上用真菜油四两、猪板油二两，将当归、生地与菜油熬熟滤去渣，好猪油熬炀调和，将黄占收，老嫩不拘多少，贮瓶内听用。

第七方　代痛散（即麻药）：蟾酥三分　麝香二分　乳香六分　没药六分　上研极细末，干掺二三厘。

第八方　顺气活血汤：伤全体。归身一钱五分　羌活　生地　红花　牡丹皮　牛膝各一钱　桔梗　厚朴　木通各八分　陈皮五分　枳壳五分　甘草三分　水酒各半，煎八分服，加砂仁末空心服。

第九方　行气活血汤：伤左右两边。青皮　羌活　归身　红花　苏木　生地　杜仲各一钱　木香　陈皮各五分　木通　丹皮各八分　川芎八分　甘草三分　上以水酒各半，加砂仁一钱煎服，若身热加柴胡一钱。

第十方　调理药酒方：归身　羌活　红花　杜仲　骨碎补　牛膝　淫羊藿　木瓜各二两　续断　青皮　陈皮　丹皮　乳香　没药各一两　虎骨三两　甘草五钱　生地　熟地　山楂各三两　加皮四两　上用陈酒三斤加砂仁末二两、桃仁四两、大黑枣三十枚，煮三炷香为度。

第十一方　疏风理气汤：防风　羌活　陈皮　威灵仙　当归　青皮　紫苏各一钱　独活　枳壳　细辛各七分　五加皮三钱　苏木二钱　白芷　川芎各六分　红花　黄芩各五分　甘草三分　上用水酒各一碗煎八分，加砂仁一钱，不拘时服，渣再煎。

第十二方　疏风顺气汤：治伤肾。当归　赤芍　防风　白芷　灵仙　熟地　青皮各一钱　杜仲一钱五分　川芎八分　陈皮　牛膝五分　肉桂三分　甘草三分　流水煎，空心服，不加引。

第十三方　补肾活血汤：归身　红花各一钱五分　川芎一钱　熟地二钱　杜仲（盐炒）二钱　五加皮一钱　白芍一钱　陈皮五分　肉桂三分　甘草三分　灵仙一钱　水酒各半，煎八分，空心服。

第十四方　疏风顺气汤：治小肠。青皮　木通　厚朴　泽泻　枳实　黄芩　防风　砂仁各一钱　陈皮　没药各五分　红花八分　乳香六分　甘草三分　水二碗煎八分，空心服。

第十五方　槐花散：治伤大肠。槐花四两　黄芩二两　上二味炒研细末，每服三两，灯心汤下。

第十六方　琥珀散：治伤膀胱。赤芍　杜仲　柴胡　陈皮　紫苏　防风　木通各二钱　琥珀五分　桃仁一钱　大黄（生用）二钱　羌活（生用）一两　芒硝八分　甘草三分　水酒各半煎，空心服。

第十七方　活血汤：治伤血海。归身　红花　生地各一钱　槐花一钱五分　地骨皮一钱　木通一钱　陈皮八分　青皮一钱　香附　白芍各一钱　乌药一钱　甘草三分　加砂仁水煎。

第十八方　清肝止痛散：治两肋痛。当归　羌活　柴胡　黄柏　丹皮　防风　红花各一钱　乳香　没药各六分　黄芩　赤芍　桔梗　陈皮各八分　甘草三分　上以水二盅加姜三片煎八分，空心服。

第十九方　清心止痛饮：治消痰食积。川贝　枳实　沙参　灵仙　青皮　香附各一钱　陈皮　丹皮各八分　麦冬一钱五分　甘草三分　加灯心二十根，水煎空心服。

第二十方　大黄汤：木通　桃仁　苏木　羌活各一钱　陈皮　归尾一钱五分　大黄（生用）二钱　朴硝一钱　甘草三分　用阴阳水各半煎服。

第二十一方　归原养血和伤汤：治一切虚劳内伤。归身　生地　羌活　红花　加皮　木瓜　熟地　续断　牛膝各一钱　陈皮　肉桂各五分　川芎八分　黄芩　青皮各六分　杜仲（盐炒）一钱四分　甘草三分　水酒各半煎，空心服。

第二十二方　小柴胡汤：治伤寒发热两肋痛。柴胡　人参　半夏　黄芩　丹皮各一钱　甘草三分　上以水二盅煎八分，空心服。如心闷加枳壳、黄连、桔梗各七分。

第二十三方　活血止痛饮：治左肋痛。当归　羌活　青皮　麦冬　生地　续断　红花　苏木各一钱　川芎　白芍　乳香　没药　加皮各一钱　陈皮　枳实六分　防风六分　甘草三分　上以水酒各半，加灯心二十根煎八分，食后服。

第二十四方　清心和气汤：治跌打重伤吐血后用。麦冬一钱五分　百合一钱四分　橘红一钱　紫菀一钱　丹皮一钱　苏木一钱　槐花二钱　山药一钱　厚朴八分　香附八分　青皮一钱　甘草三分　加灯心二十根，以水煎八分，空心服。

第二十五方　补中益气汤：人参　升麻　柴胡　橘红　当归各五分　黄芪一钱

甘草三分　水煎服，不加引，渣再煎。

第二十六方　明目生血饮：生地　当归　谷精珠　甘菊　白蒺藜（炒）各一钱　羌活　川芎　白芍　白茯苓各八分　荆芥八分　防风　薄荷　连翘　细辛各七分　枳壳一钱　甘草六分　加灯心二十根，水煎空心服。

第二十七方　壮筋续骨丹：甘草　川芎　羌活　独活　防风　木通　延胡索　当归　红花　香附　陈皮　枳壳　生地　丹皮　牛膝　乌药　青皮　麦芽　白术　桂枝　桃仁　木瓜　神曲　杜仲各五钱　柴胡　黄芩　荆芥四钱　加皮二钱　苏木一钱　上药共研细末，将红糖调服热酒过口，大人每服五钱，小儿每服三钱，酌量加减，用此方浸酒更妙。

第二十八方　活血止痛散：治缺唇。当归　羌活　独活　荆芥　川芎　甘草　桃仁　木通　乌药　续断　陈皮　乳香　没药　加皮　红花　防风　苏木等分　加灯心二十根，水酒各半煎服。

第二十九方　补肾养血汤：治伤下颊。生地　熟地　归身　杜仲（炒）各一两四钱　白芍　红花　川芎　白术（土炒）各一钱　陈皮　青皮各六分　用水酒各半，加大枣十枚煎服。

第三十方　提气活血汤：治伤千金骨。川芎　桔梗　当归　陈皮　苏木　熟地　黄芪　茄皮各一钱　红化　桂枝各五分　羌活　白芍　甘草三分　流水煎服，加大枣三枚。

第三十一方　退毒定痛散：连翘　羌活　荆芥　花粉　乳香　没约　当归各一钱　独活　防风　川芎　银花　续断各八分　甘草三分　上用水酒各半煎服。

第三十二方　生血补髓汤：治豚骺。当归　生地　熟地　白术　枳壳　荆芥各一钱　白芍一钱　续断　黄芪　熟艾　香附　羌活　防风　陈皮　杜仲　丹皮各八分　川芎　干姜　牛膝　独活　加皮各七分　红花五分　茯苓八分　甘草三分　流水煎，加黑枣三枚同煎。

第三十三方　止痛接骨丹：治伤膝骨。乳香　没药　当归　续断　红花　羌活　加皮　苏木各一钱　青皮　白芷　丹皮各八分　甘草　以水酒各半煎服。

第三十四方　宽筋活血散：治脚踝骺。羌活　防风　独活　香附　桃仁　当归　茄皮　苏木　木瓜　木通　续断各一钱　荆芥　乌药八分　红花五分　天花粉七分　杜仲二钱　枳壳七分　甘草三分　加灯心二十根，水酒各半煎服。

第三十五方　护风托里散：治枪戳伤。羌活　生地　灵仙　黄芩　茯苓各八分　独活　薄荷　花粉　细辛各七分　白芍　防风　川芎　荆芥　黄芪　当归各一钱　姜蚕五分　甘草三分　加姜一片、枣二枚，水二盅煎服。

第三十六方　补中和气汤：人参　柴胡　白术　防风　当归各一钱　升麻五分　陈皮五分　枳壳五分　橘红八分　甘草三分　水煎服。

第三十七方　通肠活血汤：治伤破肚腹。枳壳　陈皮　青皮　苏木　乌药　续断　羌活　独活　木通各七分　桃仁　红花各五分　大黄　当归　熟地　元胡索　大腹皮各一钱　加皮八分　甘草三分　水酒各半，煎服。

第三十八方　接骨散：治折断左右肋骨。续断　羌活　木通　生地　香附　红花　丹皮　茄皮　乳香　没药各一钱　乌药八分　肉桂五分　归身　木瓜八分　甘草三分　水酒各半，加砂仁一钱，煎服。

第三十九方　托里止痛散：治捏碎肾囊。归身　黄芪　生地　羌活　续断　红花　乳香　没药各一钱　陈皮　桂枝一钱四分　白术八分　肉桂三分　加砂仁末，水煎服。

第四十方　清心去毒散：治火炮伤。防己　泽泻　柴胡　玄参　升麻　青皮　甘草各一钱　木通　知母　桔梗　枳壳各八分　葛根　黄芩各一钱四分　加淡竹叶五钱，水煎服。

第四十一方　补肾和气汤：红花　杜仲　熟地各一钱五分　青皮一钱　黄芪一钱　黄芩七分　陈皮一钱　丹皮一钱　川芎二钱　当归二钱　炙草八分　加枣三枚，水煎服。

第四十二方　归通破血汤：治小腹疼痛。归尾二钱　木通一钱五分　赤芍一钱　生地一钱四分　木瓜一钱　陈皮八分　桃仁一钱　苏木一钱　丹皮八分　泽泻一钱　甘草三分水酒煎服。

第四十三方　铁砂丸：治脱力内伤。当归五钱　杜仲一两　牛膝五钱　香附一两　茯苓五钱　厚朴一两　陈皮一两　茅术一两　针砂一两　皂矾一两　上枣膏为丸，如桐子大，每朝服二钱。

第四十四方　黎洞丸：治初死者灌下即活，兼敷患处。郁金三钱　麝香三钱　阿魏三钱　砒石一分　大黄三钱　自然铜三钱　牛黄一分　雄黄一钱　血竭三钱　冰片三分　儿茶三钱　乳香（去油）三钱　天竹黄三钱　真三七（煎膏广者炒）三钱　藤黄（绵纸包好，粪池内浸三日）三钱　上药共为末，冬天热蜜五钱　黄占三钱　夏天蜜三钱　黄占五钱　化开为丸，重五分，蜡为衣，不可泄气，最重者三丸，酒化服。

第四十五方　鸡鸣散：治从高坠下及木石所伤。大黄（酒煎）一两　归尾五钱　桃仁（去皮尖）七粒　以酒煎，鸡鸣时服能下瘀血，即愈。

第四十六方　治血止痛散：治打扑损，伤膜落车，一切疼痛。乳香　没药　赤芍　白芷　川芎　当归　生地　丹皮各二两　甘草五钱　同为末，每服三钱，温酒入童便调服。

第四十七方　仙人接骨止痛方：地鳖种（炒干）一钱　土狗（焙干）人骨三钱　巴豆（去油）三钱　上药共为末，先服一钱，次服五分，又合无巴豆者二服，各五分，再服有巴豆者五分，每服以烧酒服即愈。又方：地鳖虫（干焙）一钱　半夏一钱　巴豆霜一钱　共为末，每服三分，酒调服。

第四十八方　接骨紫金丹：治跌打损伤骨折破伤，瘀血攻心，发热昏迷，人事不省。硼砂　乳香　没药　血竭　大黄　归尾　自然铜（醋煅）　地鳖虫（焙干去足）各一钱　共为末，磁瓶收贮，每服一分，热酒调下。

第四十九方　补损接骨仙方：治跌打损伤，骨断筋折，皮肉破烂，痛不可忍。当归　川芎　白芍　生地　补骨脂　木香　防风　五灵脂　地骨皮各五钱　乳香　没药　血竭各一钱　加夜喝花、榆树根皮各五钱，入大壶内，烧酒一壶重汤封固，煮一炷香存性，服之即愈。

第五十方　神仙保命丹：治跌打损伤，痈疽发背。西牛黄　冰片五钱　胎骨（煅）五钱　麝香五钱　白芷　穿山甲（炒）　蛤粉（煅）一两　自然铜（醋煅七次）二两　大黄四两　胡椒二两　乳香　没药　归尾　桃仁　苏木　灵脂　赤芩　赤芍　木香　血竭　五加皮各一两　无名异三两　甜瓜子（炒）一两　千金子（去油）四钱　土鳖虫（焙干）一升　大戟　山慈菇各一两　山豆根五钱　朱砂五钱　共为细末，蜜丸如弹子大，朱砂为衣，再以金箔为外衣，晒干入磁瓶封固，不可泄气，每服一丸，陈酒送下。

第五十一方　神效接骨方：地鳖虫（阴干）一斤　乳香　没药　龙骨　自然铜（醋煅）等分　麝香少许　共为末，每服三分，入地鳖虫酒调服，用时以骨对正扎好后，服药。

第五十二方　如圣金刀散：松香末七两　白矾一两五钱　枯矾一两五钱　共为末，掺伤处，绵纸盖好，以绢扎之三四日后，必焮痛作脓，葱汤洗去，再掺生肌散三日三次，痛止再以玉红膏掺之，葱汤日洗日掺，须避风。

第五十三方　桃花散：风化石灰半升　大黄一两五钱　切片同炒灰色变红，地上去火毒，筛去大黄，研细掺伤处，绢扎血止后，葱汤洗净，掺玉红膏，即长肉生肌，忌房事发物。

第五十四方　玉红膏：治棒疮，痈疽疔发溃流清脓。白芷五钱　当归一两　轻粉四钱　甘草一两二钱　白占一两　紫草二钱　血竭四钱　麻油一斤　先将白芷、当归、紫草，油内浸三日，慢火微熬枯，滤去渣，复煎滚，入占竭化尽，分四碗，以膏盛水内，又入轻粉搅匀，浸一伏，取起听用。

第五十五方　玉真散：治法同上。南星　白芷　防风　羌活　灵仙　白附子等分为末，热酒调服二钱，倘有瘀血，加童便调服，至重者昏死，惟心腹尚温，连进三服即效。疯犬咬伤，以漱水洗净，搽上毒去，即效。

第五十六方　镇风散：治破伤风诸药不效，病危不治者，兼治猪羊牵风。鱼胶（切块炒）　相粉（炒）　皂矾（炒红）各一两　朱砂三钱　上共为末，热酒冲服二钱，两服即愈。

第五十七方　生肌散：主生肌长肉收口。赤石脂三钱　龙骨二钱　血竭二钱　轻粉一钱　乳香一钱四分　没药一钱四分　共研无声为度。

第五十八方　定风散：治破伤风及刀刃并疯犬咬伤，定痛生肌。天南星　防风等分　为末，破伤风以药敷疮口，后以温酒调服一钱，如牙关紧闭，角弓反张，用药二钱，童便冲服。

第五十九方　羌活防风汤：治破伤风初传在表。当归　川芎　白芍　防风　羌活　藁本　细辛　地榆　甘草（炙）各一钱　水二盅，煎热服，若大便不通，加大黄；身热加黄芩。

第六十方　调中二陈汤：已服行药后，当服此药二三帖。陈皮　半夏　茯苓　甘草　枳壳　红花　川芎　腹皮　当归　白芍各八分　防风　槟榔　黄芪　紫苏各六分　桔梗　青皮　乌药　苏木　枳实（炒）各六分　木香三分　水二盅，姜三片、大枣二枚，煎八分，不时服。

第六十一方　花蕊石散：治切伤损筋断骨，疼痛不止，新肉不生。乳香　没药　羌活　紫苏　细辛　草乌　厚朴　蛇含石（便煅三次）　白芷　降香　当归　苏木　檀香　龙骨　南星　轻粉各二钱　麝香三分　花蕊石（便煅七次）五钱　上为细末，磁瓶收固，伤处用葱汤洗净掺上，绵纸盖扎，一日一洗立效。

第六十二方　生肌丹：治法同上，并不能收口者。石膏　轻粉　赤石脂　黄丹　龙骨　血竭　乳香　樟脑各三钱　上为细末收贮，先用甘草、当归、白芷各一钱煎汤洗患处，然后掺上软油纸盖扎，一日一洗，立效。

第六十三方　如圣散：川乌　草乌各三钱　苍术　细辛　川芎　白芷　防风各一钱　上共为末，每服六七分，酒调服，忌油腻晕腥面食。如疯犬咬伤，加两头尖、红娘子各一钱，酒调服；蛇蝎犬伤，口含盐水洗之，掺上金疮药，流血不止掺之，汤伤井水调鸡毛刷上，杖伤有血干掺之。

第六十四方　大成汤：治受伤瘀血内攻。陈皮　当归　苏木　木通　红花　厚朴各一钱　枳壳二钱　大黄三钱　朴硝二钱　甘草五分　水二盅煎八分，不拘服，加生蜜二匙。

第六十五方　四逆死症末药方：硫黄（分七股听用）四两　青铅（铜勺内溶化，入硫黄一股炒，候烟尽再入一股，七股炒完，铅色变黑，取起听用，研细末）四两　乳香　没药（去油）各五钱　江子（去壳油）十粒　血竭　三棱　蓬术（醋炒）　归尾　辰砂各五钱　南藤三钱　西香一两　赤芍五钱　母丁香三钱　制半夏三钱　乌药（炒）五钱　麝香三分　肉桂二钱　共为细末，每服三钱，滚白酒调下为止。气绝者，撬开口灌入即苏；骨断处将煨姜一大块切，平擦药力即到伤处矣；如伤极重者，加药土木别四个（切片焙干研末）、胎骨五钱、杜醋浸四五次，新瓦加雄猪油二两，慢火炙完油为度，研末，二味和匀，用三分立效，磁瓶封固。

第六十六方　退风散：治破伤风角弓反张，不省人事。防风一钱　荆芥五分　薄荷七分　姜蚕（炒）五分　天麻（酒浸）　白芷　麻黄　茯苓　归身各一钱　甘草三分水二盅，姜七片煎服。

第六十七方　拔箭散：治箭镞入骨不可拔者。巴豆　蝼蟈一只　同研，涂上候肉内极痒不可忍时，将钳拔之立出，将黄连、贯众煎汤，候温洗之，再以牛胆调风化石灰敷之即效。

第六十八方　铁布衫丸：治牢狱于未大刑前服，可能保命。乳香　没药　苏木地龙（须韭地上，去土晒干）　自然铜（煅浸七次）　当归（酒拌捣）　无名土（洗去浮土）　木必子（油拌煨，去壳）　等分，为末，蜜丸鸡豆大，每服三钱，白滚汤送下。

凡杖后皮肉以清凉拈痛膏敷之，痛止肿立消，如未破，索头板下毒及末棍重伤，先服加减方防瘀血内攻，久则难治，外用针破瘀血，或以大成汤下之便通，自然平复，如伤处瘀腐作脓者，必以玉红膏搽之即愈。

第六十九方　清凉拈痛膏：如意金黄散一两　加樟冰三钱　研匀，将石灰一升、水二碗搅匀候灰澄清去灰，用水将麻油对冲少许，竹筷搅百转成膏，用宜尽血，将膏敷上，纸盖布扎二三日后，以葱汤洗净，重伤者换玉红膏收口。凡杖后不可即洗，如夏月一日，冬月二日，方可洗之。

第七十方　如意金黄散：治跌打损伤，痈疽发背，疔疮肿毒。南星　苍术　厚朴各一斤　姜黄二斤半　陈皮　甘草各一斤　黄柏　白芷　大黄各二斤半　花粉五斤上药晒干，磨细末。洗方：滑石　大黄　赤石脂各五钱　麻油调敷，或干掺之，刀伤气绝者用五倍子为末，入龙骨少许研服之，立效，即掺伤处，血立止。

第七十一方　洪宝丹：治一切肿毒，散血消肿，汤烫火烧及金疮出血不止。天花粉一两　白芷二两　赤芍二两　郁金二两　共末，用茶调敷。如冷，用酒调敷，如衄血不止，水和涂后顶上，即绝血路矣。

第七十二方　八仙过海散：治杖打极重者，血晕不治，急服八厘即醒。姜汁制半夏　巴豆霜　当归　乳香　没药　硼砂　血竭等分　土鳖虫（倍用）　共研细末，酒调服。

第七十三方　金箔散：治杖后痛不忍，昏闷欲死者。白占（研）一两　乳香　没药各三钱　金箔二十张　银箔二十张　共为末，每服二钱　酒调下。

第七十四方　鬼代丹：乳香　没药　自然铜（煅）　木别（去壳）　无名异等分地龙（去土）　共末，炼蜜为丸如弹子大，每服一丸酒下。

第七十五方　临刑护心丹：木耳四两　香白芷二两　共末，蜜丸桐子大，临刑服六十丸酒下。清水薄西姑五钱　白占一钱　朱砂一钱　研末，杖后白酒送下。

第七十六方　夹棍护心丹：人参一钱　广皮（炒）一钱二分　真金屑三分　用石鸭后腿骨六付同白占匀内渐煎，好酒上炙去油醋淬三次，研末，糊丸绿豆大，每服五丸，随身藏，或酒或茶或水或津液下，临刑前二时嚼咽下，即夹打不妨，后服煎药可步履如旧。

第七十七方　杖疮膏：菜油四两　用头发（煎焦去发）一团　入东丹白占半斤溶化，先将东丹（飞净）四两盛大碗内，将滚油冲和调匀，去火气，用时摊纸上，中间打针孔贴上，以绢扎之，一日一洗换即愈。

凡杖毕后，先服童便冲酒，次用热豆腐铺紫色处，其气如蒸，其腐即紫，复易之，须紫色散尽转淡红为度，或用葱熨以血散为度。又法用凤仙花九棵，连根捣烂涂患处，干则又换，血散即愈。如冬月无鲜者，秋间收阴干为末，水和涂之。又皮不破者，用白萝卜捣烂罨之。又法，用大黄末童便调敷；又法，用绿豆粉微炒，以鸡子清调刷之，酒服。

第七十八方　化瘀散：治杖伤瘀血上攻心者。苏木三钱　红花三钱　归尾三钱　大黄二钱　共末，酒、童便各一盅煎服。

第七十九方　疯犬咬伤方：斑蝥（去头足，糯米同炒）七个　两头尖　红娘子　雄黄各一两　桃仁三钱　共研末，分次空心服。将红头发拔去，每日用生韭菜、白占捣烂冲汁，吃下即愈。

第八十方　破瘀散：治瘀血不下。大黄　芒硝　枳壳各二两　厚朴　当归　陈皮　木通　红花　苏木　甘草各一两　上研末，每服一两，水煎服。

伤折总论

跌打损伤去血过多，脉当虚细，若急疾洪数者，风热乘之必死也。如从高坠下，内有瘀血，腹胀满者，其脉紧实者生，弱小者死。折伤者应视其所伤，或刀斧，或坠下，或跌扑损伤，或折伤筋骨及破伤皮肉出血不止，或瘀血停积，脏腑结而不散去之，不早则有入腹攻心之患，当视其所伤轻重，外贴或敷药敷之，内服和散之剂，血蓄于内者，宜下之，后以顺气活血止痛和经，使其气血流通无定滞之患。如腹痛者，乃血积也，宜桃仁承气汤，加当归、红花、苏木，入童便、酒各半煎服。凡吐血，亦宜详细审察，用清水一碗，吐血在内见浮者，肺血也；沉者，肝血也；半浮者，心血也。如呕血，此胃血也，倘有治内伤吐血者，吐血前后疼痛，吐血血带黑色者，伤久内有瘀血疼痛也，只宜吐尽去之为妙。若内有紫黑色血者，即是重伤瘀血之意也。倘若小便出血，乃小肠膀胱受伤，热所致茎中痛者，为血淋，不痛者为尿血出，尿血若溺血而痛，是肝经气滞也。倘有鼻出血者，乃伤其第三节右肋之故也。治内伤吐瘀宜　当归　桃仁　丹皮　降香　白芍　生地　红花　牛膝　楂肉　甘草等分　空心煎服；如有痛者加大黄，俟痛止血止，宜服补血之药。凡人为器所伤者，出血后必甚渴，不可与饮水，所食之物旋毛在吻，须干食，食肥腻之物，无所妨害，单戒渴而矣。饮粥亦不可，否则血涕出人必死矣。所忌者有八：一嗔怒，二喜笑，三大言，四劳力，五妄想，六热羹，七饮酒，八酸咸。犯此八者鲜有生矣。金疮不治者有九：曰伤脑，曰伤天仓，曰伤肾中命脉，曰伤大小肠，曰伤五脏。此九者皆死症，不可治也。脑髓出者脑破，而咽喉沸声，而目直视，凡痛者不在伤处，此伤经也。凡出血不止，前赤后黑，或自肌肉腐臭，寒冷坚实者，其疮口难愈也。此数者皆不治之症。除此之外，复论其脉，凡脉虚细而反见实数者死，沉小反见浮大者亦死，因其所伤在阳处失血过度则脉微缓忽疾也死甚速。凡金疮伤其色，喜淡红，万无失一，所恶者紫黑色，百无一生。金疮属金，主肺患，金疮忌咳嗽、呕秽翻胃之症，亦宜避风，否则疮口浮肿，臭秽溃烂而成破伤风，则变生余症，多致不救，虽有治法，宜辨其浅深，脉之虚实，吉凶是矣。所喜者胃气旺，则元气壮矣。最宜戒怒与色，怒则疮裂变生胬肉，欲则疮口腐烂，元气必损。凡金疮外治，宜止痛止血为主，内服宜肋胃补血为主，金疮虽有变易，各有治法，居边隙为刀枪所伤，及塞垣军旅之间，安能无此，医理甚微，宜详细审之。

金疮药方：乳香一两　没药一两三钱　天灵盖五钱　血竭一钱　黄连二钱　花蕊石二钱　珍珠二钱　金芮五斤　黄丹一钱　上用好降香节、松脂加旧毡檐烧灰存性，加五倍子末用之。

至重金疮药方：天花粉三两　姜黄一两　赤石脂二两　白芷一两　上为细末，凡筋断脉绝血尽入死之时，须用绳索绢带扎住两头血路，用此药以清茶调敷，软绢缚之，其血立止，肿顿消。若金疮着水番花者，可用韭菜汁调敷疮口，两旁以微火灸之，或稻柴灰烟熏之，疮口水去即愈矣。

治金疮初伤避风止痛方：炒当归五钱　川椒（炒，去汗去子及闭口）五钱　泽泻五钱　川乌一两　附子（去青脐）一两　共研为末，温酒调服一钱，每日三服。

治金疮疼痛不可忍者：防风　天南星（泡汤）等分　为末，每日五钱，水酒各一碗，加姜一片煎，空心服三服即效。

治金疮出血不止者：龙骨（微炒）一两　芎䓖一两　熟地黄一两　乌樟根三两　突厥白三两　鹿耳（去毛酥，炙黄色）一两　共为末，敷疮口血立止。如服以温酒调服，每二钱日服三服即愈。

治折断筋者：以旋覆花根绞汁取筋，相对以汁涂之，即续如旧矣。

治折断骨者：乳香为末，将半两钱三个炭火上烧红，置乳香末上存性，刮下研极细末，将甜瓜子一合炒黄为末和匀，先以淡酒烧热熏洗患处，烘热后绵衣裹之，然后用好酒将药冲服，但骨不可用手捏擦，恐血散难治，以杉木板贴肉扎之，用绵裹之。如受寒冷难治矣，宜时饮热酒，食小鸡及补血之剂，忌发物犬肉。

治跌打损伤捷径仙方：乳香　没药　苏木　降香　川乌（去皮尖）　自然铜（醋煅

淬七次）　松节各一两　地龙（去泥油炒）五钱　水蛭（油炒）五钱　生龙骨五钱　血竭三钱　土狗（油浸焙）十个　共研细末，每服五钱，无灰酒送下，病在上食后，在下者食前服。

罨法：伤肿者。熟麻油冲酒服之，以火烧地热卧上，以被盖之，觉减半，然后服药。

蒸法：伤重入内者。以生姜擦伤处，用粗纸四五层蘸陈社醋熨斗火烫之，然后用药，以绿豆粉用新铜勺炒紫色，新汲水井水调敷，以杉木皮捆扎紧，即效。

煎药方：杏仁　厚朴　归尾　枳壳　红花　泽兰　茄皮　寄奴　蒲黄　大黄（半生半熟）各等分　酒煎，空心服，如甚者，加童便冲服。

治吐血，血出虚者：川芎　白芍　当归　熟地　人参　白术　茯苓各一钱　炙甘草五钱　水二盅　姜三片　大枣二枚　食前服。

加减用方：伤头角加川芎，伤目加蔓荆子，伤胸背加延胡索，伤腰加杜仲，伤四肢加桂枝，伤膝用牛膝，伤肢节加松节，伤脚跟用白马蹄甲，伤筋骨用虎骨，气升用木香，血升用沉香，痛甚用乌药，两便出血用郁金，气喘上升皆可用桃仁，降气三日内用丹皮，日久用番泻，骨碎筋断用活地鳖虫，随症用多少，妇人用香附。此方不定分两者，盖有老幼强弱远近轻重之不同，其法最活，其效如神，即如大黄一味为方内之要药，然轻重多少不同，行后补之不当，则反受其累，不用此药服之，不应学者不可乱用，恐有误也，反至害命，慎之慎之。

内功健身八节

此八节工夫，须于每日鸡鸣时，面东圈膝而坐，以次做下，五日外可止内热，十日外饮食健运，一月外精神强旺矣，永远练之，能延年益寿。

吸气法　每日交子时，面东圈膝而坐，吸东方清气，咽入丹田三次，可充中气。

叩齿法　闭目叩齿三十六次，可免齿疾。

咽津法　将舌抵上腭，待津生满口，然后咽，须汩然有声，五次可降五内火。

运膏肓　穴在肩上背心两旁，将两手搭在两肩上扭转七次，可免不测之疾。

摩内肾　先要闭气，将两手心搓热，向背后擦肾经命门穴各三十六次，可免腰痛。

擦丹田　将左手托肾囊，右手擦丹田三十六次，再换右手托之，左手擦之，又三十六次。

摩夹膏　穴在背二十二节两旁，将两手摩热擦三十六次，可止梦遗滑泄。

擦涌泉　将两手擦左右脚心，各三十六次，可降心火。

外功铁砂掌

药酒方：忌食。川牛膝三钱　大黄三钱　加皮三钱　续断三钱　乳香三钱　没药

三钱　丹皮三钱　虎骨三钱　川乌二钱　草乌二钱　南星二钱　半夏二钱　栀子三钱　姜黄（研末）三钱　桂枝三钱　羌活三钱　独活三钱　防风三钱　沙苑二钱　秦艽二钱　漆艽二钱　干姜三钱　生地三钱　桃仁三钱　象皮一钱　三七二钱　川连一钱　自然铜二钱　红花二钱　川芎二钱　黄柏二钱　杜仲二钱　以上所开铁沙掌一方，要忌食，用最好高粱酒浸七天后，方可施用。

　　行功法：以厚青老布做袋一个，内装铁沙满袋，将袋口缝合置凳上，以左右手稍浸药酒，取起擦干，依次点打沙袋，俟手火烫再浸药酒内若干时，取起抹干再行之，如此逐渐增加，行之百日后，其功大有可观矣。

《日本吉利禅师伤科秘本——伤科要略》

日本·吉利禅师编撰

甲子孟秋令三儿雍煊照高氏抄本录之

子缄手记

~~~~~~

序

是书始于本朝，有山东张紫阳、俞锦明二人，同伴游学于江湖，遇日本国吉利僧者，亦合伴六载，得传此书，而别张俞二人，将此书奉为至宝珍藏之，不欲传流于世。嘉庆八年有江宁府江宁县人王士奎，传子正明，又传徒上元县人姚其能，以致渐流于世。余从咸丰九年得之，细心抄录珍藏，是以为序。

咸丰九年岁次已未徽歙方义堂谨识。

伤科要略目录

头受伤发散、铁扇散、用药方法、桃仁承气汤（二方）、上中下三部汤（三方）、排风汤（二方，下一方）。

礼字下：阴红汤、消风汤、宽筋汤、降火汤、活血汤、上中下三部末药（六方）、跌打损伤末药、损伤末药（四方）、中部引经末药、上中下三部煎药。

智字上：跌打煎药法、跌打煎药（三方，又七方）、打伤煎药、孕妇跌打、损骨煎药、跌打损伤药酒（三方）、上部打伤方、腹内打伤方、破血方。

智字中：打伤方（三方）、跌打损伤方（七方，又七方）、跌打伤吐血方、打死回生方、化瘀积方、化瘀血方、坠扑伤方、断筋神效方、伤破皮血出方、面上跌破方、面扑青肿方、咬破皮伤方、抓破面皮方、腰显灵方、跌破阴囊方、跌打重破伤方、脚跌出轮方、止血方、止血火药方、煎洗药方（二方）。

智字下：洗手煎药方（二方）、上中下三部末药方（三方）、整骨麻药方、变肉方法、阔口疮法、收口膏、接骨膏、神仙铁箍膏、神效接骨膏、跌打刀斧伤膏、金疮药方（二方）、金疮止血丹、金疮生肌止血散、刀伤肚皮肠出法、预防夹棍方、夹碎骨头方、夹碎棍方、杖疮下部药方、寄杖散。

仁义理智四字，吉利师傅信字在外。

信字：忒骱煎药方、正十三太保方、副十三太保方、大便尾血方、肠红方（二方）、便血不止方、小便出血方、吐血方（二方）、腰闪气痛方、腰骨闪方、刀伤药方、通身散、抓破面皮方、双龙膏、极伤接命丹、麻药方、八宝丹、消肿散、止痛散、拔毒散、提肛去砂肉丹、立马回疗丹、皮金膏、游风毒、癔药方、种子方、安胎催生方、难产气肾丸。

前面骨骼图（图均略）

头骨图

脊柱图

人体前图

人体后图

仁字上

天机之秘人授之诀

凡人身上一百零八个穴道，大穴三十六个，小穴七十二个，如打伤重者伤命，轻者难医，慎之幸之。

计读穴道

前为华益穴，此乃伤于胃气，所以血迷心孔，身上以心胃为主，周身气血亦然，多服药妙。如打中者人事不知，血迷心窍，过三日无救，服药亦不效；如发者，十个月而死。

后为肺底穴，用番插拳打中者，九日两鼻出血而亡，拳泛者一年难救。

左右乳上一寸三分，名上气穴，如打中者，三十二日发寒热而死，又发者，一百六十日而亡。

左右乳下一寸四分，名下气穴，如打中者，三十六日而死，又发者六个月而亡。

乳上一分，名正气穴，打中者，十二日而死，拳泛者四十八日而亡。

乳下一分，名正血海穴，如打伤者，十八日而死，又发者六十日而亡。

乳下一寸三分，名下血海穴，如打中者，三十六日下血而死，服药不断根者，一百六十日而亡。

又乳下一寸三分，男人左旁为气海，右旁为血海；女人左旁为血海，右旁为气海。

乳左右两边胁下一寸三分，名为血海穴，如打中者十六日吐血而死，拳泛九十日而亡。

乳下一寸两旁偏三分，名为一计害三贤穴，此乃心肝肺之所在，打伤者难救，即速服药为妙。

心口中名为黑虎偷心穴，如打中者，即白眼目定，不醒（省）人事气绝，速救服药，不断根者，一百二十日而死。

心下一寸三分，名霍肝穴，打中服药不断根者，一百二十日而亡。

心下一寸三分偏左右一寸，名翻肚穴，打伤者三日而死，服药不断根者，一百七十日而亡。

对脐名气海穴，打中者二十八日而死，拳泛者九十六日而亡。

脐下一寸三分，名丹田穴，又名精海穴，打中者十九日而死，拳泛者一百四十六日而亡。

右边肋脐毛中，名二血海门，打中者五个月而亡。

左边肋脐毛中，名气穴门，点中者六个月而死。

再下一寸三分，名关元穴，又名粉红穴，如打中者大小便不通，十三日而死，服药不断根者，一百六十日而亡。

再下一寸，名气囊穴，打中者四十三日而亡。

左边肋梢、盖软骨梢，章门穴，打中者一百五十四日而死。

右旁肋梢、盖软骨梢，命门穴，打中者六十日而亡。

再下一分，名血囊穴，打中者即日死。

头顶心，名丸宫穴，打破者一二日死，轻者耳聋头眩，六十日而死。

耳下一分空处，名听耳穴，点中者四十二日而死。

背心第一个骨节，两旁下一分，名伯胸穴，打中者十个月吐血痰而死。

再下一寸一分，名后气海穴，打伤者足一年亡。

两腰眼左边，名肾经穴，打重者三日而死。

两腰眼右边，名命门穴，打中者四十五日而亡。

尾梢尽下一分，名海底穴，点中者七日而死。

两口中，名鹤口穴，打中一年而亡。

脚底中，名涌泉穴，打伤重者十四日而亡。

以上三十六个大穴道，伤命用药，须要存心细看。

穴道副门

阁门即天庭，又名丸宫，打伤骨髓出，不治。

截梁即鼻梁骨，被伤不治。

两太阳眼尖角空潭处，重伤骨破，不治。

突骨即结梁骨，断者不治。

塞穴即喉下横骨，名正潭穴，点伤不治。

突池即结喉骨，断者不治。

胸前塞下喉骨起，一直至人字骨，又名龙潭骨止，每悬心下一寸三分为一节，人字骨上第一节，伤者一年死；第二节点伤者，二年亡；第三节点伤者，三年而死。

心下即人字骨，打伤发晕闷久，后血流不出而死。

食肚即心项，打伤反胃而死。

丹田下一寸三分，打伤不治。

气海下一寸三分，内系膀胱，如偷插打伤，一月而亡，气寒过不得时，不须急救。

痰门左乳上属痰，被伤不治。

血门右乳上属血，打伤不治。

左乳周围一寸三分，名上气穴，发枝处打中者，发寒热一百六十日而死。

右乳周围一寸三分，名正气穴，荻气处打中者，发晕热十二日而死。

心前打伤成火痰痨怯，服药无效。

小膀胱打伤成黄病，四肢无力。二味系两腰，后部至穴道。脑后与前部穴道同。天柱骨与前部骨穴同。百劳穴与前部塞火同。

海底穴在大小便两界处，重伤不治。

两肾门左右背脊下右，如打伤笑者不治。

对脐名双扣穴，打伤发笑不治。

尾角、间穴、背脊向下三处，打伤登时服药可愈，后成脾泄。

向上打伤为顺气，平打伤为寒气，服药亦难愈矣。

以上七十二个小穴道，用药需要细心看明伤处，用何药味可以调治，如中穴道致命难医，不致命服药先则可救，日后必致再发。

开窍于心

金木水火土相连五脏绝症，看法有五不治之症：一不治鼻孔翻上黑色者，乃肺经金绝也；二不治鱼目定睛，非吉兆，瞳神陷下，肝经木绝也；三不治两耳黑色吊起耳聋，乃肾经水绝也；四不治舌尖黑色芒刺等苔，乃心经火绝也；五不治嘴唇翻起，出血乌黑者，乃脾经土绝也。头为诸骨之首，额为诸髓之海，故重于头，总于额也。正额于心经，如打破头者，感冒风寒发重。头大者名为破伤风寒，有关伤命，须先用表药，后服伤药之剂，此乃全部至要道也。

仁字中

一、诊脉

欲识打伤生死，必先诊察六脉，起者生、伏者死；坚强者生、小弱者死；迟细者生、洪大者死；大者二十日死。若命脉和关脉，虽伤重者无妨，命脉虚，虽轻亦死。凡跌打损伤有五死症，无药可治。周身疼痛并发战一也；天柱骨断，太阳穴伤二也；小肠带断伤破，阴囊穿者三也；伤食喉破碎，重伤者四也；汗出如油，无力叫喊五也。凡人手足骨胫俱有两胫，一胫骨断可治，两胫俱断不治。凡骨碎两段，要看本处平正如何，大抵骨伤不曾伤左右，再看方知伤处，先要拔捺端正，方可用外药。凡认损处，只须采摸骨头，平正便是不断，不平正便是断也。凡左右伤处，只须相度骨缝，仔细拨捺，骨归原处。凡顶门骨，虽破未曾入肉内，可治。凡食喉三日不死，可治。凡胸前并心口紧痛者，乃偏心受伤，可治。凡两乳受伤可治，急急救之为妙，女人不治。凡两耳受伤者，不可治。凡正腰受伤自笑者，不治。凡肾子受伤入腹，不治；只破未入者，可治。凡腹内受伤吐粪者，不治。凡气出而不收，眼开而不闭者，不治。凡口如鱼口缠风，不治。凡脑门出水者，不可治。凡正心口青肿，不治。凡背脊断者，不可治。

二、拨捺

凡手腕出椿，医士用左手将掌托捻被伤手背，再用右手拿住下近手节处，一把带起，不可让彼退缩，尽力一扯即入正位，方服接骨丹，乃贴膏药。

凡肩臂脱臼，令患人低处坐定，医者用两手叉定托膝上，将膝借一推其手臂，随手直前轻放两手就入故位，服接骨丹，再贴膏药为妙。

凡肩中骨出，用椅当吊住胁，再用软棉被铺好，令患人坐于上，再使一人捉定两手伸拨，却坠于下手腕，又曲手着绢缚之。

凡肩井骨左胁下若损伤，不可夹缚，须捺平正妥贴，用黑龙散绢包好，若是胁骨伤，亦用此法。

凡手骨出者，要看如何，骨出向左则向右拨入，如骨向右出，则向左旁拨入。

凡胸前骨伤轻者，二手捺正平，不破用黑龙散上；若破，用桃花散填口，用绢包之，不可见风着水，犯之必成破脑伤风。若在发内，必须剪去头发，用药敷治。

凡胯骨从臀上出者，可用两人捉定，拨伸方可捺入。如胯骨从裆出者，亦可治矣。

凡伤重者，大概要拨伸捺正，或取开捺正后，用桃花散、黑龙散，再夹缚，大抵伸拨要迟延，伤骨不可移，在第二骨上为妙。

凡拨捺需要相度，看骨左右如何出，或骨当正拨捺，或当斜拨之。

凡拨捺之法，必须用心记为妙。

三、修正

凡骨跌打损伤内外折处，两头必如锋刃，或长短不齐，不能复入者，用麻药止痛方，用锉锉之，或用小铜锯齐，然后按入，用敷药敷之，再贴膏药一日，进接骨丹二服。若过热天，用清茶洗净，勿令作气，若骨在别处出在肉内者，难治。若骨在外，用手法推入原处，方用敷药敷之。

凡跌打重伤者，或内不肯令医者摸着，又肿硬难辨内之骨碎否，必先用麻药服之，再用手捻肿处，如内有声响，即是骨碎，用刀割开，如有血者，再用止血散，并麻肉药住之，然后取碎骨，以别骨补好，用膏药贴之，再用油纸包好，用淡盐汤敷之，待醒后，用接骨丹服之。

凡阴子跌出，用桃花散止血，再用细丝绵缝好，用膏药贴之。

凡伤骨一月之内，可以整理，久则不治。

四、夹缚

凡夹缚夏二日，冬天四五日解开，医者切记，然后用温水洗净，不可惊动旧骨伤处，恐伤于内，其势不可复夹，恐日后好不能伸曲，只用黑龙散敷贴，用绢包腕，屈伸活动为要。

凡跌破，先以末药敷贴二次，以伞纸包好，再用杉木皮缚之。

凡夹缚用杉木皮如指阔，四边排均，用绳系缚三五道，如绳粗，用苎麻亦可。

凡杉木皮，须用尿浸数次方可用得。

凡膝盖骨，乃另生者，如跌碎，如脱出，须物作成一箍与盖骨大，箍住盖骨，再用长带缚好，外用护膝扎缚定好患处，按日去之。

五、医治

凡重伤，先用药水洗过数次，然后用敷药敷于患处，轻者水洗亦可。

凡肚肠出者不断，医得其法，百不一死。医家先用麻油擦手，后送肠入腹中，若肠出外一二日，风吹肠干不入，即用麻油擦肠活泽，再使一人托住起肠，再令一人暗含冷水一口，魆地当面一喷，患人必吃一惊，托肠之人随势一推，自然收好，即掩其伤口处用银丝或丝线缝好，先用止血草药，后用止血收口膏药贴之，少顷腹内作响，乃肠归于原处。其肠可好否，乃难知之，急取火酒一杯，令患人饮尽，人嗅闻伤处，作有酒气，其肠已破，不可治也。

凡线缝时，不可露一毫针孔，如露出不妙矣。缝针要银丝针为妙，铁针不可。

凡头颅骨碎，须看白浆，出不可治，白浆泻出不在太阳穴可治。用上部末药加蔓荆子，或有孔出血不止，先用见血愁捣罨，日换二次，孔大罨三日，见红色用收口药膏贴之。

凡喉断须仔细看之，若食喉破伤，不可治，气喉不治，急用一人扶住，托凑喉管，紧勿令泄气出，用大针，要银丝缝好，外罨马兰头，日换二次，三日后看，红色换膏药，并收口药，可好。

凡血出，用桃花散不止，再用山七塞之，外复用桃花散即止。

凡骨破碎筋断破处，俱用桃花散涂四周围，缝好，用黑龙散敷。

凡小肠伤痛，用大黄五钱、杏仁三钱、归尾一钱、甘草梢五钱，酒煎，空心服可治。

凡大小便不通，用通利散汤，或川归苏大汤亦治。

六、宜治

凡浑身作痛，宜服排气汤。

凡服伤药，忌冷水服，及牛羊胶一切发寒之物。

凡伤，药趁热服，以便使气血易行，其骨易接。

凡跌打伤肿痛，宜热药水洗，使血流动，外用乌龙散。

凡皮里有碎骨在内，宜用乌龙散敷之，久后骨自吐出。

凡伤重，先服调气散，不可竟服接骨丹等躁热之药。

凡伤，不论轻重，忌用草药，犯之，所伤之骨不能如旧。

凡跌打损伤之后，大小便不通，忌服接骨丹，缘药燥热，又兼酒调服，反助火邪为虐，暂用四物汤，待其热尽，如不通，宜服大承汤加木通、朴硝，以通为度，方可服接骨丹。

凡顶骨碎者，宜外用止血草药擦之，内服上部末药，又用鲜虎脂四两、川芎五钱，酒服，最忌草药。

凡伤处忌用绢布包盖，恐日干难换药，宜用油伞纸包好。

凡无药医治之处，一时折骨，宜用糯米饭并黄酒姜葱捣烂炒热，再用布包好，然后服热黄酒，使血流通为妙。

仁字下

七、接骨手法

凡损伤脑骨，在头骨上可治，若在太阳穴，乃伤命之处，不治。

凡脑骨伤碎，先服麻油，然后轻轻用手捽平正，若皮不破，用乌龙夺命丹膏贴之；若皮破者，用生肌药填口，再用绢布敷之，不可着风下水，恐为破脑伤风，便难治矣。若在发内，必须剪发敷之。

凡肩胛骨碎者，用椅子一把围其身，胁乃以软衣衬之，再使一人捉住，医者用两手拔伸垂下，再用绢布缚住手腕，不可使手下垂。

凡肩井或胁下损伤，不用夹缚，只要捽平正，用乌龙膏贴之。

凡手或脚要损出，看其骨如何出法，若向左则向右拔，如向右则向左拔入。

凡手脚骨出者，如碎捽入，外用膏药贴之，碎时有物在内不能去出，即用麻药生半夏、南星、川乌、草乌、蟾酥少许，水调服之，用药刀割开，取其物出，再用收口药擦上，以丝线缝好，然后外用膏药贴之。

凡伤处虽要按摩骨缝，仔细看之，不可忙乱，要看骨节长短，若长者锯之，其长不碍者，插入原处，用桑线缝之，再用收口膏贴之。

凡损伤日久，瘀血作痛，须用好醋一碗，五加皮一两、紫荆皮一两、生葱一把，煎汤，重洗后，用药如法。

凡脚曲转，手腕并脚凹手脚指之类，要拔捽活动，然后用药贴之，再将绢布缚好，随即伸曲活动，其法方妙。

八、血络不带

凡腰骨出骱者，内即服药，外用梯一层，将伤者上身用布缠缚在梯上，下身不可缚住，将梯直起，用一人将患人两手扯住，摇骨入骱，摸正送上，贴膏药、服药如法。

凡跌打损伤，肚中作痛，先服顺气散，次服鸡鸣散，后服煎药。

凡跌打损伤，大小便不通，服承气汤，或加朴硝亦可，后服损伤汤。

凡浑身伤后作痛者，此乃风气伤痛也，需服排风汤，后服煎药。

凡人初损伤，须看眼睛如何，眼属目，人一身神气在于目，眼晕鱼目者，则肾气绝也，不可以药治，恐伤命也。

凡牙床骨打伤，忒骱捻归原处，用乌龙散敷于外面，再用布兜其下额。如牙痛方去之，要血不止，用矾煎水，含之方止。

凡头颈损伤，令患人仰卧，用绢一副兜其下额直上，将头发与绢作为一把，医者两手扯定，以脚踏其两肩，用力拔伸，以颈出为度，然后服药。

凡匙饭骨伤，先服药，扶起病人，双手抱定握住，医者对面扯其两手用力一拔伸，其骨归原处，外贴膏药，服药如法。

凡胸前损伤者，三五日水米不进，用松花炒热，再用绢布包熨之。

凡肩骨出者，须用两张桌，两条木棍横在桌上，分开于两边（分开一尺五寸之数），再用兜在患人两腋胁夹下，带在上面木棍之上，使病人低坐于中间，医者一手按住其人，一手捺其骨，用力一捺，其骨如故，即折转其手于背上，使二手相对，方可贴膏药，再用布带两条，从伤边缚于肩下，绑至那边腋下，转至伤边肩上。如前服药，时时要伸动其手，不然自筋骨紧也。

凡耳割下，或下一半，将耳凑上，用金疮药粘之，两面贴膏药，切不可动，如女子用小竹插入耳环眼中，勿令没眼，用刀割开，令其血出，用金疮药加螵蛸、姜、全蝎为敷之，使患者于静室中自在腰卧，莫与言笑，稀粥啖之，有须者用线扎其须为要。

凡伤胸腹，若有腥者是肝伤也，与前服药外，宜服汗散，加远志、赤芍、白芷为末，木瓜汤下。若咳嗽是肺伤也，除前服药外，加清肺饮，此二味者是官方也。

凡刀伤下水浮肿者，若不省人事，用破伤风药服之，方见前。

凡手腕骨出，医者用手托被伤手，提起于上，往肩后转手放在在背上，然后夹缚如法。

凡手指骨伤者，需要夹缚缠也，曲伸则筋不缩也，若碎骨者去净，然后夹缚为要。

凡阴阳两肾子伤出在外，若伤总筋，两脸泛红者不治，若牵伸囊皮者，随即纳入肾子，用桑线缝之，切不可缝着肾子与筋膜，若缝伤之，则肾子不能运动，而阳不举也。慎之！

凡诸伤，用笋筐纸包住，夹缚于内，外用杉木皮捶软夹之，比伤痕要长，不可短，两头要软，其条要大者，不过搭半，须用白棉纸条扎之，或桑皮纸亦可，须稀排缠扎，令其筋脉往来，则筋生骨续矣。今人以大片板夹缚，再用冷糟和草药敷之，不免血死滞凝于筋骨，何由接续，此庸医之见，非通圣之法，误人大事，可不慎哉。

九、药品歌

凡骨断兮必求土鳖，瘀血又赖丹苏姜黄，破血大黄便闭兮，用使生地善生新血，荆日症须投童便，赤兮滞瘀必用豨莶草，人参兮破风血出多，露跌后姜葱麻油忌，用金疮不敛象皮见功，又有称为仙品不胶，无名胡索兮号神品，着手损桂枝宣，下瘀血桃仁归尾相投，红花紫荆兮散经可羡，乳香没药止痛称强，牛膝相当喉伤兮，补损止瘀杜仲能，理腰伤三棱莪术，善消青肿血竭覆根，续断疗筋故无降香兮，消青肿泽兰血出甚良，胶艾兮女人圣药，藕节止血为良蒲黄炒，吐血者用柿霜饼，流血无殃二乌百合，一切损伤岂同金刀，泽兰诸般跌打无双，若有问，作者山东张紫阳。

十、接骨药性

余以自然铜接骨之药，除数药用其汤剂不可忘之，续断、五加为佑，活血归为主，枳壳、青皮理气为佑，破血以桃仁、苏木为君，补血用生地为最，若要疏风先理气，活血以顺气为先，足下必用木瓜为引，手上必须桂枝方妙，虽在于得传，用药亦宜随变化，炮制要精，修合要细，不可不精细也。山东俞锦明所用。

义字上

十一、外洗药

凡骨断皮破者，先用此药洗汤熏洗，后服麻油整其骨，再用黑龙散敷四边，用桃花散填平口，次用油纸包夹缚好，后煎药：赤芍五钱　玄胡索五钱　槐枝一两　花椒一两　青葱一两　艾叶一两　水五碗　再加荷叶三张，煎好一半，去渣淋洗。

十二、内服麻药

先用此药麻倒，方可用刀割开其肉，若血涌出，用桃花散止血，外用麻药敷上，使患者不知疼痛，方可直割至伤处，修整齐骨，次用续断筋丹擦割处，再用桃花散填口，然后贴上收口膏药之后，以淡盐水汤服之使醒：川乌三钱　草乌三钱　大半夏五钱　南星五钱　黄麻花五钱　闹扬花（醋浸七次）一钱　蟾酥（酒化）一钱　芋苈叶十三张　捣汁拌诸药，晒干，共研为细末，每服用八厘，酒送下，如解麻药，用淡盐汤吃下即醒，再服一捻金方，在于后。

十三、外敷麻药

芋艿一钱　天南星一钱　草乌一钱　闹扬花三钱　大半夏三钱　黄麻根三钱　芋艿叶十三张　捣汁伴药七次为末，用时用醋调敷，或加蟾酥五钱、雄黄少许、桃花散一钱，即止血散，如金疮止血亦可，或刀伤割碎，用融化石灰一分，牛胆汁拌，阴干七次取出，再加大黄四两同炒，看石灰如桃红色者，取起置地上一夜，研为细末，填伤四周。

此一十三论，日本国僧人吉利师傅传山东人张紫阳与俞锦明，此论不流传于外，以后至嘉庆八年癸亥岁，江宁人李一梅所得，至后传于上元王世奎。

咸丰九年岁次己未荷月十二日方义堂藏

周身伤脱骱用药总方目

一、凡手腕出椿，需服接骨丹，再贴膏药。

二、凡肩臂脱骱，宜服接骨丹，再贴膏药。

三、凡肩井骨损伤，贴黑龙散。

四、凡胸前骨伤不破，贴黑龙散，如破，用桃花散填口。

五、凡接骨之后，宜服接骨丹。

六、凡打伤重不能上手，先服麻药，后好看治其身，以用淡盐汤使醒。

七、凡阴子跌出，用桃花散止血，后用桑线缝好为妙。

八、凡夹缚之后不能曲伸，用乌龙散敷。

九、凡肚肠出者医治之，用止血草药，后贴收口膏药。

十、凡出血不止，用桃花散，再不止，用山七散塞之，外用桃花散亦可。

十一、凡骨碎筋断，用桃花散涂之，缝好，再用黑龙散敷。

十二、凡小腹伤痛，用大黄五钱、杏仁三钱、桃仁三钱、归尾一钱、甘草梢五钱，酒煎空心服。

十三、凡大小便不通，服通利散汤，或川归苏木汤亦可。

十四、凡浑身疼痛，服排风汤，忌冷水一切发物。

十五、凡皮肉有碎骨，宜用乌龙散敷之，久后其骨自出，不用割开。

十六、凡伤重不可先服接骨丹等燥热之药，先服调气散。

十七、凡服伤药，宜趁热服之，使血流行，其骨易接。

十八、凡打伤肿处，宜用热汤药使血流行，后用乌龙散敷之。

十九、凡伤不拘轻重，忌用草药，犯之恐伤骨不能如旧。

二十、凡顶骨碎者，用止血草药擦之，内服上部末药，用鲜虎脂四两、川芎五钱，酒服最忌草药。

二十一、凡伤破处，忌用绢包，恐日后血干不能换药，有碍。

二十二、凡骨折伤一时无药，宜糯米饭、酒、姜、葱，打烂炒热，布包缚好，内服热黄酒。

二十三、凡骨断皮破，先用赤芍五钱、玄胡索五钱、槐枝五钱、防风一两、花椒、葱、艾各一两、荷叶三张，水煎洗后，用麻药整骨，再后用黑龙散敷四边，又用桃花散填口，次用油纸夹缚。

二十四、凡要割肉取骨，先服麻药，后割开，若血出，用桃花散止血，次用外敷麻药，使患者不知疼痛，用收口膏药贴之，然后用淡盐汤服之，其人便醒矣。麻药方：川乌三钱　草乌三钱　大半夏五钱　南星五钱　黄麻花一钱　闹扬花（醋浸七次）一钱　蟾酥（酒化）一钱　芋艿叶十三张　捣汁拌诸药，晒干为末，黄酒冲服八厘，用盐汤解之，再服一捻金散。

二十五、凡脑骨打碎，先服麻药，用手捺平正，若皮不破，用乌龙夺命丹贴膏药，皮破用生肌药填口。

二十六、凡肩井损伤，不可夹缚，用乌龙膏贴之，如内有碎骨，服麻药：生半夏　南星　川乌　草乌　蟾酥少许　水调服之，用刀割开取出碎骨，再用桑线缝好，用收口膏药贴之，不可下水。

二十七、此原本上未有抄下。

二十八、凡损伤日久，瘀血作痛，用醋一碗、五加皮一两、紫荆皮一两、生葱一把，煎汤熏洗，然后服药。

二十九、凡手腕脚凹手脚指之症曲伤，宜捺平正拔上，然后贴膏药、服药。

三十、凡腰骨脱骱上之，然后贴膏药、服药。

三十一、凡打伤肚中作痛，先服顺气散，次服鸡鸣散，后服煎药。

三十二、凡打伤大小便不通，服承气汤，或加朴硝，后服汤药。

三十三、凡浑身伤后作痛，需服排风汤，后服煎药。

三十四、凡牙床骨脱骱，上之用乌龙散敷之。

三十五、凡头颈损伤拔上骱之后，再服煎药。

三十六、凡饭匙骨伤扯上，后贴膏药，然后服煎药。

三十七、凡胸前打伤，五六日水米不进，用松花炒热敷之。

三十八、凡肩骨出者捺入，贴膏药，后服煎药。

三十九、凡耳割下或一半，将耳凑上，再用金疮药擦之，贴膏药。

四十、凡胸腹伤有腥气者，是肝伤也，外宜服汗散，加远志、赤芍、白芷为末，木瓜汤下。若咳嗽者，是肺伤也，除前服外，加清肺饮，此二味是官方。

四十一、凡刀伤落水，浮肿不省人事，用破伤风药服之。

四十二、凡阴阳两肾子伤出在外，若伤总筋不治。

此四十二法，上元王世奎子正明所作，后传姚其能，不比庸医之见，非通之法，误人大事，慎之。

方义堂谨识

义字中

接骨八厘歌

土鳖名为接骨虫，乳没巴夏血硼归。惟有巴虫胜各种，我今说与休谈论。以上诸药各等分，每服八厘有奇功。任君须有金千两，不可轻传无义人。土鳖（瓦上焙干，如无，以粪虫代之）二钱　乳香一钱　没药一钱　巴霜（巴豆去油）二钱　半夏（生用）一钱　血竭一钱　硼砂一钱　归尾一钱　共为细末，每服八厘，黄酒送下，如血去不尽，再服，以肚中不痛为度。

接骨丹：治跌打损伤手足挛急，周身疼痛不能伸曲，此药自心寻至下及手足、遍身，凡遇受害之处，则飒飒有声，身上觉药力习习往来，则愈矣。自然铜（火煅醋浸七次，为飞过）一两　骨碎补（炙，净去毛）一两　血竭三钱　赤石脂三钱　龙骨五钱　郁李仁七个　虎骨五钱　败龟板一两　元戎三钱　土狗（又名蝼蛄，浸焙干）十个　水蛭三钱　麝香（另研）一钱　降香一两　乳香一两　没药一两　松节一两　苏木一两　川乌（尖）一钱　川芎一钱　川归三钱　白芷五分　赤芍四钱　川椒五分　共为细末，每服二钱，黄酒送下。

接骨紫金丹：硼砂一钱半　当归一钱　乳香一钱半　没药一钱半　血竭一钱半　骨碎补一钱半　大黄一钱半　自然铜一钱半　共为细末，每服八厘，黄酒冲服，此药吃下先去瘀血，其骨自接。

接骨丹：土鳖（火酒浸一日炒）　自然铜（酒煅淬七次）　骨碎补　半夏　归尾　硼砂　血竭　乳香（去油）　没药（去油）各等分　为末，各制，黄酒冲服一钱。

接骨丹：先服调气散方，在后服此丹，故此写出。大金丝土鳖虫（用火酒淬焙干）三钱　自然铜（火煅醋浸十五次）三钱　好血竭三钱　骨碎补（去毛）三钱　大半夏三钱　归尾（酒浸）五钱　乳香（炙）三钱　没药（炙）三钱　硼砂三钱　共为细末，每服八厘或一分，黄酒送下。治跌打损伤，闪胸筋断骨折，刀箭损伤，喉断脂断，出血不止，杖打夹棍，损开皮肉，青肿紫痛，服之神效。人中白（要老僧溺壶中年久者，火煅七次，研细为末）二两　自然铜（火煅七次）三钱　胎骨（要上中下之处，全方可，若无狗骨亦可）一付　蛇含石（又名天雷石，醋制）五钱　乳香　没药　血竭　依法治之，共为细末，每服二钱，黄酒送下。又方（一名千年冰）：此药虽贱，大

《日本吉利禅师伤科秘本——伤科要略》

有神效。用碎瓦不拘多少，浸入童便中，少者一年，多年更妙，取起用碳火炼红，醋浸如此九次，细筛筛过如粉，黄酒送下，每岁五分，年纪大小随意加减。若四五十岁，二三钱；二三十岁服一二钱。此井自镇心补虚之药。

八宝丹：乳香三钱　没药三钱　龙骨二钱　象皮（麦麸炒）二钱　血竭二钱　轻粉一两　琥珀二钱　药珠一钱　松香（制过）五钱　用豆腐内煮，共为细末。

九龙丹：治重伤。乳香五钱　没药五钱　大黄五钱　血竭五钱　自然铜五钱　归身五钱　硼砂五钱　地鳖五钱　麝香三分　共为细末，每服八厘，陈黄酒送下。

九炼玄丹：专治跌打损伤极重者，并受极刑，服之可有起死回生之妙。自然铜（烧红醋内研细须干）一两　血竭（另研）三钱　土鳖虫（焙干）五钱　孩儿骨三钱　雄黄三钱　人中白（煅醋淬七次）二两　乳香（去油）五钱　没药（去油）五钱　朱砂（水飞）一两　共为极细末，每一钱用红花、苏木、生地、当归、乌药、枳壳，用黄酒煎好，调末送下。

续断筋丹：土鳖　山七　血竭　龙骨　共为细末，用津唾调擦患处。

护心丹：乳香　没药　肉桂　干姜　杏仁　血竭　白术　归尾　共为细末，黄酒送下，或饮米汤亦可。

洪宝丹：金疮出血不止，非此不可，乃为第一。天花粉三两　姜黄一两　白芷一两　赤芍二两　诸药生用，为研细末，茶酒送下，热者用茶送下，冷者用酒送下，此药一凉，能化血为水，又能去肌烂肉，能破退肿，使滞气为浮，能止痛，又能为痛闭脓，又能出脓。此方药性一反一复，过凉少效，过热多功，故非十分旧症，不可轻用，与热药相同。

跌打保命丸：生大黄一两　正川连三两五钱　黄柏三两　甘草一两　红花一两五钱　熊胆五分　共为细末，米糊为丸若绿豆大，朱砂为衣，大人每服一钱五分，小儿每服五分，温茶送下。

黎洞跌打丸：儿茶三钱　血竭三钱　三七三钱　生大黄三钱　熟大黄三钱　阿魏三钱　天竹黄三钱　雄精三钱　麝香五分　牛黄五分　琥珀五分　珍珠五分　冰片五分　金箔五张　共为细末，炼蜜为丸，每重四分，无灰酒搅服，出汗为度，重症者二丸，轻者一丸。此方专治跌打损伤，血流不止，无名恶疮毒症，虽死而心头有温热气，服之二三次立愈。

雷全丸：治跌打损伤。乳香二钱　没药二钱　血竭二钱　当归五钱　川芎五钱　肉桂二钱　红花二钱　桃仁二钱　牛膝二钱　木香三钱　赤芍二钱　枳壳三钱　乌药三钱　沉香一钱　独活二钱　白芷二钱　青皮二钱　香附三钱　自然铜（醋制）三钱　碎骨脂二钱　地骨皮二钱　共为细末，用蜜为丸，朱砂为衣，陈黄酒送下。

护心一钱歌：护心散名十神汤，乳没血竭粉草当。叶下红余并真麝，雄黄少许在中央。若遇重刑或重伤，加上金箔盖与砂。此方玄妙真可叹，传与世人枉热肠。乳香

二钱　没药二钱　血竭一钱　甘草二钱　血余（烧存性）二钱　叶不红（阴干，陈者更好）一钱　绿豆衣七钱　重者加真金箔十张　天灵盖（醋煅）一钱五分　辰砂二钱　小便不通加琥珀五分　骨伤加自然铜（醋煅七次）二钱　上身头伤用麝香一分，下身重伤者同重者上部引经络药：威灵仙三两　川归（酒洗）二两　共为研细末，每服一分，黄酒送下。

义字下

护心散： 人中白七钱　白腊五钱　乳香五钱　没药五钱　辰砂五钱　自然铜五钱　珍珠一钱　琥珀一钱　血竭五钱　绿豆粉三钱　赤茯苓二两　无名异三钱　共为细末，每服一钱，黄酒送下。

鸡鸣散： 治跌打损伤，或从高坠下，及木石所压，内损肝肺，呕血不止，瘀凝积心，腹涨闷疼痛不可忍者，服此推陈至新。枳壳一钱　生地一钱　白芷四钱　红花四钱　川归五钱　官桂三钱　苏木四钱　桃仁五钱　大黄一两　先将诸药煎热泡大黄，候鸡鸣时服，至晚取下瘀血即愈。若气绝不能言语，取药不及，急撬开口，只用热水便灌下即苏。又方：当归二钱　大黄二钱　桃仁七粒　黄酒煎服，五更时服之，行三次止。又方：大黄　归尾　桃仁　生地　甘草梢　千年观音　共为细末，黄酒冲服。又方：治从高坠下，及木石压伤，或磕头损伤，血不出，瘀血凝积，作痛不可忍者，并用此药，推去陈血，以生新血，即愈。川大黄（酒煎）一两　当归梢（酒焙）五钱　桃仁（去皮尖）二十一粒　大杏仁（去皮）二十一粒　作一剂，黄酒一盅半煎至一盅，预先煎好，候鸡鸣时顿极热加童便一杯服下，打下瘀血。若气绝不能言者，即用热小便灌下三次即苏，或作末亦可，每服热黄酒与小便调，下恶血尽，以冷粥辅之。

开心散： 自然铜一钱　当归八钱　参三七一两　巴霜一钱　狗脊一钱　藁本一钱　红花四钱　草乌二钱　龙骨三钱　白占三钱　川芎四钱　广香一钱　肉桂一钱　辰砂五分　麝香五分　冰片五分　虎骨二钱　灵仙二钱　川牛膝一钱　杜仲二钱　桂枝二钱　羌活二钱　独活二钱　木瓜一钱　乳香（去油）三钱　没药（去油）三钱　土鳖十个　骨碎补一两　共为细末，每服八分。头伤加川芎五钱、蔓荆子一钱五分、白芷四钱、归尾八钱，共为细末，用七分，再加接骨丹三分；中部加杜仲三钱、故纸三钱、桃仁三钱、赤苓三钱、生地一钱五分、赤芍一钱五分、归尾八钱、荆皮（醋炒）一两、蔓荆子一钱五分，共为细末，用一钱五分、加接骨丹三分；下部加生地一钱五分、海桐皮二钱、独活二钱、厚朴二钱、木瓜一钱、川牛膝二钱、赤芍一钱五分、秦艽二钱、防风一钱、广皮一钱、甘草一钱，酒煎加姜，服上中部药，用黄酒冲服。

接骨一碎散： 治跌打损伤，不问官打私打，服之立效。闹扬花（或花蕊亦可）一

两　麝香五钱　共为细末，每服三分，黄酒调服，或将药夹在猪肉内吃下，用黄酒大醉即睡，酒醒其伤如失。

接骨散： 硼砂一钱五分　水粉一钱五分　当归一钱五分　碎补一钱五分　血竭一钱五分　共为细末，用苏木汤送下，不时服之，接骨续筋，止痛活血。又方：土鳖（去头足翼）二钱　硼砂二钱　乳香二钱　没药二钱　血竭二钱　大黄二钱　归尾二钱　木香二钱　木耳二钱　碎补二钱　半夏二钱　自然铜（用醋制十余次）二钱　共为细末，重者八厘，轻者四五厘，好酒送下。不能言语，用手掩其耳目，将童便一碗、姜汁一杯、麻油一杯灌下。又方：当归一钱　川芎一钱　白芍一钱　乳香一钱　没药一钱　儿茶一钱　血竭一钱　虎骨一钱　碎补一钱　生地一钱　续断一钱　泽兰一钱　熟地一钱　薄荷七分　水煎服，上部加防风七分、白芷七分；下部加木瓜七分、牛膝七分。如肉烂，先用生肌膏，后用止血止痛散，其膏不可一日一换，候其腐肉去尽，新肉生肌，方换收口膏，方无后患，如手足骨断，接捺平正，方可用接骨膏，用杉木皮裹紧，如烂，宜用八宝散收口。

七厘散： 朱砂二钱　麝香一分五厘　乳香（净）一钱五分　没药（净）一钱五分　血竭（净）一两　儿茶二钱四分　红花一钱五分　此方专治跌打损伤折，崩血流不止，用烧酒冲服七分，量大小约饮，外亦用此药上之即愈。此丹有起死回生之妙，士奎游至云南得来。共为细末，瓷罐收藏黄蜡封口，需要五月五日午时配合为妙，孕妇忌服为要。又方：活土鳖（放入深桶内，以红花食之，半月取起，用烧酒浸三四日，新瓦焙干，去头足，用童便浸三四日，焙干亦可）一百个　乳香（去油）三钱　自然铜（醋制七次浸末）三钱　骨碎补（去毛皮切片，不可炒净）三钱　姜黄（炒净）三钱　巴豆霜（去油为末）三钱　真麝香（研）三分　共为细末，瓷罐收贮，此散专治跌打损伤，轻者七厘，重者一二分，用饮药送下。上部头伤加藁本、川芎，汤下；手伤加桂枝、灵仙，汤下；中部腰伤加杜仲、灵仙，汤下；下部脚伤加牛膝、木瓜，汤下；每名药饮汤药只要买二文足矣，用滚黄酒一杯，水用冷，用一杯冲服。至重者，用后药酒饮醉，盖暖出汗为度，此方切不可轻传无义之人。又方：闹扬花（制过）五分　归身二钱　乳香二钱　苏木二钱　红花二钱　桃仁（去皮尖）二钱　金丝土鳖（酒浸醉死）四分　真血竭一两　山羊血五钱　共为细末，大人服三分，小人服二三厘。又方：治打伤。王不留行头　班节相思　七层塔　老姜　芒薯　泽兰根　各晒干为末，老酒一碗煎七分，冰糖二两，姜三片，煎五分，搅七厘之数，服之即愈。

八宝散： 灵盖　轻粉　银珠　象皮　血竭　琥珀　珍珠　川连　冰片　麝香各用三分，共为细末。

止痛散： 乳香（去油）五钱　没药（去油）五钱　活石一钱　冰片五分　寒水石五钱　共为细末，擦上其痛即止。

止血止痛散：当归三分　白芍三分　川芎三分　薄荷五分　甘草五分　庆耳二钱　虎骨二钱　用水煎服，或寒冷要加黄连七分、黄芩七分、黄柏七分、栀仁七分；若头痛加石膏二钱、白芷七分、防风七分；下部加木瓜七分、牛膝七分；若腹痛加玄胡七分、槟榔七分、桔梗七分、枳壳七分、陈皮七分。

止痛散：生南星一钱　生半夏一钱　乳香（去油）五分　没药（去油）五分　象皮（煅）三分　以上五味，共为细末，治无名肿毒，刀斧刑伤，跌打生肌，敷上即止痛。

活血止痛散：肉桂　当归　川芎　杜仲　木瓜　虎骨　羌活　独活　乳香　没药　甘草梢　白芷　生地　乌药　水酒煎好，再加童便服之。气喘加沉香；头痛加川芎；虚汗加麻黄根、浮麦、白术；黄者寒沉，加干姜；小便不通加车前子、木通；热加柴胡、杞子；哭不止加杜仲、故纸；寒不退加人参、白芍、麻黄；胸紧加枳壳、桔梗；热不退加连翘、山栀、薄荷；肚有血块加小麦、莪术、香附；言语恍惚死去加朱砂、远志；头伤出血多加生地；呕吐食不进加藿香、砂仁、丁香、半夏；痛不能饮食加人参；口中血腥气加阿胶，如不止加生嚼丁香、半夏；口内吐粪出食，饱伤胃加丁香、半夏、草汁、砂仁；如不效是肠断，若出血多，周身麻木，不知人事昏晕者，加人参、或独参汤救之。

通血止痛散：此方先用，后服华佗神仙散。归尾七分　赤芍七分　红花七分　苏木七分　生地二钱　泽兰二钱　桔梗二钱　枳壳二钱　黄芩五分　黄连五分　栀子五分　大黄五钱　朴硝（另）八分　桃仁（去皮尖）十粒　水煎服二三次，去大黄、朴硝；上部加防风八分、白芷八分；下部加木瓜七分、牛膝七分；腹痛加玄胡七分、槟榔七分；宜活血止痛加乳香七分、没药七分。

华佗神仙散：先服通血止痛散。牙皂　木鳖　荆芥　白芷　生半夏各三钱　乌药五钱　川芎五钱　当归五钱　川乌五钱　草乌二钱　小茴五钱　木香五分　共为细末，每服二钱，黄酒送下。凡跌打损伤，先要通血为主，此方专治跌打损伤，骨断肉烂，疼痛不能忍者，扯直研正，先服药末，自然昏迷，任意扯直端正，或打断研正，然后敷药立效。

生肌收口散：象皮一钱　龙骨一钱　花乳石五分　血竭五分　黄丹五分　乳香五分　没药五分　儿茶五分　轻粉五分　珍珠三分　琥珀三分　麝香三厘　冰片一分　共为细末，掺用。

生肌散：血鲥　儿茶　轻粉　乳香　没药　黄丹　龙骨　赤石脂　海桐皮　麝香　冰片　共为细末，掺用。

七厘散：麝香五分　水片五分　朱砂五钱　红花六钱　乳香六钱　没药六钱　儿茶一两　血竭四两　共为细末，用瓷罐收贮，黄占封口，随时可修制，五月五日午时更妙。总为虔心吉净为妙，洗散专治金石跌打损伤、骨断筋折、血流不止者，干掺伤处血止，不破皮者，用烧酒调服，并用药七厘烧酒冲服。亦治食嗓割断无不神，烧酒须用大面者为佳。

七厘散： 先服桃仁承气汤，后服此散。乳香（飞面炒）三钱　没药（飞面炒）三钱　血竭三钱　硼砂三钱　归身三钱　猴羌（去毛炙干）五钱　大黄三钱　地鳖（火炙干研末）三钱　自然铜（醋浸七次）三钱　共为细末，伤轻者七厘，重者一分，黄酒冲服。

通利散： 治伤大小便不通。归尾　红花　桃仁　猪苓　泽泻　桔梗　赤芍　枳壳　大黄　芒硝　相木棍　车前子　甘草梢　加姜三片　用水一碗、黄酒一碗，煎至一碗服。又方：伤大小便不通可用。桃仁三十粒　桔梗三钱　杏仁三钱　大黄（煨）三钱　苏木五钱　芒硝五钱　木通二钱　猪苓二钱　泽泻二钱　车前子五钱　加姜三片，用黄酒煎。

顺气散： 重伤者先服此药，调气后掩拦伤药。青皮五钱　茴香五钱　厚朴五钱　白芷五钱　乌药五钱　杏仁（去皮尖）一两　陈皮一两　麦芽一两　前胡一两　桔梗一两　苍术一两　共为细末，每服二钱，水一碗，加生姜三片、红枣三个同煎，冲此散服之。

调气散： 木香　乌药　厚朴　白芷　青皮　陈皮　前胡　桔梗　甘草　杏仁　苍术（米泔水浸）　加姜三片、红枣二枚　水二碗煎八分服，后服接骨丹。

匀气散： 又名木香调气散。木香四钱　丁香四钱　沉香四钱　檀香四钱　藿香四钱　当归四钱　白芷四钱　川乌（酒炒）六钱　乌药四钱　甘草四钱　枳壳四钱　砂仁四钱　红面二钱　辣桂八钱　五灵脂四钱　小茴香四钱　何首乌四钱　赤芍药六钱　延胡索八钱　破故纸六钱　共为细末，每服三钱，加炒盐少许，黄酒调服。

通血散： 又名导滞散。川大黄（煨半熟）五钱　当归（焙干）五钱　大附子五分　共为细末，每服三钱，童便冲服，重者日进二服，每服五钱，再加桃仁七个。

通滞散： 大黄四两　当归二两　厚朴二两　甘子二两　红花二两　陈皮二两　桃仁（泡去皮尖）二两　芒硝（煎两沸方入）四两　枳壳（麦炒）四两　苏木二两　乌药（炒）二两　每服一两，水煎服，治跌打损伤坠落极重者，大小便不通，瘀血不散，肚腹膨胀，上攻心腹，闷乱将死者，先服此药打下瘀血，然后可用余药。

寻痛散： 骨断折可用，闪腰疼痛亦可，又名闪腰散。乳香　没药　川芎　木香　当归　杜仲　肉桂　木瓜　续断　虎骨（淡炙）　古文钱（醋制）　共为细末，每服二匙，黄酒送下。

定痛散： 白术一钱　归尾一钱　甘草一钱　白芷一钱　肉桂五分　加乳香、没药，共为细末，童便送下。

打伤心痛方： 金丝土鳖（要极大者，酒壁土炒黑色，存性为末）一个　大者壮盛者服一分二厘，小人服七厘，好黄酒送下，出汗为度，其效如神。

玉其散：南星五分　防风五分　共为细末，治破伤风、刀伤、跌损伤如神，破伤风用药敷疮口处，温酒送下一钱，打伤致死，童便调灌下，连进三服必活。此散不在三部末药内。

玉龙膏：人中白（醋煅七次，可用）　乳香　没药　血竭　共研为细末。

黑龙散（又名乌龙散）：穿山甲（拌炒）四两　上当归二两　枇杷叶（去毛焙干）五钱　百草霜五钱　丁皮六两　共为细末，姜汁调敷四边，用油纸包好，再用杉木皮夹缚之，后与盐汤服之，待醒后，服调气散。

礼字中

紫金荆散：骨不碎可用。红内硝　骨碎补　无名异（醋淬）　续断　牛膝　蒲黄桃仁　丹皮　当归　红花　杜仲　川芎　苏木　共为细末，每服二钱调下。

麻黄散：治破伤风发寒。肉桂三分　干姜五分　半夏（汤泡）七分　苍术五分陈皮八分　麻黄节三分　川芎七分　桔梗七分　枳壳七分　厚朴（姜制）六分　加姜三片，用水煎服。

龙骨散：治骨节不能伸曲。龙骨节　虎骨节　犬骨节　鸡骨节　共为细末，再加下部末药：牛膝（炒）一两　续断八钱　当归六钱　独活六钱　秦艽六钱　海桐皮八钱　黄荆子（炒）一两　共为细末，每日一服足矣。

一捻金散：此散有十大功劳。骨碎补　威灵仙　黄荆子　归尾　甘草梢　落得打　龟板肉　生地　牛膝　加皮　故纸　桃仁　红花　羌活　独活　防风　桔梗　虎骨　肉桂　杜仲　川芎　乌药　赤芍　乳香　没药　共药二十五味，作一年之十三太保，共为细末，每服三钱，黄酒送下。

热瘀散：治瘀血不散，用过鸡鸣散、通滞散，瘀血犹然不下，数日作痛几死，此必天气寒冷，服大黄等药性寒，致血凝滞不下，可用黄酒炖热，用干姜、肉桂末三钱饮之，片时血通人更生，盖热性以活死血，服前通血散始能行者矣。损伤在胸膈上者，如用药通血不下，可用绿豆粉水调洪宝丹吞下即吐，瘀血出而人自安矣。

何首乌散：何首乌　当归　赤芍　枳壳　白芷　小茴香（炒）　木通　羌活　独活甘草　共为细末，每服四钱，一日三服，老酒送下。治折伤并痈疽发背，皆流注毒，非此药不能取效。

花蕊石散：花蕊石五钱　硫黄（要色明净者）二两　二味为末和匀，先将纸筋和盐泥固脐，做瓶子一个，候泥干入药于内，再用泥封口，候泥干，放在四方砖上，画八卦五行字（即金木水火土），用炭四周煅炼，自巳午时至酉戌，晚经霜宿火令消，取出研细收贮，依前法而行。治金刃折伤打扑及蛇犬伤，身体出血，急取药于伤处擦之，其血自化为黄水，再掺药便瘥，更不疼痛。若有内损，血入脏腑，热煎童便入酒少许，调服一钱立效。若牛触伤肠出，若肠未损伤，急逼肠入，用桑白皮细丝尖者作线缝合肚皮，掺上止血药即活。如无桑白皮，用生苎麻亦可，不得封口，恐作脓血。如疮干，以津液润之，然后掺妇人产后不生新血，恶血奔心，胎死腹中，并胎不下，用童便调下五钱。

头受伤发散：防风　桔梗　荆芥　白芷　川羌活　升麻　红花　枳壳　加皮　荆皮　木瓜　丹皮　灵仙各一钱　煎甘草水服。

铁扇散：象皮（切薄片，用铁筛，微火焙黄色，以干为度）四钱　龙骨（须用上白者为佳）四钱　古灰须（即陈石灰，顶高数百年为妙）四两　拈白矾（将生矾放入锅内熬透，体轻为妙）四两　寸百香（即松香之黑色者）四两　嫩松香四两　将松香与寸百香一同融化倾于水中，取起晾干，为末极细，磁罐收贮，治刀石破伤或食嗓割断，或肠破出，用药掺于患处，以扇煽之，立时收口结疤，忌卧热处。如伤处发肿，用黄连煎水，以翎毛蘸运之，即愈如神。此方是林多九公飘洋至日本国所得也。

用药方法

凡折伤处若有瘀血停积于脏腑之处，恐有入腹攻心之患，疗治之法：外用敷药，然后散其血、止其痛；内用托瘀利血之药，然后欵欵调理，或折伤而停郁气，切宜细之。丹溪之论跌扑损伤，须用苏木和中加童便，切不可饮冷水，血见寒则凝，但系血入心者即死无救也。

凡跌打重者危在须臾之间，先用干柴烧地，长活如床，大要烧通红，用童便泼上，上面蒸草荐一条，令患人睡上，则任痛用护心丹米汤调下，如内有出血，急用鸡鸣散，如无停血，即用一捻金散亦可。

凡跌扑损伤从高处坠下，打伤青红肿块，皮不破血不流，瘀痛难忍者，或大小便不能通，此是瘀血不散，邪热传里，热蓄于内，膀胱经闭，其人如狂，小便欠利，大便少黑，坚硬胀痛，身目俱黄，言语燥渴，以为蓄血之症，脉沉有力，宜用桃仁承气汤，下黑血尽即愈，再用服通血散（在散总内又名导滞散），如血下者为愈，不必服通血散。

桃仁承气汤：药到病除，其痛如失。桃仁（去皮）十八粒　桂枝一钱五分　大黄二钱　芒硝一钱五分　甘草一钱　加姜三片，用水二碗煎至一碗，去渣入芒硝再煎，煎沸温服去血尽为度，若加苏木、当归、红花，童便填酒再煎服，更妙。又方：后服七厘散（照前写明），治跌打损伤。桃仁二钱　归尾二钱　红花一钱五分　赤芍一钱五分　青皮（醋炒）一钱五分　苍术一钱五分　枳壳一钱五分　乌药四钱五分　香附二钱　官桂一钱七分　苏木二钱　五加皮一钱五分　大黄三钱　山楂五钱　水二碗煎至一碗，空心服三四次，温粥补停，将热陈酒吃。

上部汤：川芎　当归　花粉　陈皮　茯苓　白芷　赤芍　甘草　蔓荆子　黄麻花　五加皮　过山龙　加生姜三片，黄酒水煎服，或加升麻、藁本、灵仙、南星、半夏亦可。

中部汤：杜仲　桃仁　防风　归尾　官桂　赤苓　生地　赤芍　红花　枳壳　甘草梢　过山龙　黄酒煎服，或加破故纸、细辛、桔梗亦可。

下部汤：肉桂　赤芍　上牛膝　桃仁　加皮　生地　独活　秦艽　甘草梢　防风　海桐皮　水煎服，或加木瓜、厚朴同煎亦可。

排风汤：肉桂　赤芍　白术　当归　川芎　鲜皮杏仁　独活　防风　麻黄　甘草　白茯苓　共十二味，加姜三片，须用清水黄酒同煎，服下为妙。

礼字下

阴红汤：阿胶　发灰　没药　用黄酒煎，加童便服下此方，专治妇人受伤瘀血不散，腹涨二便不通，闷乱欲绝，急用此方。

消风汤：当归一钱　川芎八分　南星五分　甘草一钱五分　陈皮一钱五分　白芷一钱五分　羌活一钱五分　升麻一钱五分　半夏五分　桔梗五分　加姜三片，用水煎服，治破伤风牙关紧急。

宽筋汤：牛膝　桂枝　姜黄　黄芪　独活　白茯苓　海桐皮　生地　续断各等分用黄酒煎服，每日一剂，治骨节不能伸屈。

排风汤：白术　白藓　白芍　肉桂　川芎　当归　杏仁　防风　甘草　独活　麻黄　茯苓各二两　共为细末，每服二钱，用水一盏半，姜三片，煎八分，不时服。

降火汤：后服活血方。川连　黄柏　黄芩　花粉　贝母　生白芍　木通　麦冬连翘　泽泻　陈皮各八分　用水煎服立效。

活血汤：先服降火汤。乳香　没药　生地　当归　川芎　白芷　丹皮　芥子　玄胡　香附各一钱　水煎服，或打重伤必有举头不起，故先用降火汤。

上部末药：小川芎五钱　蔓荆子三钱五分　白芷四钱　归尾八钱　共为细末，每服七分，加麻油炒蔓荆子，若伤重者再加接骨丹三分，轻者一分，用黄酒调送下。原方有升麻二钱，今减去不用。

中部末药：杜仲（童便浸炒）五钱　赤苓六钱　生地六钱　秦艽六钱　桃仁三钱红花三钱　元胡六钱　紫荆皮（醋炒）一两　归尾八钱　赤芍五钱　共为细末，每服一钱，加麻油炒蔓荆子五分，伤重者加接骨丹五分，轻者三分，用黄酒调送下，原方有破故纸五钱，今减去不用。

下部末药：牛膝（炒）一两　黄荆子（炒）一两　归尾八钱　防己七钱　独活七钱　秦艽三钱　赤芍三钱　姜黄五钱　木瓜三钱　紫荆皮一两　过山龙一两　千年健

一两　海桐皮八钱　共为细末，每服一钱五分，伤重者加接骨丹八分，轻者五分，用黄酒冲服。

上部末药：当归五钱　川芎五钱　白芷五钱　蔓荆子五钱　白茯苓三钱　共为细末，每服七分，外加黄荆子（炒黑）三分，再加接骨丹五分，连前末药和作一剂，用好酒送下服时须用葱过口为妙。

中部末药：当归五钱　赤芍五钱　杜仲五钱　白术五钱　黄芪五钱　秦艽五钱　白芷五钱　陈皮六钱　生地七钱　甘草五钱　白茯苓五钱　千年矮五钱　紫荆皮五钱　共为细末，每服一钱，外加黄荆子（炒黑）五分，再加接骨丹五分，连前末药和作一剂，和好黄酒下，服时用葱白头过口，原方无杜仲，今加用之。

下部末药：归尾一两　牛膝一两　白芷一两　羌活五钱　独活五钱　紫荆皮一两　紫花地丁一两　共为细末，每服一钱五分，外加接骨丹一钱五分，用好黄酒调送下，用葱白头过口。

跌打损伤末药：乳香（去油）三钱　没药（去油）三钱　丁香二钱　麝香（另研）三分　广木香三分　肉桂三钱　三七三钱　辰砂四钱　川乌（用面包，煨）三钱　草乌三钱　川芎二钱　杜仲三钱　灵仙二钱　牛膝二钱　藁本三钱　共为细末，每服三分，黄酒送下，此方是张紫阳游至云南遇一友所传。又方：自然铜（醋煅七次）土鳖（用火酒浸，炙干去头足）乳香（去油）没药（去油）狗脊（去毛）红花　川芎　藁本各一两　麝香五分　共为细末，治跌打损伤，重者一钱，轻者八分，用引药送下，孕服则去麝香加减，用煎药为引，头伤加灵仙；手伤加桂枝；脚伤加牛膝；腰伤加杜仲；肠伤加羌活、独活；背伤加五加皮；上身伤饱服，下身伤饥服。又方：七厘散二钱　肉桂一钱五分　土鳖二钱　杜仲二钱　地龙二钱　山坑蟹二两五钱　牛膝二钱　当归二钱　共为细末，每服二钱，用水酒送下，非重者不可服此药。又方：骨碎补二两　土鳖十个　虎骨一两　赤芍二两　血竭五钱　羌活六钱　秦艽一两　川芎一两　独活六钱　没药三钱　甘草一两　鹿角一两　红花六钱　仙茅一两　加皮一两　元胡一两　乳香六钱　牛膝一两　风藤一两　苏木六钱　肉桂三钱　桂枝六钱　当归一两　续断二两　辰砂一钱　防风八钱　杜仲一两　荆皮一两　枸杞子八钱　又方：当归一钱　红花五分　牛膝一钱　杜仲一钱　川贝一钱　乳香五分　没药五分　血竭五分　防风五分　骨皮一钱　钩藤五分　川断一钱　泽兰一钱　木瓜一钱　三七一钱　海蛆二两　川芎五分　川乌五分　草乌五分　桂枝一钱　自然铜一钱　虎骨一钱　肉桂一钱　加皮五分　灵仙一钱　巴戟二钱　共药二十六味，共为细末，每服三分，轻者减半，黄酒冲服。

中部引经末药：小茴香二两　肉桂七钱　破故纸二两　共为细末，每服一钱，黄酒送下。引经络用：川归（酒洗）一两　牛膝（酒洗）一两　共为细末，每服一钱，黄酒送下。又三部药各等分用，骨伤加自然铜（醋煅七次）入护心散，伤重者先服护心散补之，后服八厘散泻去瘀血，血尽仍服护心散，与引经药相兼用之，轻者服八厘散，不愈再加护心散黄酒送下，温粥补之为妙。

上部煎药：羌活一钱　防风三钱　川芎一钱　白芍二钱　生地三钱　半夏八分升麻一钱　大乌麦三钱五分　加姜三片　用水煎冲入此末药。人中黄　自然铜　天雷石三味，研细末，日进二服。头伤加白芷、细辛；头顶加藁本、天麻；头抽痛加蔓荆子；鼻目面伤加苍耳子、白蒺藜；颈顶伤加桔梗、麝干，并前煎药同煎，一同冲入三味末药服之。

中部煎药：羌活一钱　防风一钱五分　归尾二钱　官桂七分　生地三钱　赤芍一钱五分　红花一钱　丹皮二钱五分　枳壳一钱五分　乌药三钱　赤苓三钱　黄芩三钱细辛八分　加皮三钱　加人中黄、自然铜、天雷石三味，共研为细末，候药煎好，冲入此三味末药服，用黄酒清水煎药为妙。手脚伤加桂枝、灵仙；腰上胁下伤加柴胡七分、前胡一钱五分、桔梗七分；胸前伤加石菖蒲、枳壳；大便不通加大黄、朴硝；小便不通加车前子、木通、泽泻、乌药、地龙；瘀血不散胀痛加桃仁、苏木、红花、延胡索、泽兰叶；腹内硝血块加三棱、莪术、槟榔；胸前气闭痛加香附子、乌药、枳壳、青皮、陈皮；血不止加阿胶、茅根、大蓟、小蓟；寒重加肉桂、陈皮；热重加柴胡、黄芩、黄连；呕吐不进饮食加丁香、半夏、砂仁、大附子、旋覆花；打伤粪出者加丁香、草果、砂仁、南星、半夏；照前上部服法。

下部煎药：生地　牛膝　防风　独活　赤芍　萆薢、连翘、苡仁、木瓜、秦艽、黄柏，水酒煎好，与前二部一样加人中黄、自然铜、天雷石三味为末，候药煎好，冲入末药服下。

智字上

跌打损伤煎药法

上部不可用酒煎服，中部用酒要吃饱服，下部水酒煎药饥服，如此煎法，故而写出此上中下三部加减煎药，日本吉利禅师传与余锦明，试验无有不愈，师兄张紫阳未得此三方，后余锦明传授张紫阳得之。

跌打煎药：当归二钱　川芎一钱　赤芍一钱　生地一钱　红花一钱　牛膝二钱白术（土炒）一钱　丹皮一钱　乌药一钱　木香五分　乳香三分　没药三分　骨碎补三钱　金毛狗脊三钱　五加皮二钱　用黄酒并清水服下，待汗出为愈。

跌打损伤煎药：川郁金三钱　桂枝木二钱五分　生土鳖十五只　穿山甲一钱五分云茯苓二钱　楝枝木一钱五分　无名异一钱五分　制川乌一钱五分　制草乌一钱　金香附子一钱五分　鲜木瓜一钱五分　自然铜一钱五分　鲜良姜二钱　用黄酒一碗，清

《日本吉利禅师伤科秘本——伤科要略》

水一碗同煎。

跌打损伤煎药：净银花六分　五加皮一钱五分　全当归（酒炒）一钱五分　桃仁一钱五分　破故纸一钱　泡丹皮一钱　川断肉一钱　苏木七分　骨碎补八分　炒杜仲一钱五分　蓬术七分　赤芍八分　没药一钱　乳香一钱　加福珍黄酒少许，同清水同煎，服此方不可用自然铜，张紫阳游至杭州府，遇一患者受伤不能治病，即时来一道者，问他为何不治，紫阳说十不能医，道者即开此方吃下，即愈。

跌打损伤煎药：木瓜　甘草　银花　蝉蜕　僵虫　全蝎　防风　白芷　连翘　薄荷　黄芩　苡仁　穿山甲　天花粉　用水煎冲酒服下。

跌打煎药：治跌打服热药过多转生痰热症。甘草　肉桂　细辛　麻黄　杏仁　桔梗　荆芥　加灯心，用水煎服。痰盛加半夏、桑皮、生姜，伤损少愈转寒，或阴或阳，俱宜服之。四肢俱冷，此药不治。

跌打煎药：治跌打面上青肿。防风八分　秦艽八分　连翘八分　桔梗八分　干葛一钱　归尾八分　荆芥八分　紫苏七分　赤芍七分　白芷八分　加葱白头四寸，用清水煎服。

跌打煎药：治跌打心中憋闷。归尾二钱　荆芥八分　桔梗五分　苏木五分　木通八分　枳壳一钱　芍药五分　红花五分　桃仁二分　川牛膝一分　痰起加滑石二钱，痰闭加前胡二钱，用清水煎冲黄酒，再加灯心一团，如弹子大，再煎，须要空心服下为妙。此方各药分两，十份之中减去九份。

损伤煎药：治损伤冒风，四肢疼痛。川芎　桔梗　当归　生地　牛膝　红化　白芷　苏木　甘草　麻黄　升麻　细辛　香附　赤芍　木通　肉桂　白术各等分，加姜三片、葱白头三个，用清水与黄酒同煎服。

头伤煎药：治头上跌打破碎。甘草二钱　麝香一分　加皮三钱　川乌一钱　肉桂八分　加土鳖四个　用水煎服，不可用酒。

跌打损伤煎药：治出血过多不省人事。人参（或六七钱）一两　水煎灌下服，参渣再煎，加肉桂三钱、糯米一合，再同渣煎服下。

打伤煎药：治孕妇跌打损伤。阿胶三分　归身一钱　续断一钱　红花三分　砂仁（炒）八分　川芎八分　生地六分　须用黄酒清水同煎服。又方：用豨莶草五两，用黄酒煎服，治妇人破伤风。

损骨煎药：治接骨后日久不能行走。人参　黄芪　白术　枸杞　牛膝　续断　肉桂　甘草　当归　须用清水煎服，不可用酒为要。

跌打损伤药酒：当归　白芍　川芎　牛膝　杜仲　灵仙　官桂　乳香　没药　姜黄　羌活　三七　土鳖　紫荆皮　何首乌　海桐皮　五加皮　落得打各五钱　用绢包，入罐内老酒，再加生地、乌药、桃仁、红花、丹皮、防己、续断、干姜、秦艽、防风、甘草梢各五钱　不用绢包，放入坛内浸三日，重汤煎三炷香，退火为度。又方：白芷

八钱　木瓜一钱　当归一两　木通一两　桂枝一两　细辛八钱　防风八钱　红花一两　川乌三钱　草乌三钱　大茴香八钱　淮牛膝一两　川半夏五钱　刘寄奴一两　五加皮一两　用绢包入坛内，好黄酒二十斤浸一夜，煎三炷香，需要退火为度。

药酒：治跌打伤。归尾三钱　红花一钱　自然铜二钱　杜仲五钱　苏木一钱　土鳖虫十六只　五加皮二钱　乳香一钱　没药一钱　用绢包入罐内，福珍黄酒三斤浸一夜，煎三炷香，退火为度，任用。

劳伤药酒：广木香五分　灵仙二钱　续断三钱　当归三钱　丹皮一钱五分　菟丝子二钱　牛膝二钱　杜仲二钱　加皮二钱　故纸一钱　官桂一钱　淮生地一钱　老君须三钱　骨碎补三钱　核桃肉二两　虎骨一两　元眼肉一两　闹扬花一钱　大枣（制过）一两　用绢包好，黄酒二十斤入罐煮三炷香，坐土藏瓶七日服，或加鹿衔草同煎亦可。

上部打伤方：红花一钱　川山七五分　生玄胡一钱五分　川芎八分　赤芍一钱　桔梗八分　当归尾一钱　黑栀子五分　苏木八分　血竭一钱　用水煎，饭后服下。

腹内打伤方：归尾四分　红花四分　赤芍八分　枳壳八分　羌活八分　桃仁八分　苏木八分　桔梗八分　乳香八分　没药八分　防风八分　甘草八分　加姜三片，水煎空心服。

破血方：跌打先要破血为主。生大黄一钱　陈皮一钱　枳壳一钱　厚朴一钱　木通一钱　当归尾一钱　乳香一钱　没药一钱　白芷一钱　赤芍一钱　桃仁一钱　苏木二钱五分　红花二钱五分　水煎服，若小可宜用活血汤，不可用此破血药。

智字中

打伤方：治跌打小便不通。猪苓二钱　泽泻二钱　车前二钱　滑石七分　生地一钱五分　石膏八分　甘草五分　水煎空心服效。

又方：治跌打不论年久立效。防风八分　赤芍八分　苏木八分　红花八分　骨碎补八分　归尾八分　血竭八分　生地一钱　乳香七分　没药七分　桃仁七分　木香五分　甘草五分　在胸前加桔梗；在手加桂枝；在脚加牛膝；有肿用水煎服，无肿次用黄酒煎服。

跌打伤方：红花　血竭　木香　归尾各等份　用福珍黄酒煎服，立效。

跌打损伤方：归尾　白芷　赤芍　生地　羌活　独活　乳香　没药　血竭　杜仲各二钱　用真黄酒三碗煎至两碗，热服。

又方：治损伤气血攻心。桃仁一钱　枳壳一钱　枳实一钱　桂皮一钱　木通一钱　大黄一钱　朴硝一钱　木瓜五分　血竭二钱　陈皮六分　用水煎服下，不可用酒煎。

又方：治损伤有血块，不论新旧。红花一钱　青皮一钱　枳实一钱　川芎八分

《日本吉利禅师伤科秘本——伤科要略》

桃仁八分　官桂八分　山楂八分　半夏八分　海石八分　虚人加人参八分；腹痛加莱菔子八分、木香五分、姜三片、枣二枚，用水煎，看症服下。

打伤方：治打重伤见红口不能言。红花　银花　生地　熟地　续断　木通　金不换　自然铜　五加皮　另加三七三钱　用水一碗，黄酒一碗共煎服，立效良方。

跌打伤神验方：郑英志传。大黄　川三七　云南珀　硼砂　归尾　红花　自然铜（醋煅七次）　无名异（醋煅七次）　血竭　乳香　没药　骨碎补　虎咬癀　陈皮　便挑藤（未知是否夜交藤）　土鳖虫各等分　共为细末，每服一钱，气酒温服。

跌打伤方：木香五分　丁香五分　沉香五分　乳香五分　没药五分　荜茇五分　槟榔五分　白叩五分　川三七四分　共为细末，童便冲黄酒服下。

跌打伤：叶氏传。刘寄奴一钱　石斛一钱　羌活一钱　陈皮一钱　银花一钱　楠木香一钱　木通一钱　甘草一钱　蒲黄（炒黑）一钱　当归一钱　红花二钱　苏木二钱　大黄（生用，依人壮弱加减）三钱　用陈黄酒二碗煎八分温服，行后饮粥汤止。

跌打伤吐血方：藕节三钱　川三七八分　大黄八分　生地二钱　甘草五分　用水煎服，凡生冷之物不可吃。

打死回生方：生地三钱　红花二钱　桃仁三十粒　赤芍　蒲黄　虎骨　自然铜　降香　苏木　泽兰　碎补各三钱　秦艽　乳香　没药　片苓　归尾　枳壳　桔梗　羌活各二钱　木香一钱　用酒二碗煎服。

化瘀积方：治瘀血不散，攻心作痛。大黄（用面泡煨）一两　当归（酒炒）五钱　桃仁（泡去皮）八粒　共为细末，作一次黄酒送下，瘀血从人便中出即愈。

化瘀血方：治法同前。大黄五钱　肉桂三钱　桃仁（去皮尖）三钱五分　当归三钱　附子（泡）一钱　红花二钱　苏木三钱　甘草一钱五分　共为细末作一次，用童便二碗煎服，瘀血依然从大便中出者即愈。

跌打损伤方：治血从口出。乳香　荷叶　发灰　血竭　茅根　并根各等分　黄酒和童便送下。又方：治血气攻心不可思兼七孔流血。鹿角灰　朱砂　二味研为细末，再用茅根黄酒煎冲服末药，内服下。又方：梅花草（大叶）绞汁和人乳、童便、老姜汁，再用黄酒温热服下立愈。又方：不论上下年久内外伤。白花菜　无头香　捶绞汁和烧酒服之，再将药渣敷外伤处。又方：亦治骨折断。蟹壳（烧灰存性，为末用）三钱　生酒调下，尽量醉之，其骨自响自接，要用活蟹一只，用新瓦焙干，黄酒送下，亦治跌打。又方：亦治骨折断。鸡公一只，杀之取口中舌上白皮为末，用生黄酒吞下，少睡即愈。又方：治打伤至危者。松节捶碎用锅炒，去净青烟，用老黄酒冲下，候冷即灌之，即活。

坠扑伤方：余血在腹内作痛。刘寄奴　骨碎补　玄胡各一两　水三碗煎七分，再加童便一杯、黄酒一杯，温服。

断筋神效方：用覆盆花搅自然汁，以金相对敷之，用汁沥伤中，以渣青涂，一日三换，半月如故。

伤破皮血出方：治风寒痛极者亦效。葱白头捶碎，入盐少许炒热敷上，其痛即止，冷则再换为妙。

面上跌破方：葱白头　打烂加乳或水糖涂之立效。

面上扑青肿方：薄荷头　加蜜共捶涂之，立效。

咬破皮伤方：栗子　嚼细碎如粉，涂于伤处即愈。

抓破面皮方：轻粉　加老姜打汁调粉，敷于伤处。

腰显灵方：苦竹菜　榆树皮　茅根肉　同酒煎服；又杜仲　故纸　榆树皮　同酒煎服亦治。

跌破阴囊方：古文钱　油核桃　共为细末，老酒送下。

跌打肿破伤方：山栀子一味　为细末，用面调敷患处。

脚跌出轮方：将轮敷好，用糯米一把擂末和匀涂之，立效如神。

止血方：儿茶四钱　贝母四钱　牛膝三钱　葱白头七个　捶涂于患处。

止血草药方：血见愁　三七　马兰头　旱莲草（即水凤仙）　犁尖草　蜜糖　夏枯草　打敷患处。

洗手煎药方：申生姜五钱　当归二钱五分　干松二钱五分　山奈二钱五分　乳香二钱五分　没药二钱五分　甘草一钱五分　寄奴二钱五分　黄柏二钱五分　川断二钱　红花一钱五分　川乌七钱五分　草乌七钱五分　加皮四钱　羌活二钱五分　牛膝三钱　苍耳二钱五分　地骨皮四钱　自然铜二钱五分　治跌打损伤筋骨，煎汤重洗，轻者可用半料。

洗煎药方：归尾五钱　川乌五钱　苏木五钱　生军五钱　桂枝二钱五分　自然铜二钱五分　宣木瓜五钱　落得打五钱　乳香五钱　牡丹皮二钱五分　五加皮二钱五分　地土鳖五个　没药五钱　用清水一碗、黄酒一碗，煎至一碗，再加真黄酒一斤半同煎，温热重洗伤处，其效如神。

智字下

洗手煎药方：生姜五钱　乳香二钱五分　没药二钱五分　川乌七钱五分　草乌七钱五分　干松二钱五分　山奈二钱五分　川断二钱　加皮四钱　当归二钱五分　寄奴二钱五分　红花一钱五分　羌活二钱五分　苍耳二钱五分　甘草一钱五分　自然铜二钱五分　地骨皮四钱　川黄柏二钱五分　手伤加桂枝五钱；脚伤加牛膝五钱。水煎洗。
又方：红花三钱　当归二钱　乳香二钱　没药二钱　乌药一钱　桂枝二钱　川断一钱五分　苏木二钱　五加皮三钱　落得打二钱　地骨皮二钱　香樟木五钱　用水煎热洗，若加黄酒与水同煎滚洗亦可。

上部末药方：羌活　防风　当归　伏苓　川芎　黄荆子　蔓荆子　白子　藁本各五钱　共为细末，每服三钱，滚水送下。

中部末药方：生地　丹皮　甘草　杜仲　丹麦参　川藓　木香　紫荆皮　久白云箭头青各五钱　共为细末，每服三钱，黄酒送下。

下部末药方：归尾　荆皮　秦艽　加皮　牛膝　木瓜　苡仁　独活　草薢各五钱　共为细末，每服三钱，黄酒送下。

整骨麻药方：曼陀罗花（自种）　闹扬花　二味炒，再用火酒拌匀再炒，研为细末，大人服一分五厘，小人服一厘。若无此二味，用川乌一钱、天南星一钱代之，用酒煎服，用绿豆、川朴、生姜，煎汤饮下解之，代整骨用此方。

变肉法：血伤破肤，灌内紫黑，用生半夏末水调敷患处，即变色如常。

润口疮方：夏日以油润口，冬天用乳润之。

收口膏：大黄二两　黄连二两　黄芩二两　苦参二两　甘草五钱　白占二两　松香二斤　麻油（先用七两，后用三两）十两　看老嫩加减，油浸各药越久更好，急用浸三五日，亦可药敷，要焦枯色，滤去渣，油净再入锅熬至滴水成珠为度，瓷碗收贮，用合药法，先将松香融化，看天气寒冷炎热，加减麻油和匀并各药方，入白占用水试其老嫩，老则加油松，再入筛过甘草梢收成，次投细药血竭、儿茶、龙骨、煅象皮、海螵蛸各五钱，煮七次。

接骨膏：骨碎皮破可用。松香（制过）二斤　麻油四斤　归尾一两　加皮三钱红花五钱　白芷五钱　苏木三钱　川芎三钱　杜仲三钱　牛膝五钱　羌活五钱　独活五钱　本纸五钱　故纸五钱　防风五钱　荆芥五钱　续断五钱　生地五钱　大黄五钱麻黄（取灰）五钱　苦参五钱　黄柏五钱　紫荆皮五钱　百草霜四两　黄占四两　再加细料麝香、乳香、没药、干松、山奈，与前膏熬法相同。

神仙铁箍散：又名化瘀新膏治伤。大黄一两　黄柏一两　黄连一两　当归一两红花一两　血余四两　丹皮五钱　赤芍一两　白芷七钱　川乌四钱　胡麻四钱　穿山甲一两　草麻子（须炒）三钱　木鳖子五钱　大枫子一两　海桐皮五钱　五加皮五钱火麻仁五钱　两头尖三钱　真麻油二斤　用油浸，冬七夏五，煎枯去渣，再将草药晒干入油内拈去渣。

神效接骨膏：牛膝四两　姜汁一碗　韭菜汁一碗半　先用二汁煮胶化，后用大黄末一两、加皮末一两、硫黄末一两、胡椒末五钱、肉桂末二钱和成膏涂。若骨断久再加南星三钱、川乌三钱、草乌三钱、碎补一两、丹皮五钱，用布包缚，若骨断再用杉木皮捆紧，药干再入气酒化开敷上，无有不验。

跌打刀斧伤灵膏：熟桐油一两　乱头发一两　松香一两　先以油化开，再下头发、黄占一两，松香收顿摊贴，百发百中。

金疮药方：治刀剑枪伤，一切金器所伤及跌打损伤并诸畜咬伤，危急者擦上，化为血水即苏。若重伤及肺脏，用童便黄酒各半碗，调药退之立效。花蕊石四钱　明硫黄一两　入羊肠灌内封固，百眼炉中点火煨自辰时至酉时退火，次日取出，为细末任用。又方：古石灰（要顶顶陈的才可，内骨灰亦可）　丝瓜根汁（要新种时先生之生叶取之更好）　韭菜各等分　打烂作饼，阴干敷之，如血不止，用朴黄五钱为末，热酒服下。

金疮止血丹：陈石灰　茅花　乌尸　韭菜根　共打烂为饼阴干，研细末擦之，生服止血住痛，虎咬亦用，光服护心散。

金疮生肌止血散：嫩老鼠（要未生毛者，不拘多少）　韭菜根　与老鼠一同放入石臼内打烂，入嫩石灰末为饼阴干，用时以刀剖药掺伤处，用包裹便愈。

刀伤肚皮肠出法：用香油和水浸青布，要搭软托入，又以口含冷水向患者面上一喷，即托肠入，再用桑线缝之，然后用刀伤药掺之，再以膏药贴上，桑树根细白皮作线，上用麻药。喉断亦可缝之。

预防夹棍伤：独核皂荚（煮烂去皮打油）二十枚　川乌五钱　草乌一两　黄麻子八钱　共为细末，再加乳香五钱、没药五钱和匀，预先敷受刑处包好，次日解开去之，如夹破者加银朱五钱敷于患处。

夹棍夹碎骨方：金丝土鳖　乘伤打敷，内服接骨丹，如不碎，用土牛膝捣敷。

夹棍方：大黄一两　半夏二两　白芍二两　甘草二两　官桂四两　共为细末，好酒调服。

杖疮下部药方：凡夹碎，用猪油和马鞭草捣烂敷之，如伤者皆可用。

寄杖散：白蜡二两　细细切碎酿酒冲入服之，打着不痛矣。此部伤书是日本国吉利师授张紫阳、余锦明，以后王士奎传予正明，又授姚其能所用。

方义堂抄本

信　字

脱骱煎药方：苏梗三钱　陈皮一钱　青皮一钱　独活一钱五分　秦芄三钱　灵仙一钱五分　川膝三钱　红花一钱五分　当归一钱　桂枝四钱　桑寄生一钱五分　五加皮三钱　北细辛二分　西砂仁三分　用水煎服，此方凡遇脱骱者，随先即捏上骱后服之，须勿劳动，将养十余天即愈。若后来腹痛，再服一二贴可愈。此方白岩槁吴秋轮所传。

正十三太保方：五加皮五钱　五灵子一钱　广皮一钱五分　肉桂一钱　枳实一钱　红花一钱　当归一钱五分　杜仲一钱　蒲英一钱　砂仁五分　香附一钱五分　玄胡索一钱　刘寄奴一钱　陈酒煎服。

副十三太保方：赤芍一钱五分　乌药二钱　桃仁一钱五分　香附一钱五分　青皮

一钱　蓬术一钱五分　红花一钱五分　木香二钱　山棱一钱　归尾一钱五分　苏木一钱　砂仁（研）五分　玄胡一钱五分　骨碎补二钱　葱白头三个　陈酒半斤　加用水煎服，重伤加大黄三钱。

大便出血方：蒲黄一钱五分　荆芥三钱　木耳二钱　槐米三钱　水煎冲麝香二分服下。

肠红方：槐花米一两　糯米二两　泡茶均匀三日，服下吃尽即愈。又方：黑芝麻　槐花米　侧柏叶　茶叶　好柿饼　共为细末，用糯米汤为丸如绿豆大，每服二钱，滚水送下，二三日即愈。

大便血不止方：人参一钱　白术一钱　归身一钱　黄芩一钱　黄柏一钱　甘草六分　黄连一钱　陈皮一钱　厚朴一钱　苍术一钱　生地黄一钱五分　熟地一钱五分　防风六分　泽泻六分　地榆六分　加乌梅二个，水二盅煎八分，饭前服。

小便出血方：飞滑石三钱　用酒蜜做团团晒干，每服一钱，天明时用滚水送下，三朝痊愈。

吐血方：藕牙尖　槐花米　金枪草　用水煎，冲黄酒服下，若泡茶吃，可一月即愈。又方：血竭四分　六轴子三分　乳香三分　木香三分　共为细末，黄酒冲服。

闪腰气痛方：黄芪一钱　甘草一钱五分　用黄酒煎服，卧睡取微汗，痊愈。

腰骨闪方：牛头根草（炒赤色）用黄酒清水各一碗，煎一碗半，饥服下。

刀疮药方：降香节（研末）二两　陈石灰（顶陈）四两　乳香（去油）三钱　没药（去油）三钱　共为细末，掺用。

刀伤药方：阴干半夏　松香各二两　共为细末，掺于伤处，即止血止痛如常。

刀斧伤方：白蚵　柿饼　二味共捶成膏，涂于伤处即止血止痛，立愈。

通身散：红花二钱　当归二钱　川芎三钱　川乌二钱　草乌二钱　血竭二钱　地龙一钱五分　五加皮二钱　落得打三钱　六轴子二钱　自然铜一钱五分　穿山甲三钱　土鳖虫一钱五分　共为细末，黄酒送下。

抓破面皮方：轻粉　用生姜自然汁调搽患处，再无痕迹，妙不可言。

双龙散：脆蛇四两　赤芍四两　羌活四两　没药三两　象皮二两　白芷二两　防风二两　荆芥二两　黄芩二两　乌蛇二两　山栀二两　独活一两　连翘一两　僵虫一两　全蝎一两　蝉蜕一两　斑蝥五钱　乳香五钱　儿茶五钱　蜈蚣十条　金银花一两　赤石脂一两　穿山甲五钱　头发一把　黄丹四两　加麻油八斤熬膏，用槐桑柳枝三根不住搅药，拈去渣下丹，滴水不散为度。此方孙庆曾先生传，专治跌打损伤，大有神效。

极伤接命丹（此方扬州教师郑老七传）：紫荆皮　官桂　大茴香　甘草节　川乌（姜汁炒透）　草乌（姜汁炒透）各等分　共为细末，砂糖同黄酒调下，年壮而又伤重者，每服三钱，老弱而又轻伤者，每服一钱五分，妇人临时酌减。此方专治跌打损伤命在危急者，一服如神，多亦不过二服，服后身上应少发麻，不得疑畏，须避风出汗为度，神剂也。

麻药方： 蟾酥三分　南星二钱　青黛二钱　冰片一分　人中白二钱　用酒调掺患处，用刀则不痛矣。

八宝丹： 外科各种验过。乳香　没药　血竭　儿茶　轻粉　龙骨　朱砂各一钱　石膏一钱五分　冰片五分　此丹拔毒化脓不论初起日久皆可用，放膏贴之。

消肿散： 初起用此丹。雄黄三钱　朱砂三钱　火硝（水飞）一两　血丹三钱　原麝三分　冰片三分　共为细末，用瓷瓶盛贮，临症用五六厘，放膏贴患处即愈，初起用此最妙。

止痛散： 此丹能长肉收口。乳香二钱五分　没药二钱五分　滑石二钱五分　寒水石二钱五分　冰片三分　共为细末，收口可用之。

拔毒散： 此丹化毒为水。乳香（去油）二钱　没药（去油）二钱　血竭一钱　儿茶一钱　龙骨一钱　轻粉一钱　螵蛸一钱　冰片五分　麝香五分　阿末一钱　赤石脂一钱　共为细末，瓷瓶收贮，不可走气。

提岗去秽肉丹： 此丹贴上极痛，须忍痛。血丹（水飞炒）一两　海浮石一两　巴豆（生研去油）二十粒　共为细末，用此丹能提岗去除恶肉膜。

立马回疔丹： 疔走黄可开。蟾酥一钱　朱砂一钱　轻粉一钱　白丁香一钱　蜈蚣（炙）一条　雄黄二钱　朱砂二钱　乳香六分　麝香一钱　金砒五分　共为细末，丸如麦子大。

避风毒： 麻黄一两　吴茱萸四钱　白矾一两三钱　川椒七钱　银珠五钱　火硝六钱　冰片四分　硫黄一钱五分　共为细末，用血油调擦。

瘾药方： 鹅不食草二钱　麝香一钱五分　冰片三分　朱砂三钱　共为细末，无声为妙。

皮金膏： 兼治疮毒。凡有跌打损伤不及用药者，将皮金一张，随伤之大小，听其自落，不可揭去，或无洋皮金，用乌金纸亦可，然终不如皮金也。

肿子方： 专治妇人久不产育，皆七情所伤，血衰气盛，经水不调，或前或后，或多或少，色淡如水，或紫如血块，或绷漏带下，肚腹疼痛，或子宫虚冷，宜服此药。当归（酒洗）一钱五分　熟地（酒洗）一钱五分　白茯苓（去皮）七分半　丹皮七分半　川芎一钱　香附（酒洗）一钱五分　陈皮七分半　吴茱萸一钱　白芍（酒煎）七分半　玄胡索七分半　药引若先期色紫血虚有热，加秀苓七分半；若过期色淡血虚有寒，加官桂五分、蕲艾（醋炒）五分　共吃四剂，用老生姜三片、水一碗半煎至一碗，空心服，渣后煎，临卧服，经至日起，一日一贴，药尽经止，则当交媾即成孕矣。未成经，当对期下月再服四剂必孕无疑，百发百中，无不神效。服时依寒热对，方抄出方服，无有不应之理。

安胎催生方：凡遇妇人怀孕三五月，或感冒寒热胎动不安，及未足月之时，服之即安。如足月当产，服之即产。当归一钱　贝母八分　黄芪八分　黄芩五分　白芍一钱　甘草二分　厚朴五分　藿香三分　蕲艾三分　菟丝子一钱五分　以上作一贴，用白水二碗煎一碗，连服二剂，自然催生顺产，母子两全，但此药产后不可服之。

难产鼠肾方：凡产有横逆倒生，三日不下，服此药，其药小儿手中带出，留医别人，每丸可用三次。雄鼠肾胲卵打烂入轻粉三分、松香三分、朱砂三分，共末作丸三厘，另用朱砂为衣，每服一丸，黄酒送下，立时救矣。

《中国接骨图说》

滨田二宫彦可编著

中国接骨图说序

三折肱为良医，九折臂为良医，盲史湘垒吐能言之，则治打扑折伤者，古之良医也。周官有折伤之祝药焉，政论有续骨之膏焉，而本草鸿然吐言地黄属骨，而甘草生肉。祝药膏药，圣贤所教，何曾无效乎。虽然骨折骸碎，节脱筋断，其所伤者，在子膝之内，而药施诸皮肤之外，不近似隔履搔痒乎。予曾论之，人身之与家国，其理一致，动履平宁者，太平清明之象也。其失常不快者，祸乱之象也。内证者，内乱也；外证者，外寇也。病之得于喜怒饮食者，犹衽席沉蛊之祸，朝政废缺之害也。病之得于风寒暑湿者，犹夷狄内侵之祸，诸侯叛逆之乱也。若夫打扑伤损之类，是非内患，又非外惧，是犹星陨地震，海啸山崩之变，水火饥谨之灾乎！是宜别有其法焉，岂可比诸内外之治术乎。是故赵宋始有正骨科焉。至明又有接骨科焉。其法载于《圣济》《证治》之诸书。近世《医宗金鉴》所载摸、接、端、提、按、摩、推、拿之八法，是予所谓别得其治者也。惟恨其法，未得精细耳。滨田医官，二宫彦可，博学笃志，精于其业，曾西游至于长崎，师事吉原杏隐，得正骨之术。杏隐原武夫也，扩充其曾所学死活拳法，以建其法，彦可尽传其秘蕴。东归之后，屡验诸患者，桴鼓相应，十愈八九，遂以良闻，顷原其师说，加之以其所自得者，着《中国接骨图说》二卷，请序于予。予阅之，其书探珠、弄玉、靡风、车转、圆旋、螺旋、跃鱼、游鱼、熊顾、鸾翔、鹤跨、骑龙、燕尾、鸽尾、尺蠖，诸法焉，母法十五，子法三十六，合五十一法矣。有图而象之，有说而解之。又别建揉法百五十法焉，富哉术也。比诸《金鉴》诸书所载，则犹金罍玉爵之于污尊杯饮邪，杏隐海隅隐士，怀抱奇术，遁戢不出，销名幽薮，然得彦可而显于天下，岂不为大幸乎。今之医生，匿其师传，以为自得，栩栩夸人，钓誉于世，以弋身家之腴者，比比有之，甚则至弯射羿之弓焉。彦可则不然，着其书而显其师，比诸彼徒，岂不亦天冠地履乎。予于此书，不独喜其术之精，而有青蓝之誉焉，又以喜意出于敦厚，慕君子长者之风者乎。

文化五年戊长夏旺日　丹波元简廉夫氏撰

中国接骨图说序

　　吾家五世，以外科承乏传医，专奉西洋氏之方，而汉洋二书诸门方法，旁搜广讨，略无遗漏，独于整骨一门，汉氏未能详悉，洋氏多用器械，未详悉者，难施之治。用器械者，苦其难得。长崎有杏隐老人，专以手法整理骨伤，善生其创意。吾友滨田二宫彦可从杏隐老人，尽受其方，救患起废，其功不勘，令儿国宝及弟子辈，学其方，吾家今用之矣。近日彦可作《接骨图说》上下篇，图说兼优，又附载裹帘之法，此吾家所传，彦可学而用之者也。余欣然为之序。

文化丙寅夏六月东都传医法眼兼医学疡科教谕桂国瑞

中国接骨图说序

　　古人有曰：折伤打扑者非疾，然而其治疗不得法，则遂陷非命之死，即不致死亦不免废者，岂可轻忽之哉。余尝客游于肥之长崎，得阿兰象胥长吉雄耕牛而獾，谈及正骨手法，耕牛曰：西洋虽有正骨法，独巧用械，而手法则付之不讲。我长崎有杏隐斋先生，其人原武弁，姓吉原，名元栋，字隆仙，达于所谓死活券法，今隐于方伎，以按跷为业，因其所得券法，潜心正骨多年，终得其奥妙，合缝接折，其效不可胜记也。尝见疗一舂夫，以杵撞睾丸，绝死，众医不能救者，先生一下手于小腹，按之则忽然苏，恰如唤醒沉睡者。然其手法之妙，概此类矣。扑旧相识，足下若愿见之，则请为绍介。余曰：素所欲也。于是委赘门下，得学其术。母法十三，子法十八。道既通，将东归，先生嘱余曰：余已创此手法，未有成书之可以遗于后昆者，吾龄在桑榆，汝能继吾志，乃尽取其秘蕴授焉。于是覃思研精二十余年，更增益为母法十五，子法三十又六。又新立揉法一百五十，施之人则击扑跌蹶复旧者，十而八九。其或复亦不致废。此皆因先生之创意秘蕴，非余之妄作者也。凡学此术者勿忘先生之高德。呜呼！夫正骨之用也广矣。如稠人杂沓之地，士人演武之场，碰撞颠朴常有，则不独医生，虽诸凡士庶，亦学习斯术，其益不勘而已。故不吝其奥秘，寿之梓公于宇内云尔。

文化四年丁卯季冬，滨田侯医臣二宫献撰

中国接骨图说目次

汤 四物汤 百合散 加减承气汤 玉烛散

中国接骨图说

杏荫斋吉原先生手法

滨田二宫献彦可甫著

接骨总论

接骨或称正骨，或称整骨，皆谓整所跌扑损伤之骨节也。宋时，始有正骨科，至明又立接骨科。《圣济总录》《证治准绳》《医宗金鉴》等书可考。《金鉴》特载摸、接、端、提、按、摩、推、拿之八法而未为详备。今以《金鉴》八法为经，新立母法十五，子法三十六，以为纬。凡三百六十五节之伤损者，无所逃于此手法。夫手法者，何也？谓以两手使所伤之骨节仍复于旧也。但伤有轻重，而手法各有所宜，其复旧之迟速，及遗留残疾与否，皆关手法所施之巧拙也。盖一身之骨节非一致，而筋脉罗列又各不同，故能知其骨节，识其部位，一旦临证，机触于外，巧生于内，手随心转，法从手出。或拽之离而复合，或推之就而复位，或正其斜，或完其阙，则骨之截断、碎断、斜断；筋之弛纵、卷攀、翻转、离合，虽在肉里，以手运转推拿之，自适其情，是称为手法也。手法亦不可妄施，若元气素弱，一旦被伤，势已难支，设手法再误，则万难挽回。于是别有揉法百五十法，心明手巧，既知其病情，复善用其法，然后治自多效，诚其宛转运用之妙。要以一己之卷舒，高下疾徐，轻重开合，能达病者之血气凝滞、皮肉肿痛、筋骨挛折与情志之苦欲也，故不口授面命，则难得其法也。

检骨

先问其为跌扑，或为错闪，或为打撞，摸检其所伤之骨节，知其骨脱、骨断、骨碎、骨歪、骨整、骨软、骨硬，而后以手法治之，是正骨家检骨之大要也，最不可孟浪也。夫人之周身，有三百六十五骨节，以一百六十五字，都关次之。首自铃骨之上为头，左右前后至辕骨，以四十九字，共关七十二骨。巅中为都颅骨者一、次颅为髑骨者一、髑前为顶威骨者一、髑后为脑骨者一、脑左为枕骨者一、枕就之。中附下为天盖骨者一、盖骨之后为天柱骨者一、盖前为言骨者一。言下为舌本骨者，左右共二。髑前为囟骨者一、囟下为伏委骨者一、伏委之下为俊骨者一、眉上左为天贤骨者一、眉上右为天贵骨者一、左睛之上为智宫骨者一、右睛之上为命门骨者一、鼻之前为梁骨者一、梁之左为颧骨者一、梁之右为纠骨者一、梁之端为嵩柱骨者一、左耳为司正骨者一、右耳为纳邪骨者一。正邪之后为完骨者，左右共二；正邪之上，附内为嚏骨者一。嚏后之上为通骨者，左右前后共四。嚏上为腭骨者一、其腭后连属为颔也。左颔为乘骨者一、右颔为车骨者一、乘车之后为辕骨者，左右共二。乘车上下，山齿牙三十六事，复次铃骨之下为膻中，左中前后至荍，以四十字，关九十七骨。辕骨之下左右为铃骨者二、铃中为会厌骨者一、铃中之下为咽骨者，左中及右共三。咽下为喉骨者，左中及右共三。喉下为咙骨者，环次共十事，咙下之内为肺系骨者，累累然共十二。肺系之后为谷骨者一、谷下为膈道骨者左右共二、咙外次下为顺骨者共八、顺骨之端为顺隐骨者共八、顺下之左为洞骨者一、顺下之右为棚骨者一、洞棚之下中央为髑骭骨者一、髑骭直下为天枢骨者一、铃下之左右为缺盆骨者二、左缺盆前之下为下厌骨者一、右缺盆前之下为分膳骨者一、厌膳之后附下为仓骨者一、仓之下左右为髎骨者共八、髎下之左为胸骨者一、髎下之右为荡骨者一、胸之下为乌骨者一、荡之下为臆骨者一、铃中之后为脊窳骨者共二十二、脊窳次下为大动骨者一、大动之端为归下骨者一、归下之后为篡骨者一、归下之前为荍骨者一、复次缺盆之下为左右至衬，以二十五字，关六十骨支。其缺盆之后为伛甲骨者，左右共二。伛甲之端为甲隐骨者，左右共二。前支缺盆为飞动骨者，左右共二。次飞动之左为龙臑骨者一、次飞动之右为虎冲骨者一、龙臑之下为龙本骨者一、虎冲之下为虎端骨者一、本端之下为腕也。龙本内为进贤骨者一、虎端上内为及爵骨者一、腕前左右为上力骨者共八、次上力为驻骨者，左右共十。次驻骨为搦骨者，左右共十。次搦为助势骨者，左右共十。爪甲之下各有衬骨，左右共十。复次髑骭之下左右前后至初步，以五十一字，关一百三十六骨头。此下至两乳下分左右，自两足心，众骨所会处也。髑骭之下为心蔽骨者一、髑骭之左为胁骨者，上下共十二。左胁之端各有胁隐骨者，分次亦十二。胁骨之下为季胁骨者共二、季胁之端为季隐骨者共二、髑骭之右为肋骨者共十二、肋骨之下为胁肋骨这共二、右肋之端为肋隐骨者共十二、荍骨之前为大横骨者一、横骨之前为白环骨者共二、白环之前为内辅骨者左右共二、内辅之后为骸关骨者，左右共二。骸关之下后为捷骨者，左右共二。捷骨之下为髀枢骨者，左右共二。髀枢下端为膝盖骨者，左右共二。膝盖左右各有侠升骨者共二、髀枢之下为胻骨者左右共二、胻骨之外为外辅骨者，左右共二。胻骨之下为立骨者，左右共二。立骨左右各有内外踝骨者共四、踝骨之前各有下力骨者左右共十、踝骨之后各有京骨者左右共二、下力有释欹骨者，共十。释欹之前各有起扑骨者共十。起扑之前各有平肋骨者，左右共十。平肋之前各有衬甲骨者，左右共十。释欹两傍各有核骨者，左右共二。起扑之下各有初步骨者，左右共二。凡此三百六十五骨也。天地相乘，惟人至灵。其女人则无顶威、左洞右棚及初步等五骨，只有三百六十骨。又男子女人一百九十骨，或隐或衬，或无髓势。余二百五十六骨，并有髓液以藏诸筋，以会诸脉。溪谷相需而成身形，谓之四大，此骨度之常也。

颠骨者，头顶也，其骨男子三叉缝，女子十字缝，位居至高，内函脑髓如盖，故名天灵盖，以统全体者也。或碰撞损伤，骨碎破者，必死。或卒然晕倒，身体强直，口鼻有出入声气，虽目闭面如土色，心口温热跳动者，可治。切不可撖拿并扶起，惟宜屈膝侧卧。先徐徐用揉法后，熊顾子法第二整理之。

囟骨者，婴儿顶骨未合，软而跳动之处，名曰囟门。或打扑损伤，骨缝难绽，尚未振伤脑髓。筋未振转者生，治法类颠骨。大凡婴孩之手法者，皆贵揉法。

山角骨，即头顶两傍棱骨也。颠扑损伤，骨碎破者死。骨未破则难宣紫肿硬、瘀血凝聚疼痛，或有昏迷，目闭不能起，声气短少，语言不出，心中慌乱，睡卧喘促，饮食少进者，可治，用揉法须轻轻。

凌云骨，在前发际下，即正中额骨，其两眉上之骨，左名天贤骨，右名天贵骨，两额骨也。打扑损伤者，面目浮肿。若内伤者，瘀血上而吐衄，昏沉不省人事，治同山角骨。

睛明骨，即目窠四围目眶骨也，其上曰眉棱骨，其下曰骨，颧骨下接上牙床。打扑损伤，血流满面，或骨碎，眼胞损伤，瞳神破碎者，难治。

两颧骨者，面上两旁之高起大骨也。击扑损伤，青肿坚硬疼痛，或牙车紧急，嚼物艰难，或鼻孔出血，或两唇掀翻者治，骨破碎者不治。

鼻梁骨者，鼻孔之界骨也。下至鼻之尽处，名曰准头。或打扑鼻两孔，伤鼻梁骨凹陷者可治，血出无妨。若跌磕伤开鼻窍，或鼻被伤落者，亦无不治。

中血堂，即鼻内颏下脆骨空虚处也，虽被打扑伤损，神气迷昏者无妨，血流不止者危。

地阁骨，即两牙车相交之骨，又名颏。俗名下巴骨。上载齿牙，打扑损伤者，腮唇肿痛，牙车振动。虽目闭神昏，或心热神乱，气弱体软者，亦无不治。

齿者，口龈所生之骨也，又名曰牙。有门牙、虎牙、槽牙、上下尽根牙之别。凡被跌打砍磕，落去牙齿，如走马牙疳，出血不止者，至危。

扶桑骨，即两额骨旁近太阳，肉内凹处也。若跌扑损伤，或焮肿，或血出，或青紫坚硬，头疼耳鸣，青痕满面，憎寒恶冷，心中发热。若撞扑伤凹，骨碎透内者死。

颊车骨，即下牙床骨也，俗名牙钩，承载诸齿，能咀食物，有运动之象，故名颊车。其骨尾形如钩，上控于曲颊之环。其曲颊名两钩骨，即上颊之合钳，以纳下牙车骨尾之钩者也。其上名玉梁骨，即耳门骨也。或打扑脱钩臼，或因风湿袭入，钩环脱臼，单脱者为错，双脱者为落。若欠而脱臼者，乃突滑也，无妨。脱臼者，名架风，又落下颏，俗名吊下巴欠。又云打哈气，探珠母子法整顿之。

后山骨，即头后枕骨也，其骨形状不同，或如品字，或如山字，或如川字，或圆尖，或月牙形，或偃月形，或锥子形，皆属枕骨。凡有伤损，其人头昏目眩，耳鸣有声，项强咽直，饮食难进，坐卧不安者，先用揉法整之，后熊顾子法第二正之。如误从高处坠下，后山骨伤太重，筋翻气促，痰响如拽锯之声，垂头目闭有喘声者，此风热所乘，至危之证，不能治也，遗尿者必亡。惟月牙形者，更易受伤。如被坠堕打伤，震动盖顶骨缝，以致脑筋转拧，疼痛昏迷，不省人事，少时或明者，其人可治。

寿台骨，即完骨，在耳后接于耳之玉楼骨者也。若跌打损伤，其耳上下俱肿起。耳内之禁骨有伤，则见血脓水。耳外瘀聚，凝结疼痛，筋结不能舒通，以致头晕眼迷。两太阳扶桑骨胀痛，颈项筋强，虚浮红紫，精神短少，四肢无力，坐卧不安者，先用揉法整之，后熊顾子法第三整理之。

旋台骨，又名玉柱骨，即头后颈骨三节也，一名天柱骨。此骨被伤，共分五证。一曰：从高坠下，致颈骨插入腔内，而左右废活动者，用熊顾子法第一拔提之。二曰：打伤头低不起，用熊顾母法整理之。三曰：坠堕左右歪邪，项强不能顾者，熊顾母法提顾之。四曰：扑伤面仰头不能乘，或筋长骨错，或筋聚，或筋强者，用熊顾子法第二端之。五曰：自缢者，旦至暮，心下若微温者，可治。暮至旦，虽心下微温，不可治。徐徐抱解，不能截绳，上下安被卧之。用熊顾子法第三整理之。

锁子骨，经名柱骨，横卧于两肩前缺盆之外，其两端外接肩解，击打损伤，或驱马误坠于地，或从高坠下，或撞扑砍磕，骨断骨叉乘者，用车转子法第八整之。

胸骨，即髑骬骨，乃胸胁众骨之统名也。一名膺骨，一名臆骨，俗名胸膛。其两侧自腋而下至肋骨之尽处，统名曰胁，胁下小肋骨名曰季胁，季胁俗名软肋。肋者单条骨之谓也，统胁肋之总，又名曰胠。凡胸骨被物从前面撞打跌扑者重，从后面撞扑者轻。轻者用揉法治之，重者骨断骨叉乘，用靡风子法第三整理之。两乳上骨伤者，用靡风子法第二治之。若伤重者，内透胸中，伤心肺两脏，其人气乱昏迷，闭目呕吐血水，呃逆战栗者，则危在旦夕，不右医治矣。

岐骨者，即两凫骨端相接之处，其下即鸠尾骨也，内近心君，最忌触犯。或打扑损伤，骨闪错。轻者，用靡风子法第一治之；重者，必入心脏，致神昏目闭，不省人事，牙关紧闭，痰端鼻搧，久而不醒，醒而神乱，此血瘀而坚凝不行者也。难以回生。

凫骨者，即胸下之边肋，上下二条易被损伤，左右皆然。自此以上，有肘臂护之。打扑伤损，用靡风母法端之。在下近腹者，鹤跨母法亦可。

背骨者，自后身大椎骨以下，腰以上之通称也。其骨一名脊骨，一名膂骨，俗呼脊梁骨。其形一条居中，共二十一节。下尽尻骨之端，上载两肩，内系脏腑。其两旁诸骨附接横迭，而弯合于前，则为胸胁也。跌打伤损，瘀聚凝结。若脊筋隆起，骨缝必错，则不可能俯仰者，用鹤跨母法整顿之，或有为伛偻之形者，用鹤跨子法整理之。

腰骨，即脊骨十四椎、十五椎、十六椎间骨也。若跌打损伤，瘀聚凝结，身必俯卧。若欲仰卧侧卧，皆不能也。疼痛难忍，腰筋僵硬者，骑龙母法治之。

尾骶骨，即尻骨也。其形上宽下窄，上承腰脊诸骨，两旁各有孔，名曰八髎。其末筋名曰尾闾，一名骶端，一名橛骨，一名穷骨。俗名尾椿。或打扑跌蹶，或蹲垫骨错，壅肿者，用骑龙母法。

髃骨者，肩端之骨，即肩胛骨臼端之上棱骨也。其臼含纳臑骨上端，其处名肩解，即肩骨拔与臑骨合缝处，俗名吞口，一名肩头。若被跌伤，手必屈转向后。骨缝裂开，不能招举，亦不能向前，惟扭于肋后而已。其气血皆壅聚于肘，肘肿如椎不移者，用车转子法第六整顿。或脱臼，手麻木，髃骨突出者，用车转子法第一归窠。或打扑髃骨，闪错手不能举，疼痛者，车转母法整理之。或筋翻、筋挛、筋胀，髃骨胶结，不能离胁肋者，用车转子法第二转之。或损伤经数日，而髃骨肿硬，臑肘瘀血凝滞如针刺者，车转子法第三拨转之。髃骨错出于后，筋挛筋胀，胶结不动者，车转子法第四挫顿之。肩髃合缝高出，难用运转之手法者，车转子法第五整理之。虽髃骨不脱臼，骨不突出，前后上下运转不如意，筋脉挛急者，车转子法第七治之。

肩胛骨，肩髃之下附于脊背成片如翅者，名肩胛，亦名肩髆，亦名锹板子骨，打扑颠蹶，骨失位，肿硬者，用鸾翔之法整顿之。

臑骨，即肩下肘上之骨也，自肩下至手腕，一名肱，俗名胳膊，乃上身两大支之通称也，或坠马跌碎，或打断，或斜裂，或截断，或碎断。打断者，有碎骨；跌断者，无碎骨。先用揉法整之，将杉篱裹帘法缚之。

肘骨者，胳膊中节上下支骨交接处，俗名鹅鼻骨。若跌伤其肘尖，向上突出，疼痛不止，先用圆旋子法第三挫顿，后用旋母法正之。肘骨脱臼，手垂不能举，臂腕麻木，或冷凉，用圆旋母法整之。肘骨屈不伸，其筋斜弯者，用圆旋子法第　拽之。肘尖骨向上破皮肉突出，经日不复，肿硬筋挛不伸，臂腕失政者，用圆旋子法第二击顿之，后用圆母法整理之。老人妇人小儿者，用圆旋子法第四整之。

臂骨者，自肘至腕有正辅二根，其在下而形体长大连肘尖者，为臂骨。其在上而形体短细者，为辅骨，俗名缠骨，迭并相倚，俱下接于腕骨。凡臂骨受伤者，多因迎击而断也。或断臂辅二骨，或惟断一骨，先用揉法端之，后用杉节裹帘法。

腕骨，即掌骨，乃五指之本节也。一名壅骨，俗名虎骨，其骨大小六枚，凑以成掌，非块然一骨也。其上并接臂辅两骨之端，其外侧之骨，名高骨，一名锐骨，亦名踝骨，俗名龙骨。以其能宛屈上下，故名曰腕。若坠马手掌着地，只能伤腕，壅肿疼痛。若手背向后，翻贴于臂者，并跃鱼法端之。

五指之骨，名锤骨，即各指本节之名也。其各指次节名竹节骨。若被打伤，折五指，或翻错一指，并游鱼法整之。

胯骨，即髋骨也，又名髁骨。跌打损伤，筋翻足不能直行，筋短者，脚尖着地。骨错者，肾努斜行，用骑龙母法整之。

环跳者，髋骨外向之凹，其形似臼，以纳髀骨之上端如杵者也，名曰机，又名髀枢，即环跳穴处也。跌打损伤，以致枢机错努，青紫肿痛，不能步履，或行止欹侧艰难，燕尾母法挫顿之。或环跳脱臼，筋弛足痿蹇麻木者，燕尾子法第一端之。或髋骨闪错，及大腿骨一时碎者，先用揉法整大腿骨，杉篱裹帘法缚之，后用燕尾子法第二，治髋骨闪错。

股骨者，髀骨上端如杵，入如髀枢之臼，下端如锤，接于胻骨，统名曰股，乃下身两大支通称也，俗名大腿骨。坠马拧伤，骨碎筋肿，黑紫清凉者，先用揉法端之，后用杉篱裹帘法。

膝盖骨，亦名膑骨，形圆而扁，覆于楗胻上下两骨之端，内面有筋联属，其筋上过大腿至于两胁，下过胻骨至于足背，如有跌打损伤，膝盖上移骨者，用尺蠖子法第二整之。或膝屈不伸，腘大筋翻挛者，用尺蠖母法端之。或膝头大肿，黑紫筋直，腘肿疼痛，手不可近者，用尺蠖子法第一端之。或膝骨斜错，股骨一时碎伤者，先整其股骨，后用尺蠖子法第三治之。

胻骨，即膝下小腿骨，俗名臁胫骨者也。其骨二根，在前者名成骨，又名骭骨，其形粗。在后者，名辅骨，其形细，又俗名劳堂骨。若被跌打损伤，其骨尖斜突外出，肉破血流，或砍磕被重物击压，骨细碎者，用揉法整之，杉篱裹帘法缚之。

踝骨者，胻骨之下，足跗之上，两旁突出之高骨也。在内者名内踝，俗名合骨。在外者为外踝，俗名核骨。或驰马坠伤，或行走错误，则后跟骨向前，脚尖向后，筋翻肉肿，疼痛不止者，用弄玉法端之。

跗骨者，足背也，一名足跌，俗称脚面，其骨乃足趾本节之骨也。其受伤之因不一，或从陨坠，或被重物击压，或被车马踏研。若仅伤筋肉，尚属易治。若骨体受伤，每多难治。鸽尾法治之。

趾者，足之指也。名以趾者，所以别于手也。俗名足节，其节数与手之骨节同。大指本节后内侧圆骨努突者，一名核骨，又名覆骨，俗呼为孤拐也。趾骨受伤，多与跗骨相同，惟奔走急迫，因而受伤者多。游鱼法治之。

跟骨者，足后跟骨也。上承胻辅二骨之末，有大筋附之，俗名脚挛筋。其筋从跟骨，过踝骨，至腿肚里，上至腘中过臀，抵腰脊至项。自脑后向前至目眦，皆此筋之所达也。若落马坠蹬等伤，以致跟骨拧转向前，足趾向后，即或骨未碎破，而缝隙分离。自足至腰脊，诸筋皆失其常度，拳挛疼痛，宜螺旋法治之。

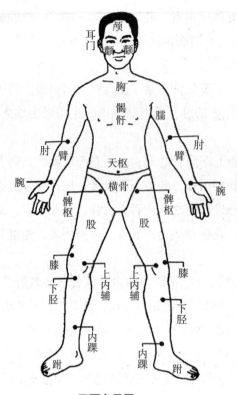

正面名目图

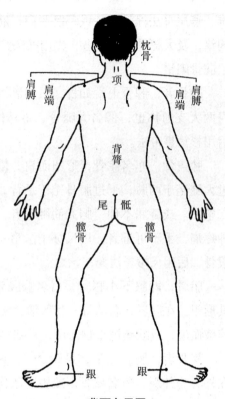

背面名目图

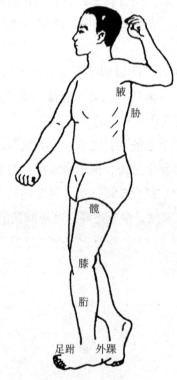

侧面名目图

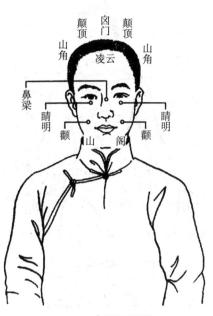

颠顶正面图

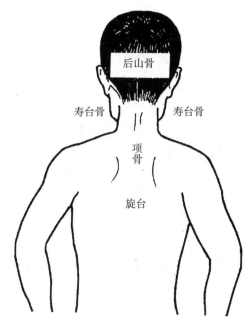

背面骨名图

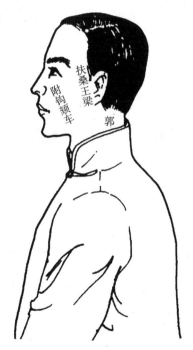

侧面骨名图

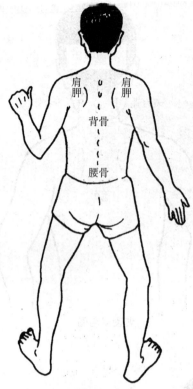

肩背骨名图

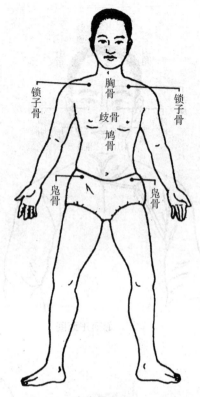

胸腹骨名图

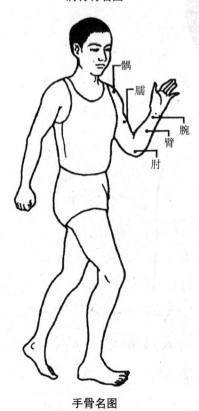

手骨名图

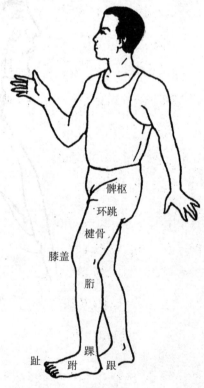

足骨名图

脉证治法

刘宗原曰：打扑金刃损伤，是不因气动而病。生于外，外受有形之物所伤，乃血肉筋骨受病，非如六淫七情为病，有在气在血之分也。所以损伤一证，专从血论。但须分其有瘀血停积，而亡血过多之证。盖打扑坠堕，皮不破而内损者，必有瘀血。若金刃伤皮出血，或致亡血过多，二者不可同法而治。有瘀血者，宜攻利之。若亡血者，兼补而行之。又察其所伤，有上下、轻重、浅深之异，经络、气血、多少之殊。唯宜先逐瘀血、通经络、和血止痛，然后调气养血、补益胃气，无不效也。顷见围城中军士被伤，不问头面手足胸背轻重，医者例以大黄等利之。后大黄缺少，甚者遂以巴豆代之，以为不于初时泻去毒气，后则多致危殆。至于略伤手指，亦悉以药利之。殊不知大黄之药唯与有瘀血者相宜。其有亡血过多，元气胃气虚弱之人，不可服也。

戴院使云：扑被踣不知曰颠，两手相搏曰扑，其为一损也。因颠扑而迷闷者，酒调苏合香丸灌之。因颠扑而损伤，宜逐其恶血，酒煎苏木调苏合香丸，或鸡鸣散，或和气饮加大黄，入醋少许煎，或童便调黑神散，不用童便用苏木煎酒调亦得。颠扑伤痛，酒调琥珀散极佳，乌药顺气散亦可。

大法固以血之瘀失分虚实，而为补泻。亦当看损伤之轻重。轻者，顿挫，气血凝滞作痛，此当导气行血而已；重者，伤节折骨，此当续节接骨，非调治三四月，不得平复。更甚者，气血内停阻塞，真气不得行者必死，急泻其血、通其气，亦或有可治者焉。

凡打扑伤损者，先用手寻揣伤处，用药熨数次，整顿其筋骨，以敷药搽之。后用杉篱裹帘法。骨细碎者，别有正副夹缚定之法。正夹用杉皮去外重皮，约手指大，指排肉上，以药敷杉皮上，其药上用副夹，用竹片去里竹黄，亦如手指大，疏排夹缚。

凡打伤跌扑，其痛不可近者，先用草乌散、九乌散之类之麻药，则麻倒不知疼处，或用刀割开，或用剪去骨锋，或以手整顿，骨节归元端正，后用夹板夹缚定。或箭镞入骨不出，亦可用此药麻之，或铁钳拽出，或用凿凿开取出。若人昏沉，后用盐汤，或盐水，或铁酱汁，或浓煎茗与服，立醒。

凡骨断皮破者，不用酒煎药。或损在内破皮肉者，可加童便在破血药内。若骨断皮不破，可全用酒煎药服之。若只损伤，骨未折，肉未破，用正骨顺气汤、折伤木汤之类。

凡皮破骨出差曰拔，搏捺不入，用快刀割皮间些捺入骨，不须割肉，肉自破，后用莞尔膏敷贴。疮四旁肿处，用敷药。若破而血多出者，用手整时最要快便。

凡平处骨断骨碎，皮不破者，只用敷药、药熨、镘熨。若手足曲直等处，及转动处，只宜绢包敷，令时数转动，不可夹缚。如指骨碎断，只用苎麻夹缚。腿上用苎麻绳夹缚。冬月热缚，夏月冷缚，余月漫缚。凡伤重，其初麻而不痛，应拔伸捺正，或用刀取开皮，二三日后，方知痛，且先匀气血。

凡筋挛、筋缩、筋翻者，掺以蚯蚓膏，而后频用揉法。满肿坚硬者，用振挺法轻击之。瘀血聚积，或青紫黑色焮热者，以三楞针刺数处出血，贴以鲫鱼泥、生鳅泥之类。

凡肉破出血不止者，以发绳扎住其上，阅青筋放五六针。青筋不见者，以三楞针刺足委中穴，血突出高二尺许，渐渐如线流于地约升余，其人或晕倒，或如委顿状，面失色，则疮口出血顿止。

《素问》云：人有所坠堕，恶血留内，腹中满胀，不得前后，先饮利药。此上伤厥阴之脉，下伤少阴之络，刺足内踝之下，然骨之前，血脉出血，刺足跗上，动脉不已，刺三毛上，各一痏，见血则已。左刺右，右刺左。善悲惊不乐，刺如右方。

《灵枢》云：身有所伤，血出多反中风寒，若有所坠堕，四肢懈惰不收，名曰体惰。取小腹脐上三结交，阳明太阴也。脐下三寸，关元也。

《脉经》曰：从高颠扑，内有血，腹胀满。其脉坚强者生，小弱者死。破伤之脉，若瘀血停积者，坚强实则生，虚细涩则死。若亡血过多者，虚弱涩则生，坚强实则死。皆为脉病不相应故也。

凡砍刺出血不止者，其脉止。脉来大者，七日死，滑细者生。

《灵枢》云：有所坠堕，恶血留内；有所大怒，气上而不行下，积于胁下则伤肝。又中风及有所击扑，若醉入房，汗出当风则伤脾。又头痛不可取于腧者，有所击堕，恶血在内，若肉伤痛未已，可侧刺，不可远取也。

十不治证

胸背骨破入肺者，纵未即死，二七难过。左胁下伤透至内者。肠伤断者。头颅骨碎脑盖伤者。小腹下伤，内横骨破者。血出尽者。肩内耳后伤透内者。腰骨压碎者。伤破阴子者。脉不实重者。

敷药法

用蜜，或糯米糊，或东流水，或生姜自然汁，或无灰酒，或火酒，或霹雳酒，或酽醋，或陈酱汁，或童便，和散药为泥，鸡翎二三十茎，缚作刷子，扫痛处，俟其干更涂。如此三四层为度。若有肉破处，则唯布其四面，而露其口，两三日后，用柳篦，铲落旧药，换新药，或用药水泡洗，去旧药亦可，惟不可惊动损处。

药熨法

用木绵布方五寸，裹药一剂，以麻丝括定，余其丝条尺许，浸火酒于砂锅中，定于文火炉上，不令有潮气，须酒色微红时，取三指大青竹筒，长五六寸，两头不留节，以所括麻条通竹筒中，络其末，令如鼓桴熨患处，揉摩数次。

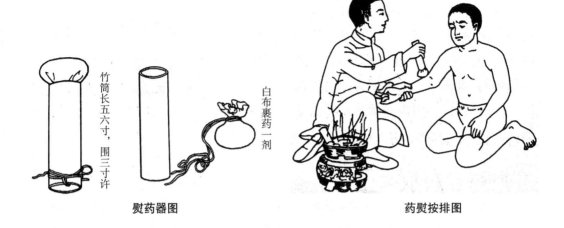

竹筒长五六寸，
围三寸许

白布裹药一剂

熨药器图　　　　　　　　　　　药熨按排图

熨斗烙法

先捣烂葱白一味，合定痛散为泥，敷于痛处，以毛头纸蘸醋贴药上，烧铁熨斗烙纸上，以伤处觉热疼，口中有声为度。

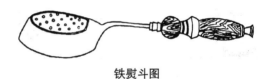

铁熨斗图

镘熨法

以药泥摊厚好纸上，厚五分，更以纸覆其上，敷于患处，烧铁镘子令通红，烙熨其纸上。一法，以药泥摊纸上，厚五分，纵六寸，横四寸，从四边起纸来裹

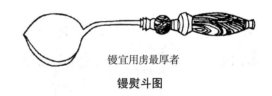

镘宜用髭最厚者

镘熨斗图

之。为一片板，先以铜板架火炉上，置一片板于其上，俟热透，罨熨于患处。

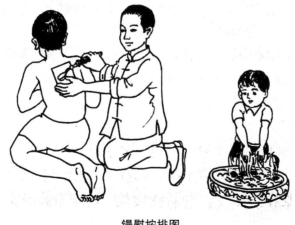

镘熨按排图

振梃法

振梃，木棒也。长尺半，圆围三寸五分，或面杖亦可。受伤之处，气血凝结疼痛肿硬，先用布迭令三重，敷患处，以此梃轻轻振击此患处，上下四旁，使气血流通，得以四散，则疼痛渐减，肿硬潮消也。

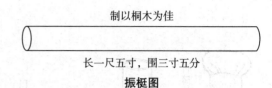

制以桐木为佳

长一尺五寸，围三寸五分

振梃图

腰柱法

腰柱者，以杉木四根，制如扁担形，宽一寸，厚五分，长短以患处为度。俱就侧面钻孔，以布联贯之。腰节骨被伤，错笋膂肉破裂，筋斜伛偻者，先以布缠围患处一二层，将此柱排列于脊骨两旁，再以布缠覆柱上数层，令端正为要。

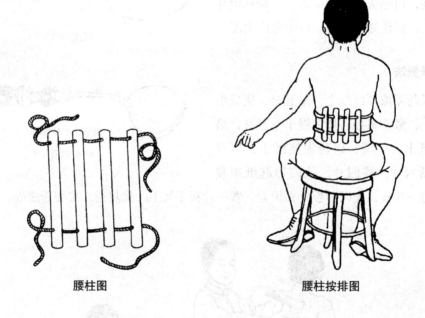

腰柱图　　　　　　　　　　　腰柱按排图

杉篱法

杉篱者，复逼之器也。量患处之长短阔狭、曲直凸凹之形。以杉木为片，以布卷定之，酌其片数记其次，以布联编之，令不得紊乱。有似于篱，故名焉。手足骨断骨碎、筋斜筋断者，先以布缠之，以此篱环抱之，再以布缠卷篱上，则骨缝吻合，坚牢无离绽脱走之患，令不动摇为要。

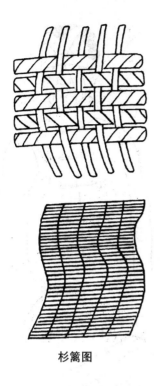

杉篱图

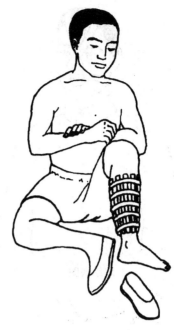

杉篱夹缚图

裹帘法

裹帘以白布为之，层缠患处，故名裹帘。其长短阔狭，量病势用之，和览医书，精录其事。桂川月池先生之译，别有其书。故唯举一二图，而不复赘焉。

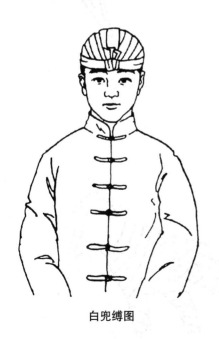

白兜缚图

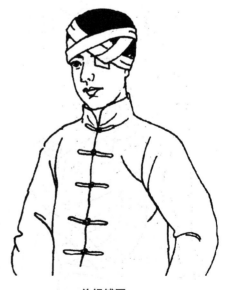

单绢缚图

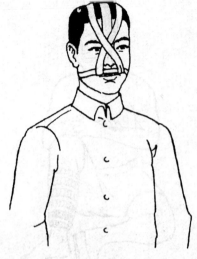

双绢缚图

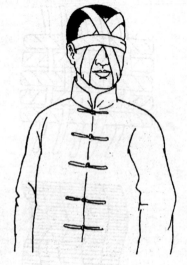

绞准缚图

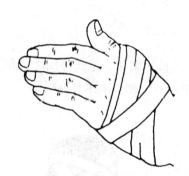

编拇缚图

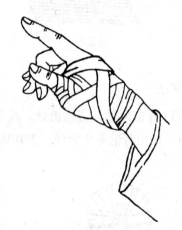

缢腕缚图

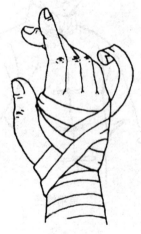

龟手缚图

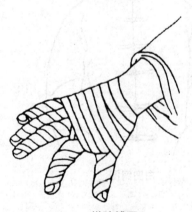

缢腕缚图

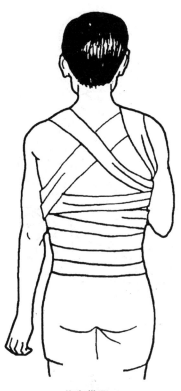

井字带图

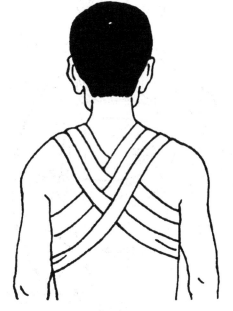

十字带图

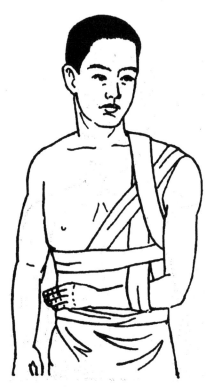

钩臂带图

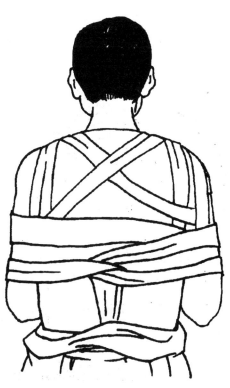

拮肘带图

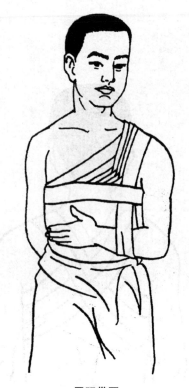

罨髃带图

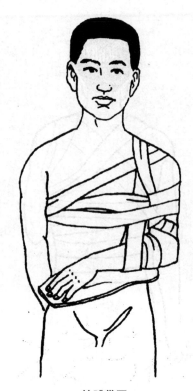

护膊带图

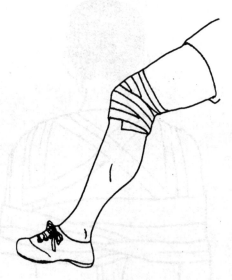

匾髌缚图

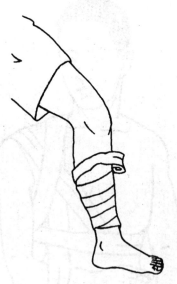

蛇形缚图

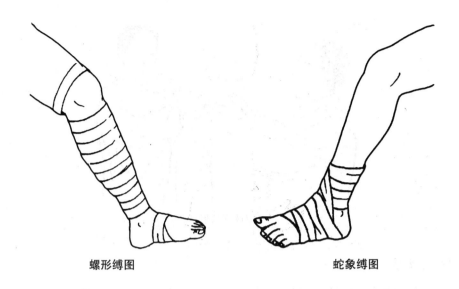

| 螺形缚图 | 蛇象缚图 |

正骨图解

探珠母法

使患者正坐，一人坐背后生腰，以两手承枕骨边，腕骨当项，指头并向上面把定，要令不动摇。医蹲踞前面，以两手大拇指，入患者口中，搏牙关尽处，四指捧下颏，乘势极力向喉咙突下，更向上突上，则双钩入上环。

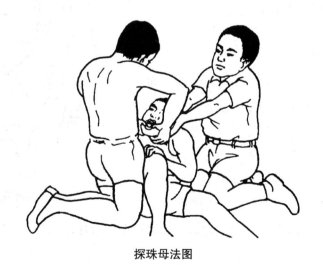

探珠母法图

探珠子法

患者左者坐如母法，医以右手腕骨，捧持腮骨，指头向颊车起大拇指。当地仓外面，探求牙关尽处，自皮上捺下如母法，左手受持下颏左傍，要令不摇而已。

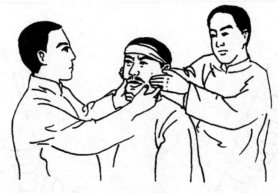

探珠子法图

熊顾母法

使患者开两踵于臀外而安坐，医在其背后，践开两脚而直立，低头视患者之额上，安右手于额中央，翻左手以虎口挟持其项骨，指头用力把定发际玉枕骨下陷处，翻右手载其颐于掌上，前后相围，左手自肩用力提之，右手应左手之提，自下抬之，务勿不正，左右齐一。令右顾三次，然后当患者头后于胸膛，以左手按额中央，翻右手挟持项骨，载颐于左手掌上如前，令左顾三次。

熊顾子法第一

使患者坐如母法，一人在患者之前，践开两脚，以两手搭患者之肩井上边，指头向肩胛用力推镇焉。医直立其背后，两手挟定如母法，提时左右徐徐令顾，以己之呼吸为度。自肩至腕用力施震震法，其提上之势，恰如拔颈状，渐伸时当患者脑后于胸膛，捧

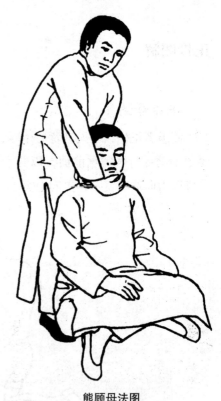

熊顾母法图

托令不弛，以项手代颐手，相围如前法，徐徐牵上，筋骨抒缓时，令左右顾数次。

熊顾子法第二

使患者坐如母法，医坐其右侧，立右膝，安置右肘于髋上，翻掌载患者颐于其上，覆左手虎口挟定项骨，用力抬上如母法提。左顾时，右膝载胕而将送之。此法为贵人设，如其重症，犹须前法。

熊顾子法第三

使患者仰卧，医箕踞其头上，以两足踏定患者之肩井，翻在手挟项骨，右掌勾颐徐徐令顾如子法第一。其左顾也，用力蹈右肩；右顾反是，其左右递互十次。

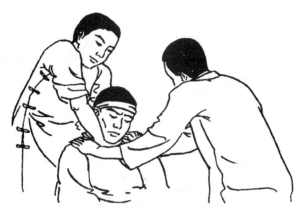

熊顾子法第一图

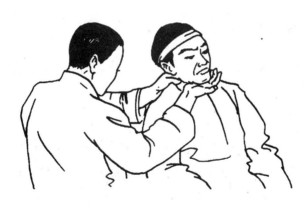

熊顾子法第二图

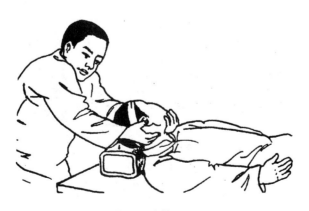

熊顾子法第三图

车转母法

使患者正坐，医坐其右侧如雁行，斜倚右膝肢左踵，安置左臀于其跟上，用为趾，覆左手搭患者肩上，掌中当肩井，指头及缺盆，大拇指在肩髃后陷处，翻右手掌勾持患者肘后，用力拽举如弯弓状，循患者耳后，斡旋如转线车状，右手拽则左手拇指用力捺肩髃后，循耳后斡旋，则四指头用力捺缺盆，运转数次。

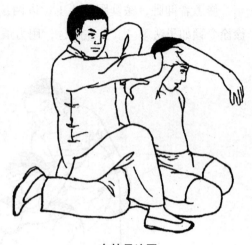

车转母法图

车转子法第一

医坐如母法，一人在患者前扶患手。其法开两足而立，翻右手把患者之大拇指鱼腹，翻左手把住患掌背腹，随医旋转轻牵，慎勿缓弛。医与扶者为掎角势，齐一旋转，其法小异母法。左手覆住肩井，大拇指揣入臑腧陷中，以右手虎口向肘逆握患者臑间，用力于肩，与扶者回转，及其耳后，则斜肩屈肘扬之斡旋一次，又转来至耳后，则用力于掌，捺定臑肉，开指头转掌，顺换握，徐徐回转，而至胁肋，则扶者放手而退，医乘势而挫顿。

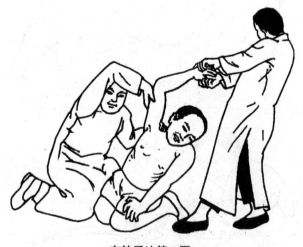

车转子法第一图

车转子法第二

使患者端坐，医坐其右背后如雁行，立右膝，以右手轻握患者肘后，而徐徐启之，用左手掌，插絮团于其胁肋与肘间，用指头推入于腋下，团皆入，则更用虎口冲上，使右手所握之患肘渐切近于胁肋，则臑骨发起复其旧，尚不去絮团，用裹帘如法。

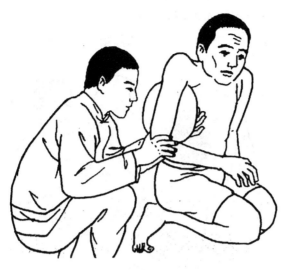

车转子法第二图

车转子法第三

使患者屈其左肘，以掌按其膻中，而端坐。医坐右侧，斜欹左膝，以二迭软布，当患手腋下，以左手掌抑之，以右手握定其腕后，以抑腋下手，急推倒，其手法机发，在妙诀焉。

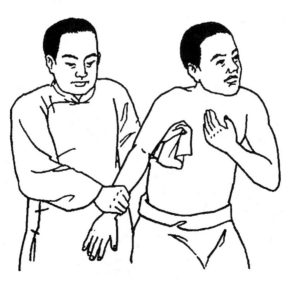

车转子法第三图

车转子法第四

使患者正坐，医雁行于背后跋凮两脚，以左手撑住患者肩髃，以右手把定患者右腕后，带回转之意，徐徐颤掉而拽患者肘高举，而跨飞右脚于患者膝前，乘势回转，其回转也。拽于患者膝头，至于胁下，沿耳后高举，令不弛，斡旋数次，如母法。

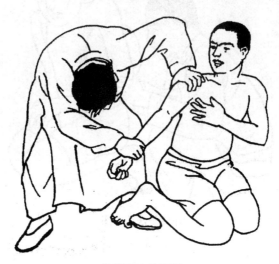

车转子法第四图

车转子法第五

使患者正坐，医立其右背后雁行，跋凮两脚。左手覆患者肩井，四指当缺盆云门上，大拇指当臑腧穴，紧固捺定。右手把住患者右腕，乘拽势退辟右足，而拽倒患者，载其右肩髃于左足跗上，左手犹在缺盆肩井，而抑定，屈右足，欹左膝，以跗扇翻其所载肩髃，其诀也。以所把住右手，捏撩扇翻，要与足跗一齐。

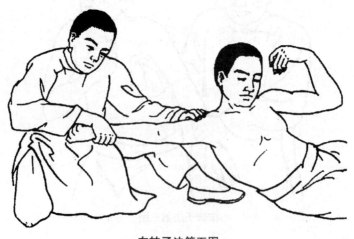

车转子法第五图

车转子法第六

　　使患者正立，医立患者背后如雁行。敧右膝趺左踵如母法。左手大拇指揣入臑腧陷处，四指覆肩上，右手把住其肘后，徐徐动摇，乘举势，有拗之光景，以推出为度。

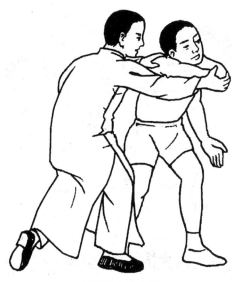

车转子法第六图

车转子法第七

　　使患者正立，医立背后如母法。以左手掌覆肩髃，拇指当臑腧穴，四指头当缺盆云门上，右虎口挟持患者肘后，如母法，自腋下轻控于背后，沿耳后斡旋，将举回，则左手拇指推臑腧穴，至耳后，则掌中推髃骨上，转向前，则推缺盆下，每斡旋互推三处，手裹在，妙诀焉。一名三折车转。

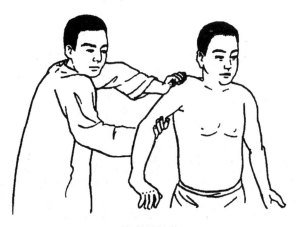

车转子法第七图

车转子法第八

使患者正立，医对立。立左膝，右手搭患者肩井上边，四指至肩胛，如钩引于前状。左手抬握患者肘头为微回意，而捺背后，则右手拽之，往来数次，以缺盆骨露起为度。

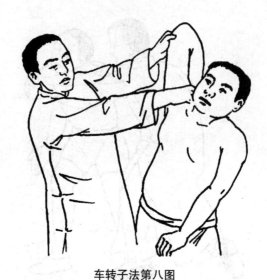

车转子法第八图

圆旋母法

使患者正立，医在患肘前对坐，其间尺余。立左膝于患者右侧，微侧身向患者之左，右手握定患手腕后内侧，左手掌上承载肘尖，伸首合住头颅于患者右肩髃下臑上，令患者不动摇。以所握手，捺屈患手于患者颐下胸边，左旋向外回转而拽伸之，合住肩髃额颅与承载肘尖左掌，握拽腕后右手者，其期要一齐焉。

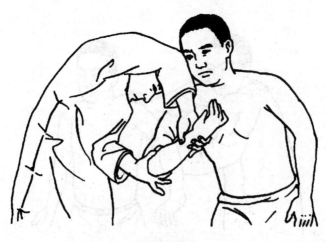

圆旋母法图

圆旋子法第一

使患者俯卧，医对其右侧，立左膝，跂右踵，跗臀于跟上。以右手握定患手掌后，当左手于患者腋下，用力于腕，急速推倒患者，倒时医捩左手挣，以足泽受患手肘尖，以右手微挠其腕骨于外，曳定于内焉。

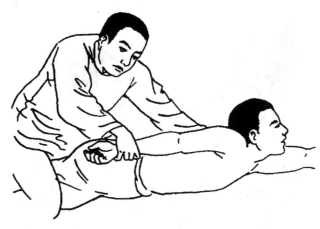

圆旋子法第一图

圆旋子法第二

使患者正立，以帨内蒙其两眼，结之脑后。又以巾卷其患手腕后寸口，以绳索及绢带约六七尺许，扎住其上，系其末于樾，佐者一人在患者左侧，欹坐，以两手抱持之。医双手握面杖，极力自头上打绳索中央，势如击弦上，则肘骨顿复。

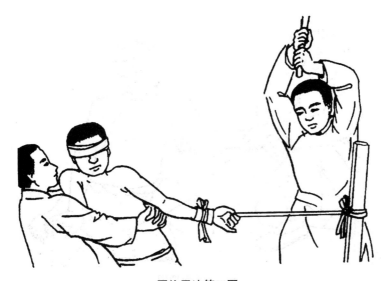

圆旋子法第二图

汇通伤科

圆旋子法第三

使患者负楹若墙正立，医对立于其伤肘，斜右膝，伸右手以掌按住患者右乳上，以左手握患手腕后外锄，右掌捺乳上，则左手带向内回转之意，而徐徐随呼吸拽伸焉。

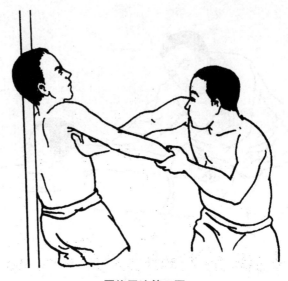

圆旋子法第三图

圆旋子法第四

依母法回转臂肘颇缓，半伸半屈如人字样，勿令伸，承肘左掌之大拇指、食指，挟肘骨带掬之意，徐徐回转臂骨，则肘骨合缝。

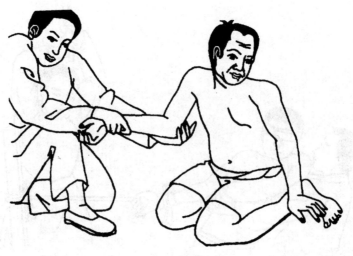

圆旋子法第四图

200

跃鱼法

使患者正立，而覆患手。医对立其前侧右手，上大拇指，下四指，把住患手四指中节，仰左手，上大拇指，下四指，挟其腕骨不缓不紧，乘势而右旋拽伸之，登时以所挟腕骨之大拇指，摎聚皮肉于腕骨上，则腕前筋脉为之不挛急，令骨节易运转。而转大拇指，推入阳池穴陷处，其运转也。要以挟腕骨手冲上，以握四指手曳下，左右有引诀于上下之意，而骨节宽容焉。

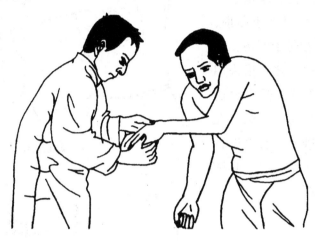

跃鱼法图

游鱼法

使患者正坐，医对坐。侧右手上拇指下食指，把定患指头，左手亦上大指下食指，挟患节上，运转如跃鱼法。

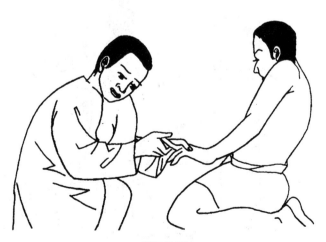

游鱼法图

鸾翔法

使患者正立，医踞其背后，跂左踵，跋出右脚，生腰直身当左掌于患者胛骨。四指头钩胛骨上棱骨，以掌侧骨揣捺肩胛侧骨，右手入患者腋下，屈肘伸五指，衡患者乳上，张肘腕后承定患者肘后，令伸肘，医用力于曲肘，自肩捺上托送患者肘于颐边，乘其捺送之势，左手从之。指头用力捺镇胛骨，掌侧骨亦用力捺送其胛骨于外，送极而右手微带在旋意，自肩用力拽来，规以患者之体，其拽来右手钩承之，其推送左手以整顿为要。

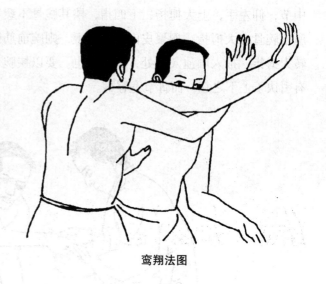

鸾翔法图

靡风母法

使患者叉手盘立，医坐其背后。立右膝跂左踵，置臀于跟上，右腕当脾俞，其指头向胁肋骨横推之，其肘尖架住膝头，以为用力地。插入左手于腋下，屈臂如轩，伸五指横左乳上，掌后腕骨在胸肋拥抱之，使患者体微仰，而挠于后。右手承载患者体，以微推出意转回之，其回也。左手从肩，右手从腰，徐徐为之，勿疾速焉。

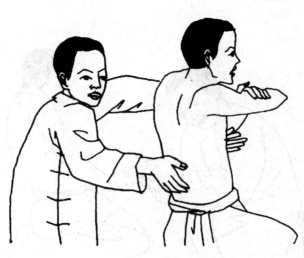

靡风母法图

靡风子法第一

使患者正立，医对立于患者左胸，斜欹右膝，右手插入患者左腋下，横其腕于背脾俞拗中，勾定于患体。当左手腕骨于两乳间拗中，伸四指压之，带母法之意。从其呼吸，捺送胸肋数回，与母法前后相反耳。

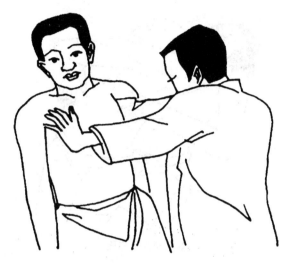

靡风子法第一图

靡风子法第二

使患者正立，佐者一人在前跂扈。以两手搭住患者两肩髃上，医蹲踞患者背后中央，跗两手肘尖于两膝头，两腕骨横当胛骨下，四指斜向两腋拥之。佐者搏右肩，则医捺右胛承之；搏左肩，则捺左胛承之。如被靡风状，左右数次。

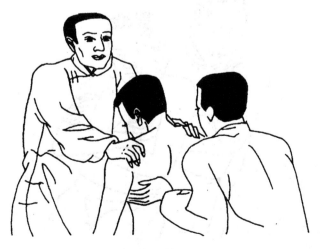

靡风子法第二图

靡风子法第三

使患者叉手正立，医立在背后。跂两踵，安住臀于跟上，插入两手于腋下，合抱患者叉手下，以胸膺切当患者膏肓下边，两拘向上反张，令患者背乘于胸上，摩轧之。戾身左转，又戾身右转，左右挟转六七回。

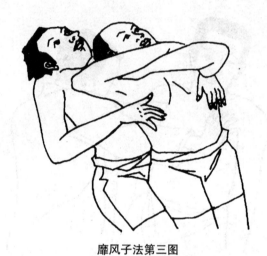

靡风子法第三图

鹤跨母法

使患者交臂于胸前而正立，医在其背后。跂两踵，跗臀于跟上。用两膝头，紧挟患者两髀骨。两手插入两腋下，以钩上之。生腰左之右之，戾回动摇，而患处平直为度。

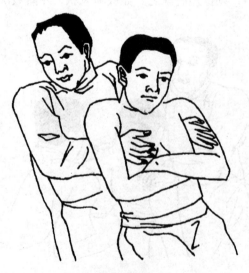

鹤跨母法图

鹤跨子法

使患者正立，医在其左背后，立右膝，趺两踵，跗臀于跟上。用右手腕骨，当脊骨患处，伸五指向右胁肋，架住其肘尖于膝头，以为用力之地。左手插入左腋下，屈肘伸五指，横胸上玉堂、华盖。张肩抱患者体，右腕骨捺转脊骨，其转也，令其体斜仰。

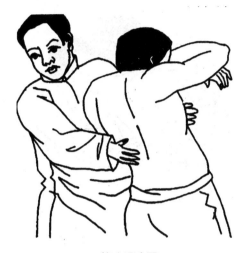

鹤跨子法图

骑龙母法

使患者俯卧，而伸脚屈右膝。医立左腰侧，开两脚趺入其右足于患者胯间，屈腰下左手探求腰间脊骨之合缝处，逆掌押其骨尖。下右手持膝头，屈上如燕尾法乘势回转曳伸之，当其回转曳伸时，以左掌紧捺骨尖，要在中其肯綮焉。

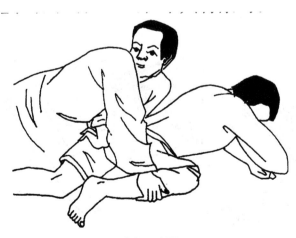

骑龙母法图

骑龙子法

使患者正立，医立其腰后。患处在右，则拔入左脚于患者右侧，右手掌横当腰间尖骨上，其指头向外插入左手于右腋下，伸五指横当右乳上，如抱持定，使患者形偃仰。极力于右掌，乘以腕骨动摇之势顿挫，推转于前，当其推出，右手如挽患者体，跨越于右脚，相代于左脚，与手如一齐。

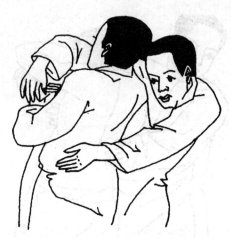

骑龙子法图

燕尾母法

使患者上其右髀侧卧，而半屈其膝。医立其腰后，跂扈折腰。以左手掌，捺罨髀枢尖骨，右手屈四指，钩住膝头举试之。要髀骨尖头入于掌心，若不入则更为焉。更屈承举膝头，托送患者乳下季肋间，乘势向下顿挫回转之，当其回转曳伸也。左掌紧推髀枢尖，带自外面向于背之意，以掌推臀，则应机而复焉。

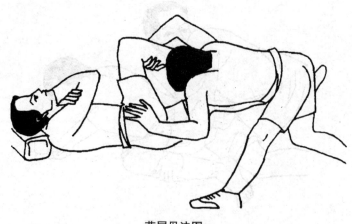

燕尾母法图

燕尾子法第一

使患者侧卧如母法，佐者与医斜向立。屈腰持患者踵与胻骨，从医运转无用自意。医如母法，立于腰后，屈腰下一手掌于髀枢骨尖，要紧押按定，当运转令髀骨尖不突起。一手承持膝头如母法，屈上膝头于季肋边，徐回转三次，乘势挫顿以归窠，佐者亦随之曳伸其踵矣。

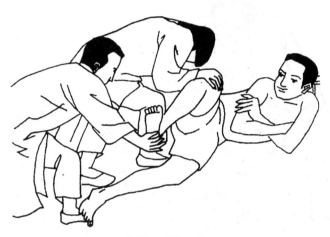

燕尾子法第一图

燕尾子法第二

使患者侧卧如母法，插入迭被于裹帘所缚伤股间。佐者对立患者面前，两手持被前端。医右手斜合持补后端，而提举之。左手紧捺髀骨尖，回转如母法。其右手不及脚，只被中将送之也。亦要徐迟其曳也，乘势而复其位。

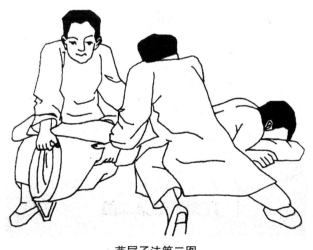

燕尾子法第二图

尺蠖母法

使患者仰卧，医对坐其右脚傍。立左膝生腰，左掌覆定患者膝盖骨上，右手紧握踵，徐徐捵屈脚于患者胸前，冲入跟于股间，势射会阴，顿回转而拽伸焉。其登也用力于覆盖骨掌，其曳来也，使盖骨不顿于地，向上而以握踵右手，回转拽伸数回。

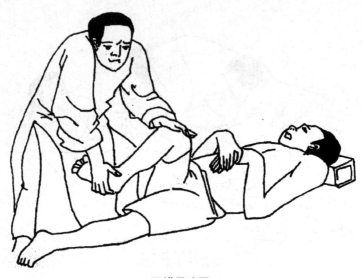

尺蠖母法图

尺蠖子法第一

使患者坐，医对坐患脚右前，而立左膝。右手握定踝骨，左掌搭患者项，用其四指头，钩压左枕骨边，使患者顿首于前，乘其势右手拽定脚。

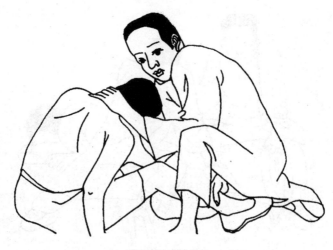

尺蠖子法第一图

尺蠖子法第二

使患者伸出患脚于前，医对其膝右傍而坐。一手握定脚跟，一手屈掌，用虎口钩住，上移膝盖骨上际，按抚下之。下之也，以握跟手，屈伸其膝如母法。盖骨稍稍下而归元。

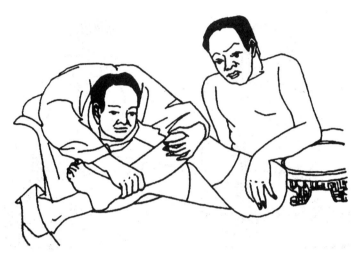

尺蠖子法第二图

尺蠖子法第三

先以杉篱裹帘法，缠缚股骨伤处。佐者一人，以两手抱持裹帘上。医对坐如母法，用小被载患脚踵跟，左手覆膝头如母法，以右手徐拽其被，则佐者抱持而相应焉。

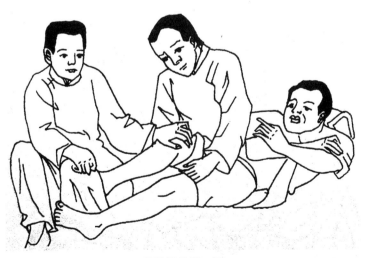

尺蠖子法第三图

弄玉法

使患者跋出右膝于前而坐，医傍其膝外侧与患者并坐。倒左手以虎口挟定踝骨，覆右手握患足，指令其跟着地。带以四指上钩，以鱼腹下托之意，而旋转之。左手乘其势，令踝骨上下，恰如弄玉状，则复其旧。

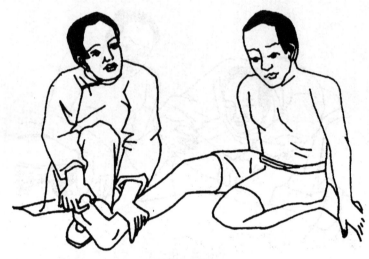

弄玉法图

螺旋法

使患者伸右脚于前而坐，医对坐于其足心。左手掌心勾住其跟骨拽之，要令不弛。右手上大拇指，把住足四指，推出其蹰，左旋回转而拽伸之。左掌中之跟左旋，回转如螺壳形。

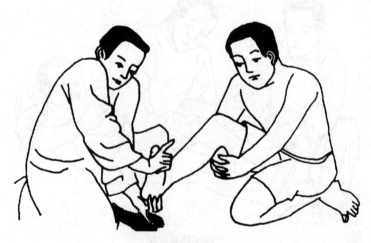

螺旋法图

鸽尾法

使患者立右膝仰出足跗而坐，医傍其外侧立左膝，斜与患者并坐。屈左手四指头，横当其足心涌泉穴而捺上。覆右手以腕骨，当其足跗上。握四指捺屈而向于外回转，其屈压也。捺跗上腕则自上推下，捺涌泉指则自下推上，皆极力回转焉。

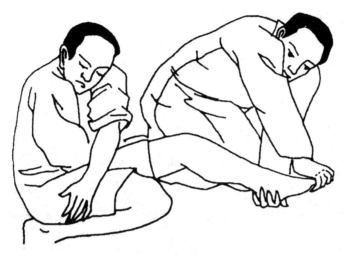

鸽尾法图

接骨经验方

麻药部

整骨麻药： 草乌三分　当归　白芷各二分五厘，上末每服五分，热酒调下。麻倒不知痛，然后用手如法整理。

九乌散： 曼陀罗花一钱　露蜂房三分五厘　鸠粪三分五厘　反鼻（一方无反鼻）一钱，上四味细末，以麻酒饮服，实人九分，虚人八分。昏沉不醒者，与浓煎茗一碗为妙。

草乌散： 治伤骨节不归窠者，用此麻之，然后下手整顿。白芷　川芎　木鳖子猪牙皂角　乌药　半夏　紫金皮　杜当归　川乌各二两　舶上茴香　草乌各一两　木香半两，上为细末，诸骨碎、骨折、出臼者，每服一钱，好酒调下，麻倒不知疼处。

熨药部

艾肠泥： 治打扑筋挛骨闪挫，及久年打扑痛。藏瓜姜糟　熟地黄各六十钱　生姜

（擦）二十钱　艾十五钱　上四味内擂盆研烂为泥，摊好厚纸上，再以纸覆其上，敷患处，烧铁镘烙熨纸上。

黄酒散：熨骨节疼痛。飞罗面二合　鸡卵三枚　樟脑二钱　上三味，以好酒五合，文火煮，蘸白布蒸熨数次。

蒲黄散：马鞭草　蒲黄　乌头各四钱　上无灰酒或霹雳酒炼为泥，涂患处，厚六七分，以绢或纸覆之，用火针熨其上。

马鞭散：生地黄、蒲黄、马鞭草，上三味。

定痛散：治一切打扑损伤，定痛消肿，舒筋和络。当归　川芎　芍药　桂枝各一钱　山奈三钱　麝香三分　红花五钱　紫丁香根五钱　升麻一钱　防风一钱　上为末，以葱白汁和为泥，敷痛处，以毛头纸蘸醋贴药上，烧铁熨斗烙纸上，以伤处觉热疼，口中有声为度。

熨烙泥：治打扑及肩臂手足不可屈伸者。酒糟七十钱　冬青叶五十钱　桂枝　合欢皮　生地黄各七钱　上先细挫冬青叶三味为末，和糟入臼杵为泥，团之如茏饼大，以纸作盂盛药于其中，置患处烙其上。

国寿散：百草霜十五钱　飞罗面二十钱　生姜汁五钱　上以酒和匀贴纸上，以火针熨其上。

泊夫蓝汤：打扑伤损肿痛，诸般之熨药，正骨家常用。忍冬三钱　黄柏二钱　红花四分　硝石一钱三分　樟脑八分　当归四分　川芎六分　桂枝八分　地黄五分　上以布裹一剂，浸火酒中，煮令色微红，熨患处。

膏药部

蚯蚓膏：缓筋挛筋缩、骨关强者。蚯蚓四十八钱（水洗去泥净）　上清酒三十二钱　麻油百九十二钱　令相和，内蚯蚓，文火煮，以水气尽为度。

莞尔膏：疗一切金疮止痛方，一名百效油。麻油一合　椰子油四钱　乳香一钱六分　小麦一合　上小麦浸麻油三日，煮令焦，漉去麦渣，入椰乳炼收。

敷药部

一白散：治打扑伤痕紫黑，有瘀血流注无热者。半夏　上末姜汁调敷。

鲫鱼泥：治折伤肉烂肿痛者。生鲫鱼　上去肠骨为泥，涂患处。

生鱿泥：治折伤肉烂焮热者。泥鱿，上擂烂为泥，涂患处。

茴香酒：茴香　樟脑　红花　上三味，浸火酒，纳磁器封固三十日。

鸡舌丹：不问新旧诸般打扑，杏荫齐常用此方。桂心末四十钱　丁子一钱　肉桂二钱　糯米二合　上细末，用密绢罗厨筛出，陈酱汁和匀，鸡翅扫搽患处。

翻风散：治手掌后软骨高起，不痛不脓，无寒热者。轻粉一钱　山椒末二钱　上二味研罗为细末，水调涂遍。

救急奇方：治诸伤瘀血不散。野苎叶　上于五六月取收野苎叶，擂烂涂金疮上。如瘀血在腹，用顺水擂烂服即通，血皆化水，以死猪血试之可验。秋月恐无叶，可早收之。

黑龙散：治坠马，或高坠，腰脚肿痛。苦瓠霜（大者瓣共霜）　盐梅　上二味，烧存性，清酒或火酎和，调折痛处。

赤地利散：治打扑伤损，青紫肿硬，数日不减者。赤地利　黄柏　石灰　上三味为细末，酽醋和匀，鸡翎扫涂。

杨梅散：治打扑肿硬痛。黄柏　杨梅皮　胡椒　上三味为细末，火酒和匀为泥，搽涂患处。

假母布刺酒：久年打扑痛。火酒四百八十钱　片脑十钱　上搜令相得，纳壶煮溶，封其口，埋土中百日，取出羽扫患处。

琥珀散：疗手足闪挫方。酒柏蘗二十钱　松脂四十钱　鸡子　上为末，糊调涂损处，以柳皮或蘗皮覆药上，复以绵布卷扎，如此每日一度。

无名散：诸般颠跌打扑。杨梅皮　鹿角霜　石灰（韭汁浸）　无名异各等分　上醋或酒和调为泥，摊纸上以罨患处。

玳瑁散：治坠马折伤打扑，一切骨节疼痛不治之症，奇验方。阿胶二钱　上以生姜汁煮胶烊消，合生姜渣搅令相得，适寒温，临卧敷患处，冷不成功，以绵被覆药上半时许，觉热为知。

生鲈泥：治打扑。生鲈鱼　砂糖　上二味，杵成泥，研匀敷痛处。

麟血散：折伤奇方。乳香　麟血　红花　面粉　上热酒醋和匀。

青泥：疗打扑。接骨木叶　上擂烂，取自然汁搽患处。

缀药：耳鼻伤损落者。用人发入阳城罐，以盐泥固济煅过为末，乘急以所伤耳鼻蘸药，安缀故处，以软绢缚定。

消毒定痛散：治跌扑损伤，肿硬疼痛。无名异　木耳炒　川大黄各五钱　共为末，蜜水调涂，如内有瘀血，砭去敷之。若腐处更用膏药敷之尤好。

麻肌散：川乌　草乌　南星　半夏　川椒　上末，唾调搽之。

洗药部

散瘀和伤汤：治一切碰撞损伤，瘀血积聚。番木鳖（油煠去毛）　红花　生半夏各五钱　骨碎补　甘草各三钱　葱须　上水五碗，煎滚入醋二两，再煎十数滚，熏洗患处，一日十数次。

蒴翟煎：疗打扑疼痛，肿不消。忍冬　蒴翟　接骨木　艾　石菖　莲叶　折伤木各一两　食盐一合　上七味，以水二升，煎取一升，洗损处。

片脑水：樟脑　上大寒节取井花水，脑一味盛麻囊浸三十日。

丸散部

鸡鸣散：治从高坠下，及木石所压，凡是伤损血瘀，凝积气绝死，烦躁，头痛不得叫呼，并以此药利去瘀血，治折伤神妙。大黄（酒蒸）一两　桃仁（去皮尖）二十粒　上研细，酒一碗，煎至陆分，去渣，鸡鸣时服，次日取下瘀血即愈。若气绝不能言，急擘口开，用热小便灌之，即愈。

当归导滞散：治打扑损伤，落马坠车，瘀血大便不通，红肿青黯，疼痛昏闷，蓄血内壅欲死。大黄一两　当归二分半　麝香少许　上三味，除麝香别研外，为极细末，入麝香令匀，每服三钱，热酒一盏调下如前，内去瘀血或骨节伤折疼痛不可忍，以定痛接骨紫金丹治之。

夺命散：治刀刃所伤，及从高坠下，木石压损，瘀血凝积，心腹痛，大小便不通。水蛭（用石灰拌，熳火炒令黄色）半两　黑牵牛二两　上末，每服二钱，热酒调下，约行四五里，再用热酒调黑牵牛末二钱催之，须下恶血成块，以尽为度。

八厘散：治跌打损伤。接骨散瘀。苏木一钱　铁砂一钱　自然铜（醋粹七次）三钱　乳香三钱　没药三钱　血竭三钱　麝香一分　红花一钱　丁香五分　番木鳖（油煠去毛）一钱　上共为细末，黄酒温服，童便调亦可。

黑药方：治打扑伤损。干过腊鱼（霜）二钱　山椒（为霜）二钱　上为末，温酒送下。

当合丸：治打扑伤损，兼下血。百草霜十钱　赤豆（炒至红色为度）一钱　萍蓬（炒黑）五钱　夏蛇（酒炙）一钱　上为末温酒送下，味噌汁亦佳。

疏血丸：此药止血开胃。百草霜三钱　好阿胶（蛤粉炒成珠）　藕节　侧柏叶　茅根　当归　上共为细末，炼蜜为丸，如梧桐子大，每服五钱，早晚陈酒送下。

塞鼻丹：此丹治跌打损伤，鼻中流血不止，神气昏迷，牙齿损伤，虚浮肿痛者，及一切衄血之证，皆可用之。朱砂　麝香　丁香　乌梅肉　川乌　草乌　当归　山奈各一钱　乳香　皂角　共为细末，用独头蒜泥为丸，以丝棉包裹，塞于鼻中。

回阳玉龙丸：专敷跌打损伤，气虚寒冷。草乌（炒）二钱　南星（煨）一两　军姜（煨）一两　白芷一两　赤芍（炒）一两　肉桂五钱　上共为末，葱汤调搽，热酒亦可。

六味地黄丸：伤损之证，肌肉作痛者，乃荣冲气滞所致，宜用后元通气散；筋骨间作痛者，肝肾之气伤也。熟苄八两　山萸肉（去核）四两　怀山药四两　牡丹皮三两　泽泻三两　茯苓三两　上共为末，炼蜜为丸，如梧桐子大，空腹白汤服三钱。

苏合香丸：沉香　木香　丁香　白檀　麝香　安息香（酒熬膏）　香附子　白术　荜茇　诃子肉　朱砂　犀角（镑）各一两　乳香　片脑　苏合香油（入息香膏内）各

五钱　上将各味咀成片，为细末，入脑、麝、安息香、苏合香油，同药搅匀，炼蜜为丸。每丸重一钱，用蜡包裹，每用大人一丸，小儿半丸。去蜡皮以生姜自然汁化开，擦牙关，别煎姜汤少许，调药灌下神效。

鹭霜散：治一切久年打扑痛。鹭（去觜、足、翅、肠），以红花、人参一两（填腹），上纳土器，盐泥封固，烧存性为细末，热酒送下一钱。

黑神散：黑豆（去皮炒）半斤　熟干地黄（酒浸）　当归（去芦、酒制）　肉桂（去皮）干姜炮　甘草（炙）　芍药　蒲黄各四两　上为细末。每服二钱，酒半盏，童子小便半盏，不拘时煎调服。

汤药部

复元活血汤：治从高堕下，恶血凝结，肿硬疼痛，不可忍者。柴胡五分　当归穿山甲（炮）　瓜蒌根各三钱　甘草　红花各二分　桃仁（去皮尖）五十个　大黄（酒浸）一两　上杵桃仁研烂，余药锉如麻豆大。每服一两，水二盏，酒半盏，煎至七分，去渣。食前温服，以利为度。

敛血剂：治因金刃伤而动经脉，卒晕欲死者。故产后血晕，及打扑动经脉者，皆主之。萍蓬　桂枝　木香　当归　黄芩　白术　黄连　甘草　川芎　丁子　地黄　槟榔　茯苓　大黄　人浸　上十五味，细锉盛布囊，渍麻沸汤，须臾绞顿服。

清上瘀血汤：治上膈被伤者。羌活　独活　连翘　桔梗　枳壳　赤芍药　当归栀子　黄芩　甘草　川芎　桃仁　红花　苏木　大黄　上生地黄煎，和老酒童便服。

清下破血汤：治下膈被伤者。柴胡　川芎　大黄　赤芍药　当归　黄芩　五灵脂桃仁　枳实　栀子　赤牛膝　木通　泽兰　红花　苏木　上生地黄煎，加老酒童便和服。

正骨顺气汤：杏荫斋诸般打扑伤损通用之。当归　川芎　白芍药　苍术　厚朴茯苓　半夏　白芷　枳壳　桔梗　干姜　桂枝　麻黄　甘草　羌活　蜜香　上姜水煎。

赤地利汤：治打扑奇方。赤地利　上水煎顿服；一方烧存性，糯米粉中停，温酒送下。

敏鱼汤：治打扑折伤。鲋鱼二钱　当归六分　川芎五分　大黄四分　上四味，以水二合，煮取二分，日二服。服之则患处觉痛，久者，服十余剂愈，神效。

加减苏子桃仁汤：治瘀血内聚，心经瘀热，大肠不燥者。苏子（末）二钱半　红花一钱　桃仁（炒）　麦门　橘红各三钱　赤芍　竹茹　当归（酒洗）各二钱　上水三盏，煎一盏，渣二盏，煎八分，温服。

犀角地黄汤：撞扑胸膛吐血者。犀角　生地黄（酒浸别捣）　牡丹皮　白芍药各等分　上水煎。

桃仁承气汤：大黄　芒硝　桃仁　桂枝　甘草　上水煎服，以利为度。

抵当汤：水蛭　虻虫（去翅足）各三十枚　大黄（酒浸）一两　桃仁（去皮尖）三十枚　上以水五升，煎取三升，去滓温服一升，不再服。

　　调经散：川芎　当归　芍药　黄芪各一钱半　青皮　乌药　陈皮　熟地黄　乳香（别研）　茴香各一钱　上作一服，水二盅，煎至一盅，不拘时服。

　　折伤木汤：折伤木　当归　川芎　地黄　大黄　芍药　泽泻　枳实　茯苓　蒲黄　甘草　上十一味。

　　四物汤：当归三钱　川芎　白芍　熟地各二钱　上水煎。

　　百合散：川芎　赤芍药　当归　百合　生地黄　侧柏叶　荆芥　犀角　丹皮　黄芩　黄连　栀子　郁金　大黄各一钱　上水煎，加童便和服。

　　加减承气汤：大黄　朴硝各二钱　枳实　厚朴　当归　红花各一钱　甘草二分　上水酒各半煎服。

　　玉烛散：生地黄　当归　川芎　赤芍药　大黄（酒浸）芒硝　上引用生姜水煎。

《整骨新书》

日本·各务文献着（归一堂藏）

李芳杰　马达译　张志军　丁继华译校

韩劲　陈晶绘图

整骨新书自序

　　孟子曰：待文王而兴者，凡民也。若夫豪杰之士，虽无文王犹兴。余固无豪杰之资，然亦窃羞唆人之醨，衔人之粕。乃从少年之时，不能为农工商贾之事，东道西遥，恣意所之，而未得所以。生于世焉，一旦幡然，曰：事莫大极于民焉，功莫深补于事焉。生升平之时，为嗥嗥之民，似有斯二事者，其唯医乎。夫中微而复炽者，古医方也。泯于古而行于今者，产家也。无于古而未行于今者，整骨术也。此三者，未见有全修备究者也。吾将矫其枉者，补其亏者，乃就古医书研究有年矣。然要之空言虚论，徒与世医相龃龉而已。至产家，则皆臂、手指、掌之所按抚，非如空虚言论之比也。时有一名家某氏，来寓浪华者，余就问之两月，尽既其奥秘而会。某氏归省于京师，乃属病家于余数日之间，有横产，有胞衣不下而系绝，余皆救之，得使无恙焉。乃遏崩救痈诸法，则颇有创意。又别作救产器械八种，然救难产之要，唯止于彼一活钩，则遂不能出于子玄翁之意表也。于是又覃思于整骨术久之矣。意者世之善，此术者亦又往往守支那陈腐言，为闲议空辩所诳则焉。能发明骨节之理的，知正当之用乎哉。余乃取证于人，找真骨骸以推穷其运动作用之理，以施其术，或制器械以便于治方，或裁裹帘以护于摇动，其器材布缠之法，出于余创意者十之四五。夫然后古来之所谓难治云，不治云者，庶几可得而疗焉。然授此术受此术，皆非就真骨骸，按抚之则不可得知也。余乃命良匠以木作全骨骸，置之坐侧，使诸生问业于余者，按而知焉，抚而得焉。犹是古人所谓岭上白云，诚不可使传，持于后远焉。故今又笔记抚按治疗之方法，以布于四方，如夫有罅漏所未尽者，则待彼豪迈英杰之人。

文化庚午夏五月，各务文献谨识

凡 例

整骨之术为医门之一科，有志于救济之道者应该识得。然而，我国古代乏其人，其说未传，至近代文化有大的发展，良医辈出，各有成说，著述充栋。其他技术也无不具备，唯有整骨之术世代虽有其业，但未见其书，其不为一大憾事。其人已不在世，以书传其道，这就是延续不断的原因。今其人已无，又无其书，令人甚忧。整骨之论著较少，因此运用解剖手段及余之知识作为补充而成此书。

骨骼的损伤，大体有骨折和脱臼两类。治疗骨折叫续（正）骨，治疗脱臼叫复骨（位），二种疗法统称为整骨，整骨是骨骼治疗的总称。欲学此术者必先学习上卷所述骨的发生起源和骨的名称、形状等。其次是各骨的功能作用，这部分在中卷论述。中卷分为主用篇和机关篇（关节篇）。关节是骨的重要组成部分，另外还有软骨，软骨易与筋混同，在此篇论述了其不同之处。

第一篇骨的起源说、第四篇中缝合说、第八篇分异说等内容，从"汉土人"流传来的叫作"泰西"的书中论述的较为详细，因此（本书）遵此论述。

骨的名称有正称与非正称及补充名等，还有一骨多名，十分复杂。同一块骨，从上下左右不同角度看，形状不同，名称也不同，又加上根据其功能所赋予的名称，很容易造成混乱。在此，直接沿用"泰西"（"汉土"）的骨的原名，此外亦有根据骨的形状和功能之不同给予命名的。下面就与整骨有关的，关于骨的框架结构、骨骼的形状机关探讨如下。

曾有这样的说法，上帝造物的美妙圆满之处，其中奥妙无人知晓。在此将"泰西人"与我们的想法相互参照融汇，作为主篇论述。

"筋蛮度"（指肌肉、肌腱伸缩度）、软骨、骨膜、髓、髓液等，难以通过解剖普通已经腐烂的尸体而获得。手足上的小骨也因此（指腐烂）而丢失，或搞不清其本来（在人体上）的位置。因此本篇论载的（解剖知识）都是来源于行刑的尸体，行刑后立即予以洗煮及干燥处理，以观察其真正的形态。

在整骨术方面，有复、屈、伸、接、缩四种治法，但人体有身高和胖瘦的区别，病的深浅轻重有别，必须根据医学知识，掌握好要领。本书所载的技术，都是强调顺其自然（顺着人体的骨、筋组织）的手法。故习者必先熟读形、质、机关篇，才能心悬明镜般地了然手法技术之理。在损伤，如不在骨，则在筋，所以必详读"筋蛮度"篇，骨与筋相互支撑，是不言而喻的。在中卷，关于理筋的二篇论述，就是有关这些内容及治法的。其中篇中所说的还原法手法的深奥技巧，如不亲历操作，是难以领悟和掌握的，必由老师亲授面命方能掌握机宜。本书以自己的亲身经验之谈，以馈同道。

在器械方面，除古老的熨镘外，大都属新的技术用品。这些器械用于整骨或理筋。

作为辅助装置，适用于单纯靠手法治疗，难以解决的病例。书中有图示说明器械的制法与使用方法。

　　缚带的应用也系辅助疗法之一。缚带主要用于以下三种情况：骨折、脱臼、绽伤，虽然现在分别将治骨折称为"续"，治脱臼称为"复"，治绽伤称为"缀"，但在使用缚带时，有时是一条缚带治两处伤，且性质不同，所以同时冠以"续复缀"治法之名。在接骨时，有时因骨断裂使筋缩，所以对此的治疗也叫"接缩"，是先使其肌肉松弛，后使骨复位而接之。用于各种金疮伤的缚带在缚带篇中缚带诸法的内容中有详述，本篇不另。此外，患者的身材长短大小各异，所使用的缚带（尺寸）随其而异，本书是以中等身材的人为例论述，其他的可酌情比照而定。

　　整骨虽以手法为主，但也需辅以药物疗法，其中包括了内服与外用。在此书选载了余之经验良方（秘方）。

　　在卷首载入的各骨真形图是正常人的四分之一大小。从骨的剖面图可见到海绵状、丝瓜状（的骨组织）及血管和神经孔等。但上腭骨、鞍桥骨那样的骨在图中则难以分辨。另有全骨玲珑图详附于后，用于表示机关及骨骸等相连续的细部。

　　余立志于医，以救治病人为己任，略有心得写成此书，但字里行间难免有谬误之处，敬请指正。

文化七年庚午岁夏六月　各务文献谨记

目　次

大阪　各务文献子微甫　著

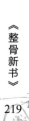

《整骨新书》

219

上 卷

起源篇第一

骨其色灰白，质地坚硬，外有浅薄、致密的膜，犹如草木有外皮。其中疏松如海绵状。躯壳以其为干，脑髓脏腑等全部被保护其中，肌肉皮毛附于其外。骨有二种，一种是中空管状的，管中有称为髓液的物质充于其中，像肱骨、臂骨、股骨、胫骨等就属此类。另一种骨的内里为海绵状、老丝瓜状的松质骨，其中间有很细的管腔，充盈流淌着骨髓液，像头骨、脊椎骨、胸骨、肋骨等被称为全质骨。这些骨由致密而纵横交错的骨纤维形成，它们是"无机盐、脂油"等成分，经过这样的混合固结后，像金石样的坚硬和有支撑力。（所谓的无机盐、脂油为血液中的成分），骨纤维的形成，有动脉、静脉以及神经的细微纤维结成丛状物，开始为膜样物质，渐渐发育成为软骨。胎儿出生时诸骨皆柔软，随年龄增长逐渐变成坚硬，犹如树木初萌时柔软的枝条，逐渐成长坚实一样。本篇均根据西医理论，摘其要者。对骨骼的新的研究有很多，如形质等有许多区别，在后面的形质篇将详细论述，本篇作为卷首开篇，只是稍加提及。

名数篇第二

全身的骨骼可分为五部分：即上体、中体、下体、上肢、下肢（名称共有 64 个）。正名骨骼 207 块，在这些骨中，因功能、形状、位置等而有别名共 288 个。补充名称 621 个。总计其数为其名的数倍。例如：顶骨的名称为一，其骨有二。另外，脊椎横突亦是同样，左右共计 48 个。人身禀受虽大同小异，但也有难以一致的地方。例如：三尖小骨或左侧有，右侧无；或右侧有，左侧无；或左右皆无。又如骶骨，有三块者，也有四块者。本书中悉皆扩展，毫无遗漏地详细记载。不要解剖观察一二具尸体就能够确定骨的全部而责难其有无。指趾的颗（子）骨并非每人均有，无此骨者亦很多。余曾观察到这样一具尸体，所以说其有无是不一定的。因此，不能只举其名，云其数。此外，胎儿和婴儿的骨骼与成人有特别大的差异，这将在分异篇中详细论述。

上体：从顶至项，谓之上体。

矢状缝：西医根据形状而命名，今从之。

巅顶骨（顶骨）：左右各一。汉人根据所在位置而命名，今从之。此骨别名有三，其数为六。

前顶骨：左右各一。虽然西医根据其所在位置而称之，但其义不适，故将其名改正。

后顶骨：左右各一。名义同前。

侧顶骨：左右各一。根据所在位置而新称之。

冠状缝：西医根据其所在位置而命名，今从之。

前头骨（额骨）：根据所在位置而新命名。此骨别名有五，其数为七。

冠骨：根据所在位置而新称之。

额骨：《字书》曰：额为头之前面也，故称之。

额角骨：左右各一。汉人根据其所在位置而称之，今从之。

眉棱骨：左右各一。汉人根据形状而称之，今从之。

颜骨：《字书》曰：颜为眉之间也，故称之。

角缝：西医根据形状而命名，今从之。

后头骨（枕骨）：根据所在位置而新命名。此骨别名有五，其数为六。

枕骨：汉人根据所在位置而命名，今从之。

大孔：根据形状而新称之。

靴骨：左右各一。名义同前。

楔骨：西医根据形状而称之，今从之。

鞍桥骨（蝶鞍）：西医根据形状称之为土耳其鞍桥骨，土耳其为国名，今略称之。

三尖小骨：左右各一。西医称之为乌尔密斯三尖小骨，乌尔密斯为人名，今略称之。

鳞缝：西医根据形状而命名，今从之。

颞颥骨（颞骨）：左右各一。西医根据所在位置而命名，今从之。此骨别名有一，其数为二。

如翼骨：左右各一。西医根据形状而称之，今从之。

蹢骨：左右各一。根据形状而新命名。此骨中别名处有六，其数为十二。

蹢茎骨：左右各一。根据形状而新命名。

乳样骨：左右各一。西医根据形状而称之，今从之。

铍针骨：左右各一。名义同前。

耳门骨：左右各一。汉人根据主要作用而称之，今从之。

石骨：左右各一。西医根据形质而称之，今从之。

亚：左右各一。根据主要作用而新称之。

听骨：西医根据主要作用而命名，今从之。此骨左右各四，其形状、主要作用及所在位置而有不同，故其名各异，其数为八。

锤：左右各一。西医根据形状而命名，今从之。

锧（砧骨）：左右各一。名义同前。

丸：左右各一。名义同前。

镫：左右各一。名义同前。

六字缝（人字缝）：根据形状而新命名。

颧骨：左右各一。《字书》曰：颧为面之两旁颊骨也。故称之。

半月条：左右各一。根据形状而新命名。

前角缝：左右各一。根据所在位置及形状而新命名。

上腭（腭）骨：左右各一。西医根据所在位置而命名，今从之。此骨中别名有三，其数为六。

前腭骨：左右各一。根据所在位置而新命名。

上胹（龈）基：左右各一。汉人根据所在位置而称之，今从之。

薄片骨：左右各一。西医根据形状位置而称之，今从之。

齿：《字书》曰：上为齿。今从之。齿的形状、位置不同，其名亦不同，有四，其数为十六。

门齿：汉人有门牙、虎牙、槽牙、尽根牙的名称，今仿效其名。

虎（犬）齿：左右各一。

槽齿：左右各四。

尽根齿：左右各一。

矛缝：根据形状而新命名。

颏骨（鼻骨）：左右各一。《字书》曰：颏，鼻茎也。故称之。

无名缝：难以根据形状命名，暂以无名称之。

隔骨：西医根据主要功能而命名，今从之。此骨中别名有二，其数为三。

鸡冠骨：西医根据形状而称之，今从之。

筛骨：左右各一。名义同前。

弓样缝：根据形状而新命名。

后腭骨：左右各一。根据形状而新称之。

衲衣缝：根据形状而新命名。

目窠（眼眶）：七骨会合形成的凹陷。此骨中有独立骨左右各三，其他为诸骨端。

前头骨端：前面已出现。

泪骨：左右各一。西医根据主要功能而命名，今从之。

肉几骨：左右各一。根据形状而新命名。

鞍桥骨端：前面已出现。

颞颧骨端：前面已出现。

颧骨端：前面已出现。

承漏骨：左右各一。根据形状而新命名。

下腭（腭）骨：西医根据所在位置而命名，今从之。此骨别名有六，其数为十。

圆锥：左右各一。根据形状而新称之。

铤锋：左右各一。名义同前。

颔骨：《字书》曰：颔为腮颔也。故称之。

转角：左右各一。根据所在位置而新称之。

下舫（龈）基：汉人根据所在位置而称之，今从之。

芒锥：左右各一。根据形状而新称之。

牙：《字书》曰：下为牙。今从之。牙的形状、位置不同，故有不同的名称，其数为十六。

门牙：名义见门齿。

虎牙：左右各一。

槽牙：左右各四。

尽根牙：左右各一。

以上头骨的名称有十八，其数为二十六，其骨中有别名四十三，其数为九十四。

项椎：其数为七，一名为头颈，《字书》曰：项为颈后也；椎为棒椎也，故命名。头颈有如头部有项椎并连果实的茎。故称之。此椎第一、第二因形状不同，故有别名。第三至第七椎形状相同故依次称之。

载颅椎：第一椎也。西医根据主要功能而命名，今从之。此骨中别名有四，其数为七。

上屈膝：左右各一。西医称斜上尖起，现在根据功能改称。

下屈膝：左右各一。西医称斜下尖起，现在根据功能改称。

侧起：左右各一。西医根据所在位置而命名，今从之。

菱尖：根据形状而新称之。

碨样椎：第二椎也，西医称为回转骨，现在根据形状及功能而改名。此骨中别名有七，其数为十。

干骨：西医称为体骨，现在取其茎干之义而改称。

机轴尖：根据主要功能而新称之。

枝骨：西医称为生骨，现取其旁生之义而改称。

上屈膝：左右各一。

下屈膝：左右各一。

侧起：左右各一。

人字尖：根据形状而新称之。

第三椎至第七椎共有五椎。此五椎，每椎别名有六，其数为九，五椎共有别名三十，其数为四十五。

干骨：每椎一。

枝骨：每椎一。

上屈膝：每椎左右各一。

下屈膝：每椎左右各一。

侧起：每椎左右各一。

棘刺：每椎一。西医根据形状而称之，今从之。

以上项椎的名称有七，其数为七，其椎中有别名四十一，其数为六十二。

上体共有正名二十五，其数为三十三，其骨中有别名八十四，其数为一百五十六。

中体：胸背部称之。

胸骨：上下有二。西医根据所在位置而命名，今从之。

巨骨：左右各一。汉人根据形状而命名，今从之。

肋骨：左右各十二。汉人根据主要功能而命名，今从之。此骨中有别名的上七肋，左右每肋各四，其数为八；下四肋左右每肋各三，其数为六；季肋左右各一，其数为二。共有别名四十一，其数八十二。

膺肋：左右各七。据汉人说胸之两旁高处称为膺，故今称之。

胁肋：左右各十一。《字书》曰：胁为身之左右腋下也。故称之。

背肋：左右各十二。背为与胸膈对称的后部，故取而称之。

背节：左右各十一。根据形状而新称之。

背椎：十二。此椎干骨、枝骨及枝骨中别名与项椎的第三椎以下相同，故其别名共七十二，其数为一百零八。

中体正名有四，其数为四十，其骨中别名为一百一十三，其数为一百九十。

下体：胸背以下至臀肮而称谓。

腰椎：有五。《字书》曰：腰，身之中也。故称之。此椎干骨、枝骨中别名亦皆与背椎相同，故其别名共三十，其数为四十五。

骨：《字书》曰：尻骨谓之八髎，故称之。

骶骨：有四。《字书》曰：脊尾谓之骶，故称之。

髋骨：左右各一。《字书》曰：髀上曰髋。故称之。此骨中别名有九，共数为十八。

肠骨：左右各一，西医根据所在位置而命名，今从之。

横骨：左右各一。汉人根据形状而称之，今从之。

骻骨：左右各一。《字书》曰：两股之间谓之骻，故称之。

岫：左右各一，根据形状而新命名。

窝：左右各一，根据主要功能而新命名。

嵌：左右各一，根据形状而新命名。

窝骨：左右各一，西医根据形状而称为眉，现新冠以窝字，以区别旧名。

臀骨：左右各一，根据所在位置而新称之。

带挂骨：左右各一。我国民间根据主要功能而称之，现取之命名。

下体正名有四，其数为十二，其骨中别名三十九，其数为六十三。

上肢：从左右的胛以下至五指端而称之。

胛骨（肩胛骨）：左右各一。汉人释胛为背上两膊间也，故名。观察之，古今皆将臑骨以下称为上肢，但仔细考虑胛骨的功能，手臂之胛骨犹如草木之根茎。应予以分离，故今属于上肢。此骨中别名有七，其数十四。

锁骨：左右各一，汉人根据所在位置而称之，今从之。

乌喙骨：左右各一。西医根据形状而称之，今从之。

肩解骨：左右各一。汉人根据主要功能而称之，今从之。

胛谷：左右各一。西医根据形状而称之，今从之。

胛角：左右各一。根据形状而新命名。

胛脚：左右各一。名义同前。

胛舌：左右各一。根据形状而新称之。

臑骨（肱骨）：左右各一。《字书》曰：臑为肩脚也。故称之。此骨中别名有九，其数为十八。

颈（外科颈）：左右各一。根据形状而称之。

窄沟：左右各一。名义同前。

杵头：左右各一。名义同前。

轴：左右各一。名义同前。

喙：左右各一。名义同前。

大陷：左右各一。名义同前。

小陷：左右各一。名义同前。

大结节：左右各一。名义同前。

小结节：左右各一。名义同前。

臂骨（桡骨）：左右各一。从肘至腕有长短二骨，汉人以其长者为正，称为臂骨；其短者为辅，称为辅骨，今从之。此骨中别名有三，其数为六。

毂：左右各一。根据主要功能而新称之。

骹节：左右各一。汉人称为手之外踝，如从之，有足之外踝之嫌，故改称。

枝肱：左右各一。根据形状而新称之。

辅骨（尺骨）：左右各一。此骨别名有三，其数为六。

臼样骺：左右各一。根据形状而新称之。

关骨：左右各一。汉人根据所在位置而称之，今从之。

匙陷：左右各一。根据形状而新称之。

腕骨：《字书》曰：手腕为掌后节中也，故称之。此骨左右各八，其形状、位置不同，故其名各异，其数为十六。

腕七：左右各一。根据形状而新称之。

弯月：左右各一。名义同前。

乌帽：左右各一。名义同前。

奇合：左右各一。根据主要功能而新称之。

冲苁：左右各一。根据形状而新称之。

后圆：左右各一。名义同前。

偶合：左右各一。根据主要功能而新称之。

掌珠：左右各一。根据形状及位置而新称之。

掌骨：左右各四。《字书》曰：掌为手心也。故命名。此四骨形状相同，每骨别名有二，其数为十六。

圆隆：每骨各一。根据形状而新称之。

坎坷：每骨各一。名义同前。

拇指骨：左右各三节。汉人根据形状而命名，今从之。

示指骨：左右各三节。汉人根据主要功能而命名，今从之。

中指骨：左右各三节。汉人根据所在位置而命名，今从之。

无名指骨：左右各三节。汉人称之，今从之。

小指骨：左右各三节。汉人根据形状而命名，今从之。

此五指骨别名有五，其数为五十。

突：左右各一。根据形状而新称之。

圆起：左右各一。名义同前。

圆陷：左右各五。名义同前。

凹：左右各九。同义同前。

凸：左右各九。名义同前。

指颗骨：西医根据形状而命名，今从之。

上肢正名共十九，其数为六十二，其骨别名二十九，其数为一百一十。

下肢：从左右的股以下至趾端，谓之。

大腿骨（股骨）：左右各一。将股、胫二骨以大小字而称之，今从之。此骨别名有八，其数为十六。

骺：左右各一。根据形状而新称之。

隃：左右各一。名义同前。

骺颈：左右各一。名义同前。

大撮：左右各一。名义同前。

窆：左右各一。名义同前。

小撮：左右各一。名义同前。

骩：左右各一。名义同前。

骸（解）：左右各一。名义同前。

膝盖骨（髌骨）：左右各一。汉人根据主要功能而命名，今从之。

小腿骨（胫骨）：左右各一。名义见大腿骨。此骨别名有四，其数为八。

膝骨：左右各一。《字书》曰：膝为胫骨节也。今从之。

坢：左右各一。根据形状而新称之。

双丘：左右各一。名义同前。

内踝骨：左右各一。《字书》曰：胫之两旁、内外谓之踝。今从之。

腓骨：左右各一。《字书》曰：腓为足肚也。故称之。此骨别名有二，其数为四。

爻：左右各一。根据形状而新称之。

外踝骨：左右各一。名义见内踝。

跟骨：左右各一。《字书》曰：跟，足踵也。故称之。此骨别名有一，其数为二。

捄隆：左右各一。根据形状而新称之。

骰子骨：左右各一。西医根据形状而命名，今从之。此骨别名有二，其数为四。

捄陷：左右各一。根据形状而新称之。

椭圆隆：左右各一。名义同前。

舟样骨（舟骨）：左右各一。西医根据形状而命名，今从之。此骨别名有一，其数为二。

椭圆陷：左右各一。根据形状而新称之。

距骨：左右各一。西医根据形状而命名，今从之。

櫕骨：左右各三。名义同前。

跗骨：左右各五。《字书》曰：跗为足背也。故称之。此骨别名有二，其数为二十。

秃起：每骨各一。根据形状而新称之。

平洼：每骨各一。名义同前。

趾骨：左右各十四节。《字书》曰：趾为足指也。故称之。此骨别名有三，其数为四十六。

趾圆陷：左右各五。与手指骨没有差别，故冠趾字而称之。

趾凹：左右各九。名义同前。

趾凸：左右各九。名义同前。

趾颗骨：名义同指颗骨。

下肢共有正名十二，其数六十，其骨有别名二十三，其数一百零二。

形质篇第三

骨的形状因所在位置而不同，并可分为方、圆、平、锐、陷、隆、孔、渠、曲、直、长、短、大、小十四种。根据骨质来考虑有坚、脆、疏、密、单、复、空、塞八类。进一步细分，方有三棱、四棱之别，三棱如胫骨，四棱如橛骨类。圆有全圆、半圆、椭圆、扁圆之分。全圆如手指的颗粒（子）骨类，半圆如足趾的颗粒（子）骨，椭圆如舟骨类，扁圆如髌骨类。平也有薄厚之分，扁薄如膈骨类，扁厚如胛骨类。锐也有芒状与铍状的不同，芒状如芒铍类，铍状如铍针尖类。陷有浅凹与深凹之别，浅凹如肩解骨，深凹如眼眶骨类。隆有锐隆与钝隆之分，锐隆如鸡冠骨，钝隆如乳突。孔有通孔与槽形之别。通孔如蜗牛类，槽形如上下龈基类。渠有巨细之不同，巨渠如承漏骨类，细渠如头骨的内面。曲中的勾曲如第一肋骨和横骨。直为正直，诸如腓骨和胸骨。长有细长，如第七肋骨和辅骨之类。短也有矮短，诸如指、趾的末节距骨。大有钜大，如髋骨和股骨。小有琐小，如趾末节类。如此十四种，二十四别皆因形状之不同。如言骨质的区别，坚为坚硬，如石骨或头骨。脆有屑脆，如薄片骨或膈骨类。疏为粗糙，如诸骨筋根的胶固附着部分。密为致密，如诸骨的中间及牙齿类。单犹如花瓣之单，如下腭骨两端处或胛骨。复为重复，如下腭中央处或头骨。空为骨中空洞的大小腿骨。塞为骨中无空洞或中间为老丝瓜状或海绵状。这八种皆为骨质的区别。这些皆为余多年考察实物的结果。可是尽管有这些区别，人越幼弱诸骨皆柔软，即使禽兽亦是这样。并且，骨的生长到二十五岁为限，这是西医已说过的。我国民间亦有这样的说法，但未见明证。如从两说相符考虑，凡物的生长必有其度，骨的生长也有一定限度，这样两说相互印证。即骨纤维生长到一定年龄就变得坚硬，不能继续生长，而小儿的骨纤维很柔软，所以能够快速生长。凡体力劳作之人骨骼粗而强壮，是营养液能滋润到骨骼中。静坐安逸之人骨骼细而软弱，是营养液注于骨中的量少。大体上全身诸骨右侧较左侧重。骨骼的隆起陷凹右侧较左侧更加明显。骨骼的名称和数目已在上一篇中记载，本篇则详细明确地记述骨骼和形状、所在位置及缝等。

上体

矢状缝：由左右顶骨于正中形成的纵向骨缝。

巅顶骨（顶骨）

前顶骨：为顶骨的前部分。

后顶骨：为顶骨的后部分。

顶侧骨：为顶骨的侧面。

冠状缝：顶骨前端与额骨形成的横向骨缝，其两端下与左右的颞颥骨端会合，止于眼眶外上方（此缝进入眼眶内，成为祄衣缝）。

前头骨

冠骨：为额骨的上部。

额骨：即前头骨，位于颅的前上方。

额角骨：即额骨的左右角（颞窝）。

眉棱骨（眶上缘）：长眉毛处的隆起处。

颜骨（筛骨）：位于双眉棱骨的中间。

角缝（人字缝）：双侧顶骨连接处的矢状缝，末端斜向左右，呈三角形到两侧乳突处的细缝。

后头骨（颅底）

枕骨：位于人字缝之间。

大孔（枕骨大孔）：位于颅底下，前圆后尖，形如核桃状的大孔，是连接大脑与脊神经的信道。

靴骨（枕髁）：位于枕骨大孔的两侧椭圆形关节面，与第一颈椎连接，具有多方向活动功能。

楯骨（枕骨基底）：为位于枕的前方之突起。

鞍桥骨（蝶骨）：位于枕骨基底内侧，若将其切开，内有空腔，与鼻腔相连。

三尖小骨：位于角缝（人字缝）之间，或偏右或偏左，并非每人都有。

鳞样缝（冠状缝）：顶骨两侧与额骨连接处。

颞颥骨（颞骨）：其前部长而狭窄。

如翼骨（鳞部）：颞颥骨下，下颌窝之间之翼状的突出。

蕗骨：其后部圆阔。

蕗茎骨（茎突）：形如蕗叶的茎。

乳样骨（乳突）：位于茎突后方，形如乳头。

耳门骨（外耳门）：位于乳突、茎突上。

铍针骨（乳突小房）：位于乳突内，形如铍针。

石骨：耳门内，如蜗牛壳。

蕗茎：突下的凹陷处。

听骨：耳门内的小骨，西医说在胎儿时期虽未全备，婴儿期亦与成人有异。

锤：其形似锤，中间凹陷，两头隆起，与锧相连接。

锧（砧骨）：形似锧，上阔下窄，有两凹处，一隆起处，与锤凹处相连接。

丸：呈圆形，上凹处与锧骨之头部相连。

镫：上尖下宽，如西洋镫形，尖部与丸骨形成关节。

六字缝：位于左右眼窝外，与冠状缝相连，形如佛书中的六字。

颧骨：位于颊部的骨隆起。

半月条：起自目窝外侧，冠状缝末端斜向额部，经顶骨上及后绕耳门到茎突的半月形隆起。

前角缝：起自左右目窝内侧上方，经颏骨斜至目窝下方，形如三角。

上腭骨（上颌骨）：颧骨下鼻孔腭间内空。

前腭骨（上颌体）：口内上部。

上肵基（牙槽突）：牙槽，容纳上颌牙。

薄片骨：鼻腔内，上腭体内部，形如刨屑状，有脂肪组织。

齿：在上肵基内。

门齿：前面两列四枚，扁薄状。

虎齿：门齿旁，左右各一枚。

槽齿：虎齿旁，左右各四枚。

尽根齿：槽齿旁，左右各一枚。

矛缝：在鼻孔上前角缝正中至颜骨端，形如铤矛。

颏骨（上鼻甲）：此骨为左右两骨相合，其端隆起为鼻梁架，固定鼻软骨，形成鼻子。

无名缝：鼻孔内，起自前头骨，下经前腭骨、后腭骨、颏骨，后至楯骨。

隔骨（鼻中隔）：分隔左右鼻腔，比较脆。

鸡冠骨：隔骨上端的隆起。

筛骨：位于鸡冠骨两侧，呈丛状针眼。

弓样缝：前腭（腭）骨与后腭（腭）骨相连处，呈横弓形。

后腭（腭）骨：覆盖于口内上后部，左右相连成一片。

衲衣缝：系目窝内诸骨会聚处。

目窠：眶内诸骨相连。

前头骨端：位于眶内上部。

泪骨：眶的内侧，头骨下，漏骨前，上腭骨上。

肉几骨：眶内侧，前头骨端下，漏骨前，泪骨后，与鞍桥骨相连。

鞍桥骨端（蝶骨）：位于眶后底上，额骨前与肉几骨相连。

颞颥骨端：眶外侧，与肉几骨相对，与额骨前颧骨相接。

颧骨端：眶外侧，颞颥骨前，额骨端下，承漏骨后，与颞颥相接。

承漏骨：位于眶内下部，颧骨后上，颌上外侧，与泪骨及肉几骨相连。上述头骨，均为表里二层，质地坚硬致密，两层间呈海绵状，头骨薄处附有筋膜，厚处为皮肤所被盖。

下腭（颌）骨：与上颌骨合作，完成咀嚼动作，此骨表里坚硬，中间呈老丝瓜壮，两端较薄。

圆锤（下颌头）：下颌骨上端骨圆状突起，与下颌窝相关节。

铤锋（冠突）：下颌头前面的骨突起，形如铤锋。

颌骨：下颌骨前面正中下缘。

转角（下颌角），下颌骨下角处。

芒锤：冠突下内侧，如芒刺状突起。

下肬基：即牙槽，生牙的地方，齿基间呈水绵状物。

牙：下牙槽每颗牙有一牙孔。

门牙：前面共四枚，扁状。

虎牙：门牙旁左右各一枚，其头锐。

槽牙：虎牙旁左右各四枚。

尽根牙：槽牙旁，各一枚。

颈椎：连接头颅及躯干，颈胸腰椎共24节。脊椎呈水绵状物，脊椎前面为干骨（椎体），后面为枝骨（椎板），其枝骨呈环状，其中有神经通过，之所以能竖立稳定有三个原因：①每个椎体有筋根附着固定。②有软骨连接固定（此亦可俯仰活动）。③干骨（椎体）里面嵌有盘（椎间盘）。

载颅椎：第一颈椎，三棱形环状，与其他椎不同，干枝尖小，其环状孔中有脊神经贯通，其他椎体的环状孔（椎管）也一样有脊髓通过。西洋说此椎有三名，一云棒宇内，二云载域，三云载颅初椎，也有人称此椎为芒刺，回转骨，七尖起（此说出自解体新书，芒刺即尖起，上关节面，下关节面，侧起各二，棘突，合起来为七尖起）汉人经实物考证，论述七尖起的脊柱有筋根固定连接，上下屈膝即器状物的屈膝状，如溪谷上俯仰，棘突内有神经，可以防障外伤。颈胸腰作用不同，颈椎七节左右侧起，各有一孔通达诸脉至头胸椎十二节连接肋骨。起保护作用。腰椎五节起承载作用，故筋根多。环椎的体骨尖起小，侧起左右各一孔上屈膝，与颅骨枕髁相连，起俯仰作用，下屈膝与枢椎的上屈膝相合完成转头。

上屈膝：椎左右上方的尖起，与枕髁接合完成颅俯仰。

下屈膝：椎左右内侧下方的尖起，与枢椎（砲样椎）的上屈膝接合完成转头，每椎屈膝依此类推。

侧起：左右上屈膝的外侧突起端（椎动脉孔）的穿孔是血脉贯通的信道。以下六椎皆同。

菱尖（棘突）：背面正中的二尖起，此物为预防外伤，保护椎中贵重神经，其他人字棘突亦然。

砲样椎（枢椎）：比环椎大，左右外侧窄，背面向上突起。

干骨（椎体）：比其他椎体小，下方有软骨（椎间盘）与第三颈椎连接。

机轴尖（齿状突）：干骨上部直立的尖起，与环椎的环状容纳用于转头。

枝骨（椎板）：起于干骨的两侧，背面相合成环状，外形象磊砢，即是七尖起。

上屈膝：位于棘突左右的外侧的尖起，比环椎的上屈膝小。

下屈膝：左右侧起的下方，表面斜向下，比环椎的下屈膝尖锐。

侧起：左右上屈膝的下外侧的突起，

人字尖（横突或棘突）：椎板背面正中尖向下形如人字形。

第三椎：第三椎至第七椎共 5 个椎。

干骨：与枢椎的干骨除齿状突外相差无几，每椎皆有软骨接续。

枝骨：与枢椎的枝骨相同。

上屈膝：与枢椎的上屈膝相同。

下屈膝：与枢椎的下屈膝相同。

侧起：与枢椎的侧起相同。

棘突：椎板背面正中斜向下的骨突。

中体

胸骨：胸廓正中竖立的骨，其形扁平，上端较窄，体部较宽，下端尖锐，两侧呈锯齿状。

巨骨（锁骨）：胸廓左右最高处，形如字画游鱼，前端是软骨与胸骨上角附着，后端斜向上，向背侧与肩胛相接，此骨如水绵状。

肋骨：此骨左右与胸椎的第一、第十二椎的干骨的侧起（椎体的横突）连接，向前弯曲，第一、七肋与胸骨相连，第八、十一肋的软骨相连，惟第十二肋甚短，为游离状。

鹰肋：第一肋、第四肋与胸骨附着处左右称鹰肋。

胁肋：第一肋至第十一肋腋下处，称胁肋。

背肋：左右各十二肋的背部处称背肋。

背节：除第十二肋外，左右十二肋人干骨发出寸许呈竹节状隆起与侧起（横突）附着处称背节，十二肋较短，不呈节状。

背椎（胸椎）：其形与第三颈椎以下脊椎无差异，其椎体较颈椎大，上下屈膝较颈椎尖。

下体

腰椎：其形胸椎相差无已，其干枝（椎体）比胸椎又略微大，上下屈膝（上下关节突）及棘突比胸椎尖钝圆。且棘突比胸椎略短，呈水珠状。

髎骨（骶椎）：腰椎下连接左右髋骨，上宽下窄，左右各有四个穿孔（骶孔）。

骶骨（尾椎）：连接髎骨（骶椎）下端，由四块骨头融合的小尖骨，或者由三块融合，呈水珠状。

髋骨：其形为上宽中窄下又略宽，全角扁平，尤如木耳。髂骨翼内有一大浅窝（耻骨坐骨）构成大孔（闭孔）。骨内呈丝瓜状（网状）。

肠骨（髂前上棘）：髋骨关上方的副平坦处。

横骨（耻骨上支）：髋臼缘上方横架的细长骨。

胯骨（耻骨下支）：髋臼缘下缘处。

岫（闭孔）：髋骨的隋圆形大孔。

窝（髋）：髋臼缘内凹陷的窝，此处容纳股骨头。

嵌（髋臼窝）：髋臼内又一更凹陷的窝。

窝眉（坐骨棘）：髋臼后缘隆起的骨突。

臀骨（坐骨）：位于髋骨的后下缘处。

带挂骨（髂嵴）：髋骨最上缘处。

上支（上肢）

胛骨（肩胛骨）：位于左右肩部的厚扁样骨，骨的上方有三个峰样突起，一个山谷堆状突起（肩胛冈），下方扁平如牛舌隆起。

骹骨（肩峰）：肩胛骨上端突起，与锁骨相连。

鸟喙骨（喙突）：肩峰前面指头状突起，似鸟喙。

肩解骨（肩峰关节面）：肩峰与喙突之间的突起，其头微凹。

胛谷（肩胛冈）：肩胛骨上的骨嵴，与肩胛上角，盂上结节，肩胛下角均为诸筋的附着处，人而支配上肢运动。

胛角：肩胛上角肩胛冈的前方扁尖状突起。

胛脚（盂上结节）：肩峰的尾端，肩胛冈上缘处。

胛舌（肩胛下角）：肩胛骨下端，扁状如牛舌状的骨尖。

臑骨（肱骨）：上肢的第一节骨，与肩胛骨形成关节，其上端半球形，下端有凹凸，肱骨体呈三棱椎形，两端含水绵状物。

颙：臑骨（肱骨）上端半球形，与肩胛骨关节，有旋转功能。

窄沟（桡神经沟）：头前方向下的一细浅沟。

杵头（肱骨小头）：肱骨下端半球状关节面与桡骨关节面。

轴（肱骨滑车）：肱骨下羕呈滑车状，与尺骨关节。

辖（内髁）：滑车内侧的隆起。

大陷（鹰嘴窝）：滑车后部的凹陷，与尺骨关节，当伸屈时尺骨鹰嘴进出此窝。

小陷（冠状窝）：滑车前部的小凹陷，尺骨伸屈时，尺骨冠状突（前钩）进出此窝。

大锤（内上髁）：内髁上的隆起。

小锤（外上髁）： 肱骨小头侧的隆起。

臂骨（尺骨）： 上肢的第二节，较桡骨长，上端粗大，呈钩状，下端稍细，呈竹节状，体部呈三棱状。

骹（滑车切迹）： 尺骨上端如月牙形的钩状处，与肱骨滑车关节引导伸屈。

骺节（尺骨头）： 尺骨下端，形如竹节样。

枝骸（尺骨茎突）： 尺骨头内侧的向下突起。

辅骨（桡骨）： 上肢第二节短的那支骨，其形上端小，下端大，体部呈三棱形的管状骨。

臼样骺（桡骨小头）： 桡骨上端如杵头样的骨。

关骨（桡骨茎突）： 桡骨下端内侧尖棱样突起。

匙陷（桡骨远端关节面）： 桡骨下端犹如药匙样微凹处，与腕舟月骨三角等诸骨相关节。

腕骨： 桡骨下端与掌骨，拇指本节之间并列的小骨。

腕匕（舟状骨）： 此骨在桡骨下端内侧第一位，其前端形似匕。

弯月（月骨）： 此骨亦连接桡骨下端，与舟状骨并列形如弯月，二骨构成圆凹状。

乌帽（三角骨）： 此骨亦在桡骨下端与月骨并列，在腕部外侧第二位，形似乌帽。

奇容（钩状骨）： 此骨与舟骨的内侧突起相接，与大多角骨头状骨构成锁砾状。

冲苁（大多角骨）： 前端与拇指本节骨下端连接，与舟状骨依附。

后圆（小多角骨）： 前端与第二掌指的关节面附着，后端与舟状骨月骨相并。

偶容（头状骨）： 前端与第三四掌骨关节面附着，后端与三角骨月骨的前端连接，此骨掌侧中部有突起。

掌珠（碗豆骨）： 与头状骨突起，三角骨前侧附着，其形似卵圆，与三角骨平行，在腕骨中最小。

掌骨： 掌骨钩小多角，头状骨的下端并列着食到小指四个掌骨，依次为 1～4 掌骨，其形均为上下端隆起，中间细小，上端半圆，下端凹凸不平，第一、二掌骨长度相等，第三稍短，第四最短。

圆隆： 四掌骨上端呈半球形隆起的关节面称圆隆。

坎坷： 四掌骨下端凹凸不平的关节面称坎坷，即与钩状骨，小多角骨，头状骨相关节。

指骨： 即拇指，食指，中指，无名指，小指也。拇指本节（第一掌骨）与掌骨相并列，且在掌内。指骨的形状如竹节样，指骨的本节最长，中节略短，末节是本节的一半，且中节、末节比本节细。皆呈水绵状。

突（拇指掌腕关节面）： 即拇指的本节下端的凹陷处，与大多角骨合成伸展关节。

圆起（拇指掌指关节面）： 拇指的本节上端的半球形处，即与拇指中节相关节。

圆陷（指骨滑车）： 即拇指中节（其他四指为本节）下端（滑车）处，与指骨构成伸屈关节。

凹（指骨底）： 即拇指中节，其他四指为本节的上端凹陷处，与指骨的凸成关节。

凸（滑车）： 拇指末节，其他四指的中节及末节下端的凸起处，与指骨的凹构成关节。

指颗骨（籽骨）： 指骨凹凸关节背面，其形为圆形如麻仁状。外面有针眼。

下支（下肢）

大腿骨（股骨）： 下肢的第一节骨，与髋骨相接，其形上端为圆头，有二个突起，下端宽大，有二个突起，中间如竹筒样，其中为管状，内为老丝瓜状（网状）。

颗（股骨头）： 股骨上端斜向内侧的突出，呈圆头状，即深插髋臼内，形成旋转关节。

隃（股骨头凹）： 头的侧面，如手指压迫后的凹陷。

颗茎（股骨颈）： 头的下颈。

大撮（大转子）： 股骨上羡外铡的突起。

窖（转子窝）： 大转子内侧的凹陷处。

小撮（小转子）： 头颈下的隆起。

骩（内外髁）： 股骨下端两旁向后的突起，与胫骨平台相接。

解（髁间窝）： 两髁之间的凹陷，容纳胫骨髁间隆起。

膝盖骨： 位于股骨下端，胫骨上端接合处前端，其形如圆形的螺盖。

小腿骨（胫骨）： 下肢的第二节，两骨中大的那段骨，其形上端宽大，上端中央隆起，左右平坦，下端亦丰厚，下端内侧有一突起，体部呈三棱状，其中为管形，两端呈老丝瓜状（网状）。

膝骨： 位于胫骨上端厚阔处。

双丘（胫骨髁间隆起）： 胫骨上端平面中央的隆起，呈尖状，半月板附着于此，与股骨髁间窝相合。

坪（胫骨平台）： 胫骨棘两旁平坦处，与股骨内外髁相伸屈关节。

内踝骨： 胫骨下端内侧的突起。

腓骨： 下肢第二节的两骨中的细骨者，位于胫骨外侧，两端膨大，中间细，管状，两端呈网状。

颂骨（腓骨头）： 腓骨上端膨大处。

外踝骨（外踝）： 腓骨下端的膨大处。

跟骨： 脚底后部的骨，其形后部丰厚，中圆前扁平，内侧隆起，有高低。

捄隆： 跟骨上如弓背状的隆起。

骰子骨（跟骨）：与跟骨前面凹陷处相接的骨，其形如骰子状，与胫腓骨下端的门字状（踝穴）相连，前下端与舟状骨相连。

捄陷：距骨下后与跟骨相连处。

椭圆隆：距骨前端的椭圆头。

舟样骨（舟状骨）：与距骨前端相接，形如仰体放置的舟。

椭圆陷：舟状骨后侧凹陷的关节面，与距骨相连。

距骨（骰骨）：位于跟骨前端下方，与第四、五跖骨相接，形如钩距状。

撅（楔骨）：在舟状骨与距骨之间的三块骨，其第一块（内侧楔骨）最大，第二块、第三块是第一块的一半。

跗骨（跖骨）：在楔骨骰骨前五个并列的骨，是趾骨根基，大趾骨下是第一距骨，以此类推，其形皆为前后端膨大，中间细，前面呈半球状，（跖骨头）后面平洼（跖骨基底），且第一跖骨特大，其余四个跖骨较细。

秃起（跖骨头）：五块跖骨前端的圆头处，与踢骨圆陷关节面相接。

平洼（跖骨基底）：五块跖骨后端较平处，第 1～3 跖骨的平洼与第 1～3 楔骨相接，第 4、5 跖骨的平洼与骰骨相接。

趾骨：大趾只有中末二节，其他四趾均有本中末三节，其形大体与指骨相同，且大趾特大，其他四趾比指骨均较小，二至末节特别短小。

趾圆陷（趾骨基底关节面）：大趾骨的中节，其他四趾的本节后端的臼样处，即与跖骨头相接，形成伸屈关节。

趾凹（趾骨头关节面）：大趾骨中节，其他四趾的本节及中节前端的凹陷处，与末节趾骨相接。

趾凸（趾骨末节关节）：大趾骨的末节，其他四趾骨的中节及末节后端的凸起处，与趾凹关节。

趾颗骨（籽骨）：在趾骨背侧，其形，扁圆，比手指籽骨大，外面有针眼，中含水绵状物。

骨膜：包裹于诸骨的组织称骨膜，其由神经纤维编织而成，故呈白色透亮，且薄而柔软，外面滑泽，里面糙涩，感觉灵敏，且有动静脉的细支纵横分布，此骨膜的作用为包裹诸骨。其骨痛的感觉通过骨液传送至骨膜，头颅的骨膜称头盖膜，此膜的动静脉比其他骨膜丰富，骨液输送也比其他骨膜多，故其感觉尤为敏锐，稍微刺激即可引起剧痛。头盖膜通过骨缝穿入脑中，与厚脑膜连接，头骨损伤后起肿胀，并连累厚脑膜。关节的骨端磨擦处（关节面）及牙齿没有骨膜，不会因磨擦或咀嚼而引起疼痛。

髓：填充于大骨的管腔内，其形如筋膜样，脆软色红，肱骨，尺骨，股骨，胫骨等骨均有填充，其他骨块内也有少量，髓内含骨液。

髓膜：其质与骨膜不同，主要由动静脉细支纵横弥漫，其作用包绕髓，分离髓液。

骨液： 弥漫于骨膜内，由动脉细支从血中分离出的挥发盐组成。内含精微液。渗透到骨纤维中，以营养骨骼。

髓液： 分布于骨膜及髓膜中，由动脉细支从血中分泌的粘滑的含有挥发盐的精液，藏于髓中，渗入网状松质骨中，起营养滋润作用。干槁脆损患者及老年人此液衰缺，则不能营养诸骨，则骨骼容易脆损。

机关液（关节腔腋）： 关节骨端或软骨，筋根附着处，如鸡蛋清样滑液，用于关节活动及润滑。

各务文献谨识

中　卷

主用篇第四

人的骨骼如房子的栋梁，筋膜是房子墙壁，神气依附于脏腑精液，外至七窍皮毛，主使人体起坐屈伸等运动，而骨骼构成人的支架，起着各自的作用，骨骼由于其形态不同，所起作用也不同，以下详细述之。

头骨： 在人体最高位，颏骨是百骸的宗源，其内有脑髓神经，其外通达耳目鼻口，是全身百尔的总括之所，头骨起到保护脑脊神经的作用。

脊椎： 是颈到腰椎称谓，而骶尾二骨是脊椎的延续，脊椎到骶骨中有从脑中发出的神经在其中，脊椎起到保护脊神经的作用。脊神经是分布于全身的神经根源，因其部位不同作用也不同，颈椎主司头颅的俯仰回转，胸椎固定肋骨且有纵膈膜附着，腰椎上载胸椎下接骶骨，竖立腹腔，是人体的大柱。骶骨承受以上诸骨的重量，且连接左右髋骨，尾骨重叠，略微内勾，保护直肠，肛门。

肋骨： 保护诸脏，其上七肋保护心肺，下八肋保护脾胃大几里儿，肝胆肾等，中间有横膈膜隔开。

胸骨： 上端正中为气管附着，左右角接锁骨以下两侧上七肋依次附着，其下端与剑尖软骨相接，有维护胸廓稳定的作用，且有纵膈相连。

巨骨（锁骨）： 连接胸骨与肩峰之间，以稳定肩胛骨，尤如船上绳索稳固船一样。

髋骨： 前部由软骨相接固定，后部与骶部相连围成骨盆，内有阴具诸物，左右髋臼中容纳股骨头，是人体起坐行动及承重的第一要骨。

上肢骨： 是从肩胛骨到指骨的称谓，手臂能作各和灵活自由的活动。

下肢骨： 是从股骨到趾骨的称谓，各个关节能作步行跳跃各种活动，并承受体重。

大的管状骨中内含骨髓。水绵状，老丝瓜状的松质骨内含髓液，西洋说指趾骨的籽骨没有骨膜，其实籽骨的外面有针眼，内为水绵状，是有骨膜的，通过骨膜分泌骨液，而得到营养。

骨的隆起作用有其二：其一为关节的会合处，如肱骨上端，股骨头，其二为筋根固着处，如大小转子，内外踝。

骨的突起作用有四：其一关节附近，如枢椎齿状突，其二左右分界处如鼻骨，其三筋的附着处铍针的侧突。其四预防外伤的屏障，如棘突。

骨的凹陷作用有四：其一关节会合处，如肩胛骨的关节盂，其二容纳他物处，如目窝，其三，蛮度固定处，如隃嵌。其四挟筋处，如肩胛冈。

骨沟其作用有三：其一容纳脉管处，如承漏骨及头颅骨内。其二挟神经处，如鞍桥骨。其三挟筋处，如窄沟。

骨的孔窍其作用有六：其一筋的贯通处，如路径的间隙。其二脉络的通达处，如颈椎的左右侧起及牙脚。其三神经的穿通处，如骶骨及筛骨。其四是空洞，以传导声音，如耳蜗内听骨。其五骨孔内有液体通过，如泪骨。其六多种组织通过，如髋骨的闭孔。

颅骨缝：颅骨的骨缝作用有六：其一有厚脑膜附着于骨缝中，以保护脑神经。其二从脑中发出的血脉，神经从骨缝中通过。其三从脑中发出的升发气通过骨缝发泄。其四外用药可通过骨缝进入脑中。其五头骨损伤后通过骨缝可以治疗。其六临产时按摩胎儿的头颅骨缝有助于分娩，如头盖穿孔法。所以熟知骨缝非常有用。

关节篇第五

骨关节是天资奇巧玄妙的枢纽，全身的关节上肢左右各有 19 个，下肢左右各有 18 个，总共有 77 个。它们有连接肢体的作用，熟知它们的结构是实施整骨的基础。

腭骨圆函开阖机（下颌关节）：左右下颌头与下颌窝相合的关节，主开合口腭。

靴骨隆陷俛仰机（环枕关节）：枕踝的隆起与环椎的上关节突相合以俯仰头颅。

载颅碾硙转顾机（环枢关节）：环椎的环围与枢椎的齿状突关节，如碾硙样旋转头颅。

上体（计三个关节）：西说头为上体，胸腹为中下体，头的关节为上，下的关节为次。

臑骨推入轮旋机（肩关节）：肩胛骨的关节盂容纳肱骨头的圆头，形如榫头浅入，肩关节的功能是旋转。

臂骨钩连屈伸机（肘关节）：肱骨滑车钩住尺骨鹰嘴，主肘的屈伸。

辅骨义掾把覆机：桡骨小头与肱骨小头关节，桡骨下端关节面与舟、月、三角骨关节，当手腕上、下把转时，尺桡骨交叉，起前臂旋转的关节。

腕骨磊砢婉动机（腕关节）：腕部由八块腕骨组织排列，让手掌伸屈活动。

拇基突衡卷舒机（拇指掌指关节）：拇掌本节下端（第一掌骨）与大多角骨相合的

关节，主拇指屈展。

指根臼杵曲直机（掌指关节）：指骨基底与掌骨头相合，形成的臼杵状关节，主五指的伸屈。

指节凹凸纵束机（指间关节）：指骨的凹面与凸面分离，造成手指的伸展，主五指的纵束（伸屈）。

前述上支计七机。

大腿枘凿宛转机（髋关节）：髋臼容纳股骨头，形如深插的枘凿，主大腿的旋转。

小腿偶合信缩机（膝关节）：股骨下端与胫骨平台相合，膝关节屈曲是因为股骨下端转动辗轧所致。

骰子纳行机（踝关节）：胫腓骨相并，其下端形成门字形，与距骨关节。

舟样隋合举止机（舟距关节）：舟状骨后侧与距骨的前端相关节，起到稳定足跗的作用。

趾根臼杵桡直机（跖趾关节）：与掌指关相同。

趾节凹凸丰约机（跖间关节）：与指间关节相同。

以上下肢计六个关节。

以上共有十六个关节，分十六句，每句在人体各起不同的作用，学习整骨必须熟记，才能在临床上施术。

软骨篇第六

软骨其质与骨肌肉不同，它色白，其质透明滑泽，能略微弯屈，切断后形如刀豆，与骨质不一样，其名为软骨，在人体当中各个组织的硬度各不相同，骨头坚硬，不能弯曲，软骨柔软能弯曲，但不能收缩，肌肉能收缩，且比筋根刚，故硬度接序为：骨最坚硬，是人的躯干，软骨次之，肌肉又次之，筋又次之，膜又次之。骨最硬就不用说了，而软骨、肌肉汉人未给分清，泰西人说当今人们都相信软骨、肌肉是同一样东西，经实物考证，这里有疑问，也可能是翻译不对。因软骨比较脆，也有将骨和软骨都说成刚骨的，泰西人说这也不对。老年人的软骨比较硬，与骨不好分辨。其实骨与软骨刚柔不同，不属同一类物质。盛复将尸体挖出来，去掉腐肉，在骨连接处取下一段骨，其色像饴糖，软能用刀切下，而骨得用锯才能锯下。人体质虚弱，骨头则稍软弱，软骨也是如此，年老者软骨较硬。以下就诸软骨的骨骼附着或接续与关节的关系予以述之。

三棱软骨（根据形状称之）：鼻软骨于上鼻甲，鼻中隔，上颌骨等附着，形成鼻形及鼻孔，其质柔软，作用是呼吸、言语、臭香及泄涕。

臼样软骨（根据西方的说法）：下颌软骨附着于下颌头处，以利于口腔的开合。

坚牢软骨（椎间盘）：位于每个椎体之间，起稳定椎间的作用，以利于伸屈。

系固软骨（胸锁软骨）：位于锁骨的前端，胸骨上端，起稳定肩胛骨的作用。

连接软骨（胸肋软骨）：位于胸骨的两侧，连接第一至第七肋，第八至第十一肋依次附着于上一肋，与第七肋软骨聚着，当肺脏缩张时，肋骨微动，又第十二肋端亦有软骨附着，骨端游离。作用可以防止损伤内部柔软的器官。

剑尖软骨（剑突软骨）：位于胸骨下端，其内部柔软。

莲房软骨：位于腕部，附着、连接腕骨，起稳定腕关节的作用，其附着于腕骨，形如莲房状。

隔翼软骨（半月板）：位于股骨、胫骨之间，起缓冲骨头的轧磨作用，且使腿脚灵活。

接续软骨（耻骨联合）：位于左右髋骨的弯曲处，西洋说此软骨妇女在临产时有微小的缩张，以便分娩，但是否属实不得而知。以上列九种软骨。

筋蛮度篇第七

筋为白色狭细，中间为红色，扁厚，分布于全身。起始部称头，末尾部称尾，中间部称腹。其腹部由动静脉、神经组织纵横组成，外面有肌膜包裹，其动静脉丰富，故色红，头尾由神经纤维编织而成，故色白，且知觉敏捷能活动。而头尾纤维延伸交错至腹部，带动腹部一起活动。西洋人也持该观点，汉人认为骨与肉相互附着，肉里有筋，其筋带动伸屈，象木偶戏里绳带动木偶一样，这是不对的，在整骨时，这种观点是有害的。要详细了解筋的部位，头尾腹的形状与骨骼关系，或纵或横，或勾曲，或枉斜，以及骨与骨之间的关系，节的缓紧缩畅，而作用也不一样。如尺骨筋，腕球手指的连接等，有钩（颞骨筋与下颌骨），有编（脊椎筋棘突横突），有叉（手指，足趾筋），有织（腹皮五对筋），其名称也不同，有根据形状的僧衣筋，有根据作用的咬筋，有根据部位的颞颥筋，总之多种多样，不一一列举。总而言之起着固定、连接全身骨骼的作用。根据关节的枢机，屈则肌腹缩而膨起，伸则肌腹舒而狭细，从而发挥各部分的作用。真是天工之妙造，难以用语言表述。

筋稳固全身骨骼，当关节屈曲时，筋腹收缩，伸展时筋膜舒展，灵活活动各个部位。当关节脱位或骨折时，筋亦拉伤或毁伤，呈弛纵状或紧张状而失去作用，所以治疗脱位骨折时同时亦要理筋，当坠堕蹶扑打扑闪挫等外伤致关节脱位，骨骼断折时，其所在部位的筋可以受到压迫，导致血瘀产生焮热肿痛。

因此，关节脱位或者折断时，肌肉或扭伤，或弛缓，或紧张，必失其主要功能。以整骨疗法治疗脱位或折断的骨节时，肌肉亦随之恢复。如坠堕、蹶扑、打扑、闪挫等所伤的关节龃龉，骨骼未折断者压迫肌纤维，血液凝滞血流不畅，故焮热肿痛。如未焮肿而肌肉疼痛失其常者为筋扭伤。治疗：活血祛瘀，消散焮肿，很快恢复。我常采用熨法治之而获捷功。如确为筋扭伤者皆因脱位、骨折、损伤而得之，此为大患，主以复法、接法等。如骨未损伤，只是筋扭伤，必无外伤，以骨骼为根，犹如家宅之根柱，筋膜诸物皆相依附，其扭伤、弛缓亦皆骨干所主，治之整理骨干肌肉自然而然恢复。但若治骨而只治肌肉，犹如缘木求鱼，劳而无功。若与有关的肌腱韧带损伤，毕竟只有血瘀凝滞，不知者误认为扭筋，不解其实，治之，差之毫厘，谬以千里。如欲治肌之患，首先应精确详查骨骼之形状，关节之变化，这是非常重要的。因此，明察其损伤的位置，适当施以手法治之，使骨筋各宜。韧带为白色，厚韧，其质如软骨，其功能连接固定关节，不使关节脱位、龃龉。如骨骼折断或关节脱位，韧带损伤时，治法与肌肉相同。但内有恶液，浸淫韧带，该部位弛缓，丧失联属之功能，导致脱位或痿弱，这是内因之疾患，非整骨手术所治。

分异篇第八

人体中没有较骨骼更坚固的。西医有妇女、婴儿骨节不同之说，总体来讲，妇女全身之骨骼较男子柔软。腰椎之末至髎骨的弯曲更明显，这是为了受胎。上七肋骨较男子扁，这是因乳房悬垂而致。连接肋骨与胸骨的软骨较男子稍硬，巨骨左右均平直，不能挠屈，由外按之明显。胸骨有一孔，为通乳脉之路。髋骨平阔，向后反张，这是便于子宫的位置。并且，左右髋骨均稍松动，这是为了便于分娩。髎骨与骶骨均可松动这也是为了便于分娩。横骨多向前反张，这是为了使内围宽阔。

一般小儿诸骨脆弱，难以像成人那样站立。颅骨正中坚刚，整个头骨有条理，似芒状。额骨无复，长大后自行附着，并且，从正中至鼻有一条理作为分界。头骨的缝界未完全具备，接合不紧密。顶骨柔软，几乎如膜，为使头骨弯曲便于分娩。枕骨分为二块或四块。楔骨分为二块。筛骨为软骨样，分为多数。颞颥骨如周围软骨。乳突其尖尚未长出。下颌骨从正中分开。牙齿在牙龈中未长出，有一层膜覆其上。脊椎骨每椎有三个尖，未长出棘刺以不抵触子宫内面。胸骨为软骨样，其正中有三个小圆骨。巨骨刚坚。髎骨有五椎，柔软，分开，不像大人成为一片骨，大约至12岁才如此。骶骨柔软。髋骨分为三，大约7岁才如此，并且柔软。腕、脚、髌骨皆柔软。爪在母体中3个月时皆备。诸骨皆为淡红色，骨纤维存在尚多动静脉，随着生长此二脉逐渐消失，最后变为灰白色。

接法篇第九

所谓接法是指接续断碎损伤的骨骼。损伤部位有各种形状，或折成二段，或粉碎分离，或突出，或凹陷，要适应各种不同情况而接续。即施术有四要：一要精细观察损伤之处的形状；二要用手指徐徐按压患处合拢，不要歪斜、龃龉；三要用膏纸贴敷，用檗皮挟持，用缚带包缠患处，不要移动；四要适当调摄。上述四点缺一不可，应精密慎重。

接骨法犹如嫁接树木之术，嫁接后应静养，不以摇动，使其自然接上。因此，接续法其开始贴敷的膏纸七日为期，而后应更换，更换时一定要慎重，不要使患处移动，如出现误差不仅不能恢复，反而会导致腐败，或成为废人。在康复时，由于患者有老壮、禀赋的强弱及损伤的轻重，故有恢复迟速之差等。一般少年强壮者一个月左右即可完全恢复，壮年较少年稍迟，老年较壮年又稍迟些。由于血气之盛衰、髓液之营养有多寡，所以各部位应用接法时应仔细分辨。

颅骨（分为顶、额、枕、颞颥等，生长毛发部分的总称）：由于此骨骨折处凹陷会引起精神昏迷、不省人事，或其骨虽未凹陷，但出现眼睛焮肿，或昏睡，或者瞪眼看而不能言语，这是损伤对脑神经的影响。治应施还原法。其患部如有头发，首先剃发，然后施以治法。

巨骨：此骨骨折多突出，治疗合拢突出的骨，然后贴青阳膏，将一片檗皮沿骨用之，再用巨胛带固定。重要的是让其手摇动。

胸骨及肋骨：此二骨粉碎者，其伤内波及心肺必死。其骨虽未伤，但强烈撞击时呼吸急促，咳血吐血，最终导致死亡，或者其症虽轻，但血瘀凝滞肋膜时，经日形成溃疡遂死。或者强烈撞击心下部者亦死。尖刃陷入软骨，压迫内脏，撞击膈而影响心肺，而其伤不甚，其症大致。胸骨虽未陷入，但由于肋骨打扑部位凹陷，参差状而出现呼吸急促、烦闷，身体不能摇动。治法：先宜第五、第六步还原法，而后用手指徐徐捺正其骨，贴青阳膏，再纵向加用檗皮，外用肋脊带紧缚，然后倚适椅调摄。

脊椎：凡椎骨陷没者皆昏迷、不醒人事，或角弓反张、呼吸急促，或虽未陷没，但手足厥冷、痿弱不仁，或尿闭，或遗尿，或咳血、吐血，或精神不振，这些皆必死。或者其损伤虽然相似，但精神清爽，呼吸不急迫者应救之。治法：让患者平坐，医者在其后，膝盖抵住患处，两手放在患者的肩上，向后拽时患者的气息可自行向胸腹扩张，这是从内自我合拢脊椎的方法。然后行第四还原法，再外敷青阳膏，加用檗皮，用缚带缠绕，倚适椅调摄。或强直虽不能屈伸，但精神无异常者，让患者仰卧，用高约五寸的木枕垫在腰下，实施第七还原法，其强直可自行恢复。其后的治法同前，贴膏、缠缚、调摄。

胛骨：胛骨损伤者必影响手臂，出现疼痛或麻木不仁，不能活动，这是由于胛骨是手臂的根基，治法外敷青阳膏，细致缠裹巨胛带，不要活动手臂。

臑骨：臑骨骨折者的治法为与患者相对而坐，抬起一脚，将患者的手臂放在膝盖上，合拢损伤处，外用青阳膏。共七八层，用续臑带，另外再用一个全幅布缠绕手臂，其端挂于颈项，不要活动臂部。

臂骨及辅骨：治疗此骨骨折者，先将一定高度的小桌放在患者旁边，将臑部放于桌上，医者抬起膝盖，将患者手腕放在膝盖上，掌侧向上，平直，不要歪斜，其后治法如臑骨，缚带法亦同。

掌骨：掌骨骨折时用手指整理，外敷青阳膏五层，再用续掌带。

五指骨： 五指骨骨折时用手指整理，在揉纸上摊青阳膏，缠贴三层，再用续指带。

股骨： 此骨骨折时，将患者安放在凳上，整理的方法同臑骨，只是不用全幅布挂于项部。

髌骨： 此骨骨折以及该部位韧带损伤时，让患者将腿伸直，合拢膝盖，而后外用青阳膏，再用接盖带。

胫骨并腓骨： 此骨骨折的治法，是将患者放在凳上，用一条带缠绕，其端挂于上梁，脚板自己平踏，不要摇动，整理捺正后，贴膏缚带固定如臑骨。

足跗骨： 此骨骨折时，整理患处，外贴药膏，用续足带，接续法如臑骨。

复位篇第十

所谓复法是对关节脱位、龃龉的整复。治疗分为七种，即新、旧、小、大、老、少、霉。所谓新为患处未经数日者，施用对证的手术迅速故可恢复。所谓旧即损伤已有数月，虽施对症的手术，但因肌腱、韧带粘连僵硬，不能收速效。所谓小是指静居安逸之人，其骨骼细小。所谓大是指健壮劳动之人，其骨骼巨大者。所谓老是指衰老之人，其血液耗损，诸骨硬脆，且肌腱韧带僵硬、拘挛，所以不易施术，难以恢复正常。所谓少是指少壮之人，诸液旺盛，骨骼润泽，肌腱韧带柔韧，所以施术没有困难及危险，可迅速恢复。所谓霉家是指长年被霉毒污染者，其毒透骨浸筋，所以施术尤为不易，犹如衰老之难。要用心仔细区分上述七种情况，不适宜时不仅不能恢复正常，而且会损毁骨骼，会导致废人，所以复法是诸术中最重要的。所谓新者，治疗虽易，但不要草率。损伤多日粘连僵硬者虽难以治疗，待施理筋诸法缓解柔软后，用补复床，施用复法不愈不少。所谓小者施术时应注意轻柔。大者施术时应用强力。老者施术时要注意改善血液循环，不要损伤神经。少者施术时贵在迅速。如为霉者首应努力祛除厉毒。脱位、龃龉者，肌腱韧带必随之或弛缓，或拘急，施术复位后其调摄要慎重。即外敷膏药或三层或五层，并且七日为更换期，与接法相同。根据患者的损伤类型及救治的天数，待适宜时行各部位的手术（即理筋术），可逐渐痊愈。偶有脱位兼骨折者，先使脱位复位，再整理骨折。小儿易脱位亦容易复位，其机关会合处尚不完备，并且肌腱韧带亦柔软，因此，施术复位后只贴膏而不需调摄。

各部位的手法列举如下：

隔骨： 此骨凹陷者用双头梃插入鼻窍，提起，然后用绷鼻带。

下颌骨： 其髁状突脱位者，口不能闭合，或虽能合之，但牙齿龃龉，并且下颌向前突出。复位方法：让患者仰卧，医者跨其上，面对患者将左右两拇指放入患者口中，置于臼齿上，八指在外，置于下颌体外部，拇指向下压，八指提起，用力整复，若左或右单侧脱位者，亦用此法，但其患侧应用力。已经复位者，用复颌带调摄。必须知道有经数日后不易恢复者，或神经挛急、焮肿发热者，或引发昏睡而死者。

髃骨：肱骨头肩胛骨脱位者。治法：让患者直立，医者脱去上衣，用肩髃抵其腋下极泉穴，用左右手抓其肘和前臂，稍弯腰好象背着他，一助手从患者后将两手放在其肩上，向下拽即复位。另一法是让患者仰卧，取有眼梃，固定髃部。医者在其头侧，两手执有眼梃，两脚抵其健侧肩髃，手足一起用力提举即可复位。而后贴青阳膏，用复髃带。若脱位的髃臂痿弱多难治，而患者为身体健壮者可用此法复位，缚扎。选用调理气血之剂摄养可获痊愈。

　　臂骨：其轴脱位者，治疗时医者与患者对坐，将患者的手放在肩上，一手握住肘尖，一手放在其肩胛部，手同时向前拽，肩在推进时其臂屈曲，则可复位。施手法时应在患者没有感觉时神速迅疾，否则患者痛苦难耐，其气力集于患处则不易复位。诸复法的手术皆有此意。复位后，贴膏药，施复臂带。

　　腕骨并五指骨：此骨龃龉者，治疗时患者将手平直放在座位上，医者用脚踏正其突出处，其突出处在手背时从手背踏之，如在手掌则应从手掌踏之。如已复位者应施复腕带。五指骨的复法与接法相同，调摄法亦相同。

　　股骨：其髋窝脱位者有外出、内出。向外突出者的治法：让患者仰卧，医者在其患侧，用一脚掌抵住其髋头，两手抓住其股部提起，屈曲，如呈箕股状时即复位。贴膏跌坐，施复髋带。若其向内突出者，让患者仰卧，助手的两手按压其胸上，医者坐患侧，一手将患肢从上向前移动，紧紧抓住其内侧，一手从下向前移动，展臂，放于其健侧髋上。用其肩抵住患侧外廉，即肩推、手拽，用一顿力时即复位。然后两股间插入布枕子，两腿合之，固定，患侧在上侧卧。

　　胫骨：对踠骺与龃龉者治疗时，让患者倚壁柱，医者以肩承抵其小腿中间，伸两手，从患者腋下抱住其背，推肩，手牵引时即复位。而后捆束大腿和小腿两侧固定。

　　骹子骨：此骨脱位者多向外突出，而向内突出者甚少。向外突出者的治法，让患者仰卧，患侧在上，医者用一只脚踩在患者的外踝上，两手抓住足跌部，用力提起时即可复位。其后用复骹带。向内突出者用与此相反的治法，患者侧卧，患侧在上，医者用一只脚踏定其内踝，两手的方法如前法，其后的带法亦同。趾骨龃龉的接法与施术相同，其机理同于手指。

屈伸法篇第十一

　　所谓屈伸法是使或者屈曲不能伸展，或者强直不能弯曲的诸骨机关恢复正常的屈伸运动的方法。虽然屈曲与强直的形态相反，但其原因如出一辙。由于打扑闪挫折伤刀创等，或因痛风、鹤膝风、霉毒、肿瘤等致病，未得到救治整理而使各部位肌腱韧带凝结僵硬，或因挛急而不能松弛，或弛缓不能收缩，如按复法的条文辨别，有七种类型外用熨蒸法可以缓解柔软僵硬挛急。而后施行手术，可伸其屈曲，折其强直，加用缚带、挟木之法收其全功。但其患者多为久病者以及天禀羸弱者，治疗应首先调理保护，不一定强施手术。

缩法篇第十二

缩法是指对于因打扑闪挫等引起骨节移位，使弛缓的肌腱韧带收缩之法。虽未致脱位、龃龉，但因移位弛缓而使各部位不能随意活动，西医称为半脱位。缩法治之，随着各个部位的好转，加用檗皮，施以缚带，且内服外敷药物，患处要慎动。另外，最初不因外伤，且无疼痛，只是机关痿弱，不能运动者，这是由内疾引起的韧带肌腱弛缓，多难治，但先天禀赋壮实者偶有治愈者。不能一概而论，应按各种方法救治。

腕骨：此骨关节位移、莲房软骨损伤并且肌腱韧带弛缓者，多因蹶扑、跌落而得之。治法外贴青阳膏，施以复腕带。

骰子骨：此骨移位时跟骨的肌腱弛缓，多数是因持物跨越沟渠或攀登险峭、蹑跋违反常规，治法外用青阳膏，施以缩筋带。

理筋上篇第十三

凡损伤未及骨骼，未损伤肌腱韧带者，一般为瘀血凝滞，却不能旋转。然而被误认为扭筋，妄而治之，如久病者不仅无益，相反多引起损害。予深深慨叹，为此撰写了理筋上下篇，附于整骨诸篇之后。筋为骨所依，失其常，骨无所依附，故为治法之先务。治之有三要：一曰形质，二曰机关，三曰习熟。所谓形质，是指全身骨骼有十四种二十四类形状以及种体质。所谓机关，是详细辨明铭记十六个骨连结的区别。所谓习熟是习惯熟练。如不知道骨骼的形状及体质则无施手法之处。如不明机关，则手法无归。虽已学习手法，但因不熟练就不能根据患者体质的强弱而施轻重缓急之手法，清晰、详审、辨知、习熟前述三者，而后根据患处的新旧、剧易与禀性的强弱刚怯以及形体的胖瘦、衰壮而施以各种手术。或者数日，或者十日必见其功。若其损害未及骨骼，只是机能失常不能屈伸者，有肌腱韧带粘连僵硬者，有神经功能活动被抑制而痿弱废绝者，有血流凝滞而肿痛者。对于上述各种类型根据此篇的治法缓解、柔软、稀释、消导，使丧失的功能逐渐恢复正常。

颈项：对此部位打扑引起寝卧转侧失常，不能俯仰转顾，痛甚者治疗分为四步，按照顺序而治之。第一步，让患者正坐，医者坐其背后，用一手掌抵承其颏部，一手用拇指尖在耳后压按，抵承其颏部的手掌向后牵引，在耳后按压的拇指向前推，头颅偏斜时止（三息）。接着一手的拇指尖移至风池按压，另一手不变，如前法。第二步，一手的拇指肚按压旁边的风府，一手的五指尖皆置于颏部，将其向后强引（三息止），或者一手置于额部亦佳。第三步，医者立于患侧，稍弯腰，用一手掌抵承颏部，另一手用拇指尖和食指夹按风池，提颅左右旋转五次。此法指掌只是提起，旋转时应在腰部用力，手指与身体一起摇动，用其推引之意。第四步，一手除拇指外，其余四指皆置于云门周围，向后牵引，一手用拇指肚抚循颈项数十遍。上述四法要慎重，不要弄错顺序。左右皆伤者决不能草率处置。若其伤处左右各有轻重，手法则应随之变化。

胸部：此书所称的胸骨为肋骨中央的竖骨，其解释已在形质篇叙述。这里所说的胸不是所谓的胸膈，只指肋骨中央的竖骨部分，故其损伤部位很小，其治法与胁肋相同。

胁肋：主诉疼痛而且疼痛妨碍呼吸者，治法有五步，应按顺序治之。第一步，让男子跌坐，女子两腿伸直，医者在其背后，用两脚心夹持髀枢处，用两手掌承持极泉处，与患者一起呈仰卧之势，左右相互牵引各十次。第二步，医者用两膝盖按痞根之处，两手手指皆置于左右巨骨之处，向后牵引五息止。第三步，患者端坐，两膝立起，用自己的双手指指相交抱膝。医者在其背后，两手从腋下插入，两手掌覆定其膝盖，手臂用力，患者低头，屈体，抬臀离地，医者用膝向前抵承之，将患者放在膝上，五息止。第四步，患者呈坐位，医者坐其后，将右手置于右侧巨骨处，左手掌置于左侧肩胛，右手向后牵引，左手向前推，使患者的身体倾斜，左侧亦然。左右相互各推五次。第五步，行还原法之第四术，施此法时，患者腹式呼吸，胸腹充胀而肋骨鼓起，而使之恢复本位。此法不只用于治疗肋骨，还用于治疗胸骨、脊椎、腰椎、髎骨。

背脊：疼痛剧甚妨碍呼吸者，治疗应用肋骨手术。

腰部：疼痛不能屈伸步行、妨碍呼吸者，治疗用第一至第四顺序的肋骨手术。让患者俯卧，助手用两手掌按住腰椎，医者抓住患者两脚提举，五息止。接着行还原法第四术，若无助手时，医者以脚心踩踏腰椎，两手抓其两脚提举。

臀尻：疼痛剧甚，或因持重物，或因跳跃，或因迅速起卧引起髎骨龃龉，多不能屈伸、步行，皆应进行胁肋手术治疗。打扑有一种严重损伤，或从高处坠下，或蹶扑，突然触物，损伤髎骨或骶骨，而跨越时损伤骶骨者最多。凡髎骨及骶骨严重损伤者，出现尿闭，其损伤波及内脏，丧失输尿功能尤为危险，如不及时救治，生命危在旦夕。但其治法没有记载，只为口授。

肩胛：疼痛者应以臑骨之术与按摩术并用。

臑部：对于疼痛不能活动者，手术有四步，应按顺序而用之。第一步，医者与患者相对而坐，将一手掌放在患者之肩井处，另一手握住患者的手腕旋转数十次。第二步，手法如前述。使臑骨前后摇动数十次。第三步，医者一脚站立，向患侧移动，如左手为患侧，医者的左手掌承持其肘尖，右手在其背后从右肩下垂，握住手腕，承持肘的手掌向上推之，握腕的手提拽之。若其右手为患侧，医者的左右手掌与前法相反而施之。医者的左右手应协调一致，不要忽轻忽重。第四步，医者用一手沿患侧肘握腕，一手置于其肩上。握腕之手向上推，置于肩上之手向下推，至患者低头为度。

臂部：对疼痛不能随意屈伸者，手术分为二步。第一步，医者、患者相对而坐，医者用一手掌承持患侧的肘尖，另一手握住手腕屈伸数十次。第二步，一手握住患侧腕部，一手从患臂下斜向伸臂，抵住患侧颈旁。握腕之手伸展，三息止。若非打扑等原因，而是由于活动过度所致臂骨疼痛，不能随意活动者俗称为手痛。治疗用膏熨法，选用上述的手术及腕骨手术，外用青阳膏。

辅骨：对于此部位疼痛者，治疗时医者与患者相对而坐，用一手握住患侧之肩胛部，一手握住患侧手腕，仰俯数十次。

腕部：疼痛不能随意活动者多因颠扑、蹶跌、撞触所致。治法：医者一手握其腕部，另一手的手指与患者手指相互交叉，旋转其手腕数十次。此治法好像很容易，其实很难。只用此法治疗难以恢复正常者再用缩法。

掌部：疼痛者施腕部、五指部的手术。

五指部：疼痛手指不能屈伸者，治疗有三步，应依次施治。第一步，医者一手握住患者的腕部，另一手的手指与患者手指相互交叉，旋转数十次，拇指本节起伏，中节旋转。第二步，医者一手掌托着患者的手背，另一手掌托着患者的手指屈伸数十次。第三步，让患者把手翻过来，医者一手握住患者的手腕，另一手抓住手指屈伸数十次。

髀部：疼痛不能起坐、行动者，治疗分二步，依次施用。第一步，让患者仰卧，医者坐其患侧，支起一条腿，另一条腿跐起脚后跟，然后用一手掌抵撑患侧膝盖，另一手抓住其足踝部，屈腿，徐徐旋转数十次。第二步，医者的身体及手法同前，旋转屈伸数十次。

胫腓：疼痛不能起坐、屈伸者，治疗分二步，依次施用。第一步，让患者伸两腿，医者左右膝夹住其患足，两手抓住其膝腘，一浮一沉，摇动数十次。第二步，让患者屈腿，医者一手挟持足踝部，一手按住患侧膝盖，持踝部的手随之推压，挟持，有稍稍推进之意。

足部：疼痛不能起坐、行走者，治疗依次施用五步手术。第一步，让患者伸出两脚，医者坐其前，一手掌承持其足跟，一手指肚放在趾头上，前后摇动数十次。施术时医者的左右手亦前后摇动。第二步，如前，一手承持其足跟，一手握其脚心，左右摇动数十次。第三步，医者的一手拇指与食指捏住患者的大拇趾，一手横向抓住足跗部，拇指肚置于跗上，依次按摩。一手从大趾至小趾摇动数十次。第四步，患者伸腿，抬起脚，足跟放在椅子上，医者用一手握住踝骨上前部，一手掌按定其趾头，三息止。第五步，让患者抬起一条腿，医者用一手掌压住其足跗部，一手抓住其踝骨上后部，向前牵引，其足跗部亦随之摇动，但其趾头不离地，只是足跟拿放，行此法数十次。

以上十六则的手术据证而行之。然后施按摩术，贴膏药，并据证施针刺，诸法将在理筋下篇详细论述。

理筋下篇第十四

若论损伤部位的区别，有破损、有未破损而出现青紫黑斑者，有未生斑未破损而疼痛者，疼痛亦有深浅轻重之别。其状态不一，故应首先手术治疗，进而并用熨泻法。手术做完后必用按摩，以此进行调和之法，在手术后进行以恢复其血脉，而后贴膏，以活血祛瘀，故二者必用。但其损伤不久，伤处微肿焮热、痛甚者必用醋熨法；已经数日者热肿均消，或者仅肿及疼痛剧者用酒熨。若经日出现青紫黑斑，或者红肿者兼用针刺去恶血，再用膏熨以包围瘀滞，其伤处破损未出血，焮痛难耐者用葱熨。

按摩术：所谓按摩术是指对因打扑闪挫等所致的皮肤肿胀、疼痛者进行抚、循、按、摩之术。诸损伤出现焮热红肿或者紫黑青斑、疼痛的施对症诸法以及外敷药膏时用指掌按摩患处，手法不轻不重不急不慢，中度适宜做数十遍甚至百遍。可促进血液循环，缓解神经之挛急，使用诸方法时兼用此术，恢复最迅速。但对于骨骼折断、关节脱位等非此术所能及。

熨法：对于打扑闪挫坠堕跌蹶之类引起的血脉凝滞、疼痛甚者，或者焮热肿痛，膈皮暗伤，肌肤破损却未出血，或者酸痛不遂、麻痹痿弱，或者脱位数月肌腱韧带损伤者实施的手术。熨有数法，根据其主治大致分为醋熨、酒熨、膏熨、葱熨、酒酿熨五种。醋熨：治疗患处有热、疼痛甚者。治疗将平圆铁投入火中，使其通热，另外，取浓醋浸湿棉布，用其包裹烙铁，敲叩熨，乘其敲叩之势凝瘀可行。其热暖微甚，以舒适为度。酒熨：治疗损伤已久，热退而疼痛不止者，治法用火酒代醋浸，其他如上法。膏熨：治疗患处血脉凝结、焮热红肿、疼痛剧甚者。其治法是将熨镘烧红，另外取一张美浓纸，折叠四十八层，里面摊蚯蚓膏，将浓醋放入磁器中。摊膏纸放入其中浸湿，而后取出贴于患处。用镘在纸上按定时，火气通彻，膏药溶解，随其润滑慢慢移动镘熨。但是，施熨法前，用针刺患处，稍稍出血后再用熨法。葱熨：患处无出血，肌肤破损疼痛难忍时，取葱白数根，在臼中捣烂，放入锅内加少量蜜和盐，在火上熟热，用棉布包裹而熨。如冷时则加酒酿熨。药剂在酒酿中调匀，放入布囊中，蒸热后施熨法。

泻血法：泻血法用于打扑闪挫颠蹶等引起的血脉凝滞，或紫斑青斑黑斑，或焮红肿痛者。用时在患处针刺泻血，泻血量之多少，应按症之轻重而定。

各务文献　著

下　卷

器械篇第十五

夫工因其器利，而具备巧妙的技术。整骨之术亦然。有时会因器与物遇到想尽办法仍影响技巧的事情，或者需补充不足或适当调整而自己无法解决的事。因此，在此概要介绍了自己所用器械的规程及其具备的功能。虽然详细地介绍了这些器械的制作，但亦多有难以领会之处。故于本篇末附图以便参照。尽管如此，屈曲之处文字难以尽表其意，故用略语、数字作为符号代之。

檗皮

选择厚约一分的黄檗树皮，根据治疗部位截成不同的长短宽窄，用时先在热水中浸泡片刻，拭去水气，此时柔软可随意屈曲，患处有高低凸凹，沿循部位形状干燥，随部位高低凸凹而变坚硬，这与古人用的竹帘杉篱等有大的差异。

竹片

竹片淡苦，嫩老竹均可，去内皮，用外皮。制成厚约一分半，与各个部位相应的长短宽窄不同的样品。

双头梃

双头梃用象牙或各种韧木制成。长约五寸五分，末端四分之一处加宽，去掉中间部分，做成细而圆滑的双头，距中间空处分开如簪腿状，其余部分为柄。

平圆铁

平圆铁用钢铁制成。呈扁圆形，直径二寸一分，厚四分，重百克，上面做成提手。

膝盖正

膝盖正用韧木制成，形状如图所示。长二寸二分，宽六分，厚三分，两端各打一小孔，穿入麻绳，内侧刮成弦月形，夹缚在膝盖上。

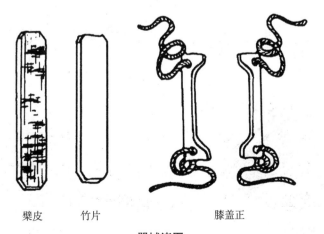

檗皮　　竹片　　　　　膝盖正

器械诸图

有眼梴

有眼梴是用苦楮制成。长约二尺，宽一寸一分，厚九分，整体刮平，不要有棱角，其末端稍大，打一孔，穿入麻绳。

熨镘

熨镘由柔铁制成，头形如钱，呈特别的矩形，有弯茎，其中心部直径一寸，厚二分，茎为一寸，其底部长约四寸，有木柄将其插入茎末端约二寸。

割准子

割准子用柏材制作，用二块长一尺、宽二寸、厚四分的木材，横竖大致呈矩形。再用一块长一尺，宽一寸四分，厚四分的木材斜放在矩形中，如牝牡笋。其横竖材的两边打十六个小孔，穿入麻绳，孔间距离有宽有窄，第一孔距上端四分，第二孔距第一孔一寸四分，第三孔距第二孔四分，第四孔距第三孔二寸，以下每五分与二寸相互交替打孔。距横竖相交处五分再开始打孔，其次相隔二寸，再以五分与二寸交替，如上法。两边同样各穿入一条麻绳，左右分开，从上端第二孔的外面穿入，一根入里面，一根出外面，恰如缝衣。左右分别从第一孔外面穿麻绳，在里面露出。但是，一根是从外到里，一根是从里到外。两侧至下端相同。插入缚带，为使其不移动，外面麻绳经过之处凿一小槽，把绳索放入槽内。

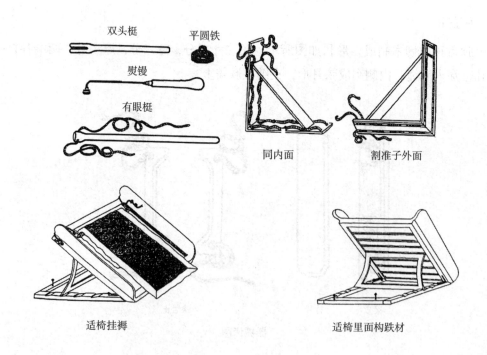

双头梴　　　平圆铁
熨镘
有眼梴
　　　　同内面　　　　割准子外面

适椅挂褥　　　　　　适椅里面构趺材

适椅子

适椅子的构材共有三个，其一如扁额，四方有边，其中有底板，上下边宽一寸七分，厚二寸，长二尺二寸。左右边宽一寸六分，厚一寸七分，长二尺八寸。左右有唇，其唇不用其他的材料，直接在左右边设制，其形略如舷，观图而知。唇厚七分，如从内面计算，宽四寸八分，从外面计算宽约四寸。左右缘两侧距上端四寸装铁环，环的直径约一寸。下端里面凿一宽二分，长五六寸的槽，槽内呈斜面，不要穿透，把铁枢隐蔽其中。铁枢宽五分，厚一分，长四寸余，右侧四边中放底板，深一寸，其中应容纳草垫。底板厚五分，里面做一横棂，棂高宽各约五分，左右三个，犹如门棂，共七个。每棂相距二寸半。这个扁额状物暂称为甲。这是一个底座，上窄下宽，如俗称的裙带。上宽二尺一寸八分，下宽二尺五寸三分，如直接计测高为一尺一寸半。但是，需用宽一寸半、厚五分余的硬木围绕制作，这个脚材暂称为乙。另有一个跌材，用横竖两材制作，竖材宽一寸六分半，厚一寸一分弱，长二尺六寸二分。横材长二尺二寸，宽、厚均与竖材相同。将竖材围在横材之中，而且呈门字形。在距横材两端三寸半处打一小圆孔，另外制作一长约六寸的铁钉，穿入孔内。下边草垫不要移动，竖材置于其上，刻纹四个，每个刻纹上直下斜，参考附图。直处深二分，斜处一寸余。第一刻纹距上端四寸半（计至刻纹上端，以下皆同），第二刻纹距上端八寸半，第三刻纹距上端一尺二寸半，第四刻纹距上端一尺六寸半。其下中央部凿一宽二分的长沟，以容纳甲里面的铁枢。其下端犹如削薄的凿子，直径二寸。这个跌材暂称为丙。割准子的结构是首先安装丙，再将甲置于其上，左右缘的里面露出铁枢，丙的左右侧置于沟中，穿过铁枢的细孔，丙的侧材亦按照该孔打细孔，从内面插入小钉，固定铁枢。另外，用硬材制作小杩子，杩子厚二分弱，长三寸七分，头宽末窄，反向置于铁枢上，不要浮动。其次再放置乙，其上方与甲里面的棂相交，下方放置在丙两侧的刻纹上，两侧有四个刻纹的原由就是欲放高者将其放置下刻，欲放低者则放置上刻。言此条上下者，枕方为上，足方为下。另外，制作褥子放置甲的草垫上，褥子宽二尺，长约五尺。在其三分之一处折叠，长者为面，短者为里。折里横放细木，细木长二尺，宽约五分，厚约四分，两端打小孔。另用宽五分，长六寸半的紫皮穿过小孔，距该紫皮一端三分，中央部位有约二分的纵向裂口，犹如两端的角，在细木上很明显，其中的一个放在细孔上，另一个穿过裂孔如鹰缨。并且，一方裂处在甲两侧的铁环系着麻绳，由于用麻绳缚着，能挂住褥子。用长约一尺的麻绳系在上端的铁环上，其下结设三节，以便于伸缩。在其上方加一大褥，以使患者舒适。另外制作枕，下边将介绍离合枕的制作。

离合枕

离合枕均用厚度为二分半的桐材，先制作二个箧，一个长九寸八分，宽三寸六分，高二寸二分（均为箧的外侧），在一寸五分的深处有底板。如从背后计算的话，深度为五分。底板里面的两侧中央的上端各打一小孔，孔的直径为三分，上端没有多余之处，将此箧暂称为甲。另一个箧长九寸三分，宽三寸一分（此亦为外侧），深一寸四分，底板特别大，长一尺一分，宽二寸九分，两侧

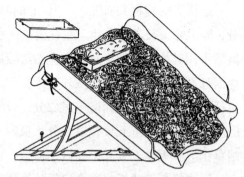

适椅袭卧褥而加离合枕上箧

的中央底板各打一小孔，小孔直径二分半。再用锥打四个细孔，距其端上下一寸，左右各约一寸半，将此箧暂称为乙。另外用一条长约一丈的丝带穿过乙两侧的孔中，出左右两端，系在适椅子上边左右的环上，作为该箧的提梁。另用长一尺、宽约八寸的棉布缝制布袋，内装荞麦皮，作为平常枕。把该枕系于底板外，距其两端各二寸处用线穿之，在乙的底板系住。用时，如希望低者只用乙箧，如希望稍高些者则用甲箧。把深处变为表面，则是将乙箧合在一起，如希望再高些，反复改变甲箧的位置。如把浅处变为表面，则是将乙箧放在其上，所有的三种用途均是根据丝带的松紧而使枕升降，甲箧两侧的小孔亦用于穿丝带。

辅复床

此器材颇大，与通常所用的床类似，只是没有床腿，用二个方材制作，方材宽三寸一分，厚三寸七分，长六尺三寸。另用宽、厚均相同，长二尺五寸的方材三个。用这些长短材料制作无腿床。二个长材分置左右，二个短材构成上下端，在距上端一尺五寸三分处（称为内矩）横放一短材，并为日字形。

纵长横短，将纵称为甲，把横称为乙，其中中央的短材称为丙。为便于指示，列出其尺寸，其结合处皆削好榫卯插入，以楔固定，故说明其分寸。甲的内部上下两端立一小板，乙材的左右也立一相同的小板。小板宽三寸六分，厚一

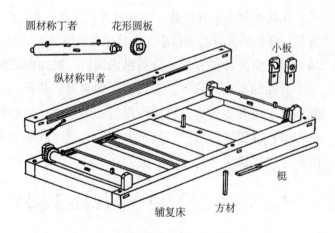

圆材称丁者　　花形圆板

纵材称甲者

小板

辅复床　　方材　　桄

寸二分，高四寸五分，上下左右共四个。在左右二个的中央加一圆材，圆材直径二寸七分，即为"轮轴"。上下亦设之（该圆材暂称为丁），其两端削成榫卯插入左右小板的内面，故小板内面凿一圆槽以受纳。再凿一乛字形槽，以便于保存，上下相同，于丁的中央打方孔，方孔竖宽九分，横宽一寸四分，穿出，一在孔面，一在孔侧（一靠左侧，一靠右侧）。从材料表面看，恰似打四孔。在距两端四寸处立二个高一寸二分，宽五分的方材，并用一个直径四寸、厚一寸的圆板（用铁或坚硬木材制作），围绕刻成锯齿状。锯齿一长（六分）一短（三分），犹如自然开放的花。在其中央打一长寸余的方孔，如钱币状。为了让方孔受纳丁端，丁的一端削成一寸弱，入方孔，其末端作成榫卯，插入小板内面。但是，该花形只在一侧。然而，上下皆有之，上在右，下在左设置。于甲的内侧距上端七寸二分处，距面端约二寸五分处设铁杩子。该杩子宽五分、厚三分，长四寸，其末犹如用镲凿过，其本打孔如钚。使之圆滑，其花形板刻纹。使丁材圆滑，此亦上下均有。另外，距丙的左右两端八寸处，打一个宽一寸余的方孔，深为三寸。距其孔间六寸，设二个宽一寸弱、高九寸的方材。在立于方孔的丙上用一宽五寸、厚约八分的板，如地板，放置患者的枕头。甲材内侧凿槽，将板端适当放入，丙之下甲材之上缺内角，左右均如套匣，把板两端放入其缺处，宽深均为八分，从丙上端至下甲材的尽处，用数块厚八分、宽约五六寸的板填充其缺处，并在丙之下甲材的内侧缺处，距其端五分处凿一宽一寸二分、深五分的槽，从丙端至下端用一个长二尺五寸、宽一寸二分的方材，并在其两端分别施一横材，如橦木状，横材厚七分，宽一寸二分，长四寸半。在甲的内侧槽中放入，使其往来通行。另外，将二个长二尺，头扁宽一寸三分，厚八分的梃，放入丁的方孔，其下圆为柄，二个相同。在其结构上，首先将甲材左右分置，将安枕板放在上边内面的槽中，其下加丙材，相对而放，其下放置橦木状材，二个乙材上下分置共同构成。接着将四个小板分放在上下左右四个位置，取丁材，先把一个放置圆槽，另一个放置乙字形槽，再将二个小方材分别放入丙的方孔左右。取数块板，就像铺地板一样放入。用时将患者仰卧放在地板上，头放入二个小方材之间，二个方材固定肩，不要移动。另外，把枕头放到板上，将患者的头平稳放上。去掉患者腰间处的一块板，其空缺处放橦木材，用麻绳在衣服外缠绕固定腹部（如此缠绕固定，患者腹内力充，平安接受治疗）。人的身高有长短，因此数块地板适当分配。凡使用此器械者，由于肱骨或股骨脱臼，使其仰卧，缠绕腹部皆同。如为肱骨脱臼者，将棉布迭厚放置腋下，用麻绳在其上挂住，缠绕，向上牵引，在丁材缠绕，丁材两端的小方材止住。另外，一人持患者的手臂，顺其身而坐。医生在丁材的眼中加一梃，旋转丁材并勒紧麻绳。有两个梃者，相互轮换，紧缚，由于双梃交替使用难以恢复原来的状态，故放设铁杩子为之棍。股骨脱臼者，将棉布迭起，缠绕于患处，用麻绳加下圆材紧缚，其端再用小方材防止滑脱。另外一人扶腿，伏身而坐，医生站立，将梃入圆材孔，与上法同。肱、股二骨脱臼为古今之难治疾患，诸医家虽竭尽全力，但未得其要点。何况进行治疗时患者痛苦难耐，医生亦十分同情。因此，我思虑良久，耗费精神，制作了这个器械。实际验证该器械便捷，难以用语言表述。既为患者解除难耐的痛苦，医生也不需用大的力气。因此，将其公开发表，与同道共享。在详细表述了其制作和用法后，附图以示其底细和原委。并且，其灵机奥秘之处亦有不尽的地方，希望同道相扶持以有适宜之法。

缚带篇第十六

缚带用于骨折、关节脱臼、肌腱或弛或挛、肌肤划伤、咬伤、金刃伤，应用上法治疗养护。虽有其他多种方法，这里只列举缚带法，即用漂白布，选择不厚不薄，疏密中等，缚缠时亦不松不紧适中，若松则缚带无功；若紧则肌肤不仁，或疼痛、焮肿、血液运行不畅，反而妨碍治愈。必须谨慎，用该法治疗后，解开缠绕时，如血水及脓液干固粘附，要用温酒或温烧酒润之，然后拆开，并要准备好新的缚布。否则，损伤部位暴露容易被寒冷空气侵袭，或者用缚带后出现皮肤瘙痒之类，以浓醋隔带外敷瘙痒即止。使用缚带者应该了解这些方法。由于所在位置的不同，缚带的制作也存在差异，使用方法亦不相同。今在文后附图列出布制十五种，缚法三十五种，以便于初学者查阅，相互对照，可知其原委。

双轴布

双轴布的长短宽窄根据治疗部位需要而定，以两端为轴，用其包裹有多种方式，但皆为左右分转包裹。

单轴布

此布为单头轴，或右或左回转包裹。余下按双轴布的用法。在尾端撕成二条结扣固定，但有在其首端做裂孔固定者，有折叠缝制固定者，也有不做孔者。这三种方法功能各异。做裂孔者缠时，将轴插入孔内，返回，不使其滑脱，将其称为裂孔。其缝制孔者亦如上法，缠绕紧缚，以下称为缝孔。不做孔者只能旋转包裹，以下称为无孔。

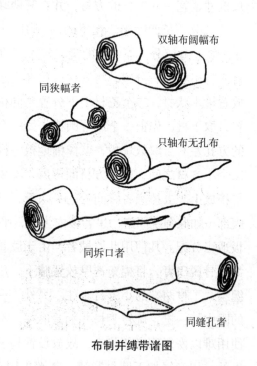

布制并缚带诸图

绷鼻布

此布为三竖一横，竖为三条，中间者宽八分，左右者宽五分，长均为一尺七寸。

横者宽五分，长二尺二寸，在横布的中央与竖布并列缝制，缝制中间的竖布时穿一小孔，以作插管用（如图）。

缚唇布

共六条：横布：宽六分，长三尺五寸，距其一端一尺一寸做孔；竖布：宽六分，长四尺三寸三分；枕样布：宽一寸，长八寸，卷成圈，做二个；夹导布：宽七分，长三寸六分，对折，做二个。

假面布

此布用全幅布长二尺，中间打孔如人面（双眼、鼻、口共四孔，同人面大小），在两端撕成六条（五寸五分长），转至脑后捆束，用于面部的固定。

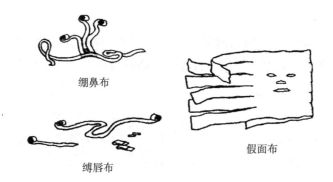

绷鼻布

缚唇布

假面布

八裂布

用全幅布长二尺六寸，两端各撕开四条，其长度为九寸。

绞颐布

此布长三尺二寸，宽五寸。纵向对折如半幅，中间裂约一寸二分。为夹入颐不移动。两端各撕成三条，长六寸五分。

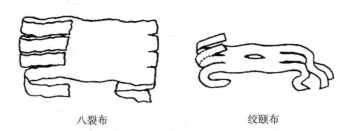

八裂布

绞颐布

拟裈布

有横竖二条，竖布长二尺三寸，宽五寸。其上端接横布，距横布四寸，竖打一孔，以出阴具。横布长六尺，宽一寸六分，其中间与竖布上端缝合。

甲裳布

此布用全幅布，长一尺八寸。横向对折，双面端缝合，如方袖状，有两股疾患者用此布二块。有偏股疾患者用一块，臀部疾患者亦然。

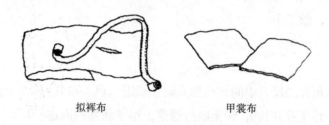

拟裤布　　　　　　　　甲裳布

四裂布

此布为竖横二条，竖布用全幅布，长四尺二寸。横布宽一寸五分，长一丈，在正中间的位置缝制竖布。在竖布距横布五寸处，撕成四条。

裹指布

此布共计六条，各条宽八分，一条长四尺三寸，距尾端五寸纵向撕成二条，用于结扣固定。其他五条皆长一尺三寸。

按定布

多重折叠，根据位置的需要制作不同的大小厚薄。

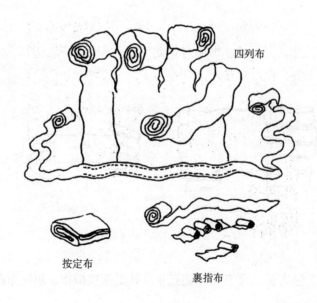

四列布

按定布　　　　　　　　裹指布

布条子

用宽四五分至七八分的布，长短可自定，在尾端约五寸撕成二条以便于结扣固定。

绢条子

将丝绸撕成细条，长宽按需要而定，尾端撕开二寸余的布条，多用于婴儿手指等处。

布线

用粗棉线穿在针孔里缝制缚带以防滑脱。

以上棉布的缝制方法简单便利，这是西医的记载及余之自制法相结合而制，仅举十五种。

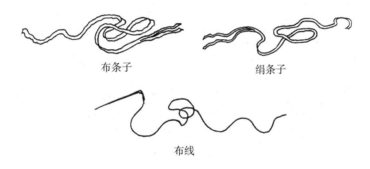

布条子　　　　　　绢条子

布线

缚法（方法如图）

上体部（十三法）

头盖带

用双轴布，长一丈六尺，宽一寸二分。将双轴布在额正中分别绕至颈窝会合，两轴左右交换，回转，一轴直接经头顶至额中，一轴在头围旋转缠绕，过额中回颈窝。额外负担中的布与初布相比稍斜，经头顶回至颈窝。如前与旋转布反转如初。一斜上一旋转缠绕，头上比例少，相互重叠，包裹时用缠绕五六次，头顶完全没有暴露的地方，然后在颈窝打结，将其作为头顶全覆带。

偏头带

用双轴布，长一丈一尺，宽同上。如前法，或右或左用于一侧。

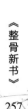

分界带

长宽同偏头带。缚法如头盖带，只是头盖带中间撕成二三条。

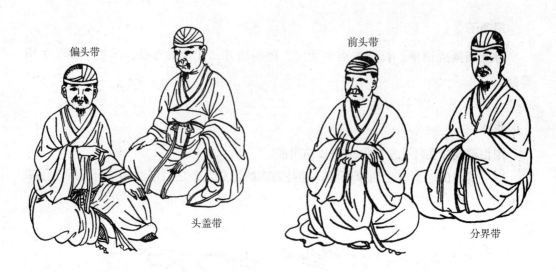

偏头带

头盖带

前头带

分界带

前头带、后头带

均用双轴布，各长一丈二尺七寸，宽同上，缚法如头盖带。将横用者作为特殊，只用于额部者称为前头带，只用于枕部者称为后头带，参照附图。

保耳带

横竖均用双轴布，竖布长五尺，横布长四尺六寸，宽同上。竖布置于头顶，于左右下行，覆耳上。横布至额，于左右分开，沿耳下斜行，经竖布之上相交于颈窝，返回额。竖布在头顶反转，左布降至右耳上，右布降至左耳上。横布如前法，止于颈窝，竖布再反转至头顶打结。横布从颈窝沿左右耳上至额打结。

护眼带

用双轴布，长七尺，宽同上。用双轴布从头上左角至右耳下部斜绕，于颈窝左右两轴交换，回转，从左耳下至头上右角人斜绕回颈窝。两轴左右分转沿耳上，经眼上覆行，于颈窝打结。但开始时眼皮上用按定布然后缚带。

绷鼻带（尺寸前面已经介绍）

用绷鼻布的横带由鼻下绕至颈窝打结。竖带三条用中间者覆鼻上，正上方两侧者从左右至鼻上交叉，在头后部与横布打结。另外，鼻窍插管以助呼吸。

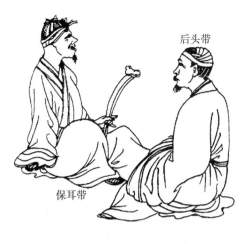

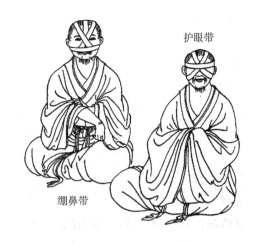

后头带

护眼带

保耳带

绷鼻带

缚唇带（尺寸前面已经介绍）

取缚唇布，先在横布的一端做裂孔，呈圆形。颈部容其内，其圆的中央至颈窝，在耳下绕行止于鼻下。另外，在其颊下的横布插入夹导布与枕样布，从左右系紧横布，此时枕样布在鼻下推压。为了不弄破伤口，其两端直接转至颈窝打结。接着将竖布的中央置于头顶，两端插入夹导布的间隙，下行穿横布反转，在头顶打结。横布固定不要移动，为此横布与竖布打结的余端在脑后系紧。

假面带（尺寸前面已经介绍）

用假面布覆于面部，两端系于脑后，但左上裂与右下裂相系，左下裂下右上裂相系，其中间左右四裂亦同，左右相互交错系于脑后。

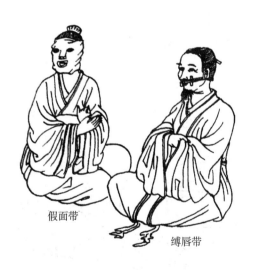

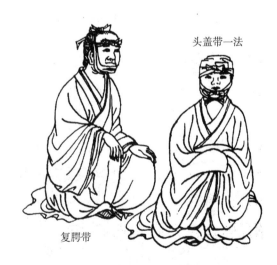

头盖带一法

假面带

缚唇带

复腭带

头盖带一法（尺寸前面已经介绍）

取八裂布，其中央覆于头顶部，将在额上左右的裂条暂称为第一，其上称为第二，其次为第三，最后的称为第四条。将第一条绕于脑后重叠。第四条绕前，于额部系紧。

第三条经耳后下行于颐前打结。第二条经耳前下行，于颐下系紧。

复腭带（尺寸前面已经介绍）

取绞颐布，将中央裂处置颐部，两端沿颊侧上行，于头上用中间的裂条打结。前后二条于裂止处打结，横向缠绕，于额上与脑后系紧。

头颈带

横竖均用双轴布，竖布长一丈七尺，宽一寸二分；横布长五尺六寸，宽同上。将竖布的中央置于头顶，分别从左右下行，横布从额绕至脑后，过竖布的左右侧之上，将竖布反转相交于头顶。进而左右侧下行的横布置于竖布之上绕一圈，系于脑后。竖布在左右侧下行，沿颊会合于喉结上。从左右分别经腋下至背后缠绕，再出左右腋下至喉结会合，缠绕头颈三圈相会于颈窝，再分别沿背后经左右腋下至胸前缠绕，系于背上。

中体部（三法）

巨胛带

用双轴布，长一丈六尺，宽一寸七分。假定巨骨左侧患者使其左手屈曲，横至胸前，用双轴布缠绕左肩与右腋下二圈，背上两轴缠绕一圈分开，一轴从肩上降至胸前，左手腕后缠一圈。回至肩上两轴交换，缠绕后分开，一轴沿背后出右腋下横向缠绕，系缠手臂带上行缠绕二圈打结。右侧的患者反之，肩胛骨骨折者亦用此法。

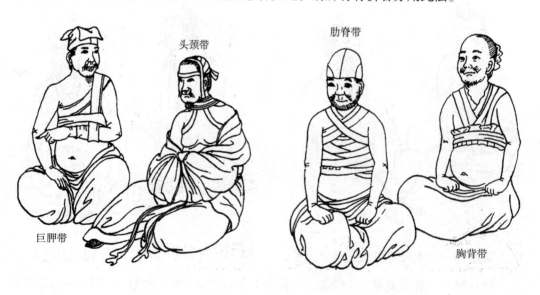

头颈带　　　肋脊带

巨胛带　　　　　　　　　　　胸背带

胸背带（尺寸前面已经介绍）

用四裂布。其裂源处放置喉结下，四裂左右平分，从肩上至背后相交，取横向缝制带左右缠一圈。其四裂端从肩上至胸前缠绕背后如初。用横带缚缠打结。此为胸部患病的治疗方法，若背部患病反之。

肋脊带

单双轴布各长一丈四尺，宽一寸八分。取无孔单轴布缠绕三圈，伤处置檗皮，其上包缠三圈系紧。另取双轴布，用前述的缚带从胸前至背后缠绕交叉，从左右肩上至胸肋包缠系紧。这是伤及肋骨者的治疗方法。若伤在脊柱上只加檗皮，其余如上法。

下体部（二法）

腰腹带

用单轴布，长一丈五尺，宽二寸五分。用缝孔单轴布做成圆孔形，孔的中央置于肩上，前后斜放在胸背，缠缚腰腹后系紧。

复骶带（尺寸前面已经介绍）

用拟裤布，阴具穿过其孔，其端跨会阴至腰部，用横布缠缚打结固定，有会阴伤者亦用此带。

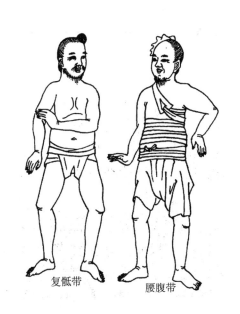

复骶带　　　　　腰腹带

上肢部（九法）

复臑带

用双轴布（长宽与巨胛带同）。将双轴布置于患肢的肱骨头，分转至健侧腋下缠绕二圈，于患肢肩胛边两轴回转，一轴降至胸前，在患肢臂缠绕上行。另外一轴回转，从患肢腋下经缠绕臂的带上至健侧腋下缠绕二圈后打结固定。

缀臑带

用单轴布，长一丈五寸，宽一寸七分。用裂孔单轴布，从健侧颈部至患侧腋下缠绕，将裂孔固定在肩后，穿过此孔，其布从肱骨头缠绕降至臑，除去鹰嘴，在肘前缠绕，再回缠至臑，在臑中缚定。

续臑带

用单双轴布，单轴布长五尺五寸，宽一寸七分。双轴布长六尺，宽一寸七分。用无孔单轴布，在骨折处缠一圈，再加用檗皮，随卷随加，直至其周围缠绕。再用双轴布进一步缠绕，此法亦用于臂骨、股骨、胫骨等的骨折（用于臂骨时单轴布长六尺五寸，宽一寸五分；双轴布长八尺，宽同上。用于股骨时单轴布长一丈一尺，宽一寸七分；双轴布长一丈三尺，宽同上。用于胫骨时单、双轴布长八尺六寸，宽亦同上）。

复臂带

用双轴布，长九尺，宽一寸二分。屈臂，使手朝肩，用双轴布与臑同缚，最好不伸展。

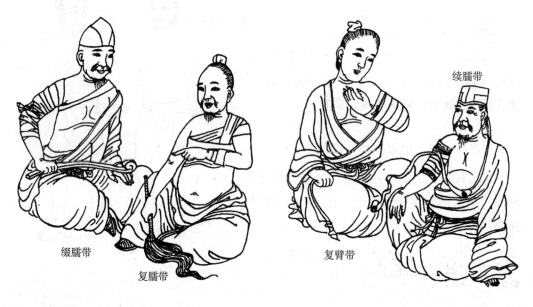

缀臑带　复臑带　复臂带　续臑带

缀臂带

用单轴布，长七尺八寸，宽一寸五分。用裂孔单轴布，首先从臑之下部缠绕。除鹰嘴外，从臂上际缠绕下行至腕后，在拇指间打结。另外，臂部回缠，臂中打结。

复腕带

用双轴布，长五尺，宽一寸。吊挂带用全幅布，长三尺五寸。将臂横放，掌向上，臂掌正直，加檗皮。双轴布从臂至掌缠绕打结。而后用另一块布挂臂系于颈后。

续掌带

用布条子，长五尺六寸，宽八分。用布条子约缠三四圈，然后手背横放竹片，用前布余下的部分缠绕其上，扎紧，竹片数目根据大小而定。

续指带

用绢条子，长一尺八寸。用绢条缠之，加薄竹片，用绢条余下部分进一步向上缠，用细麻绳结扎，手指脱臼亦用此带，趾骨骨折缚带亦可仿效此法。

指掌带（尺寸前面已经介绍）

用裹指布，取短的布条子，以其端做成袋状，手指插入其内，斜向缠指，其端放在掌中，五指皆如此。再取余下的长布条包缠手指，于腕后打结。此法用于指掌皆伤者。若一指损伤，可按照此法治疗其患指。

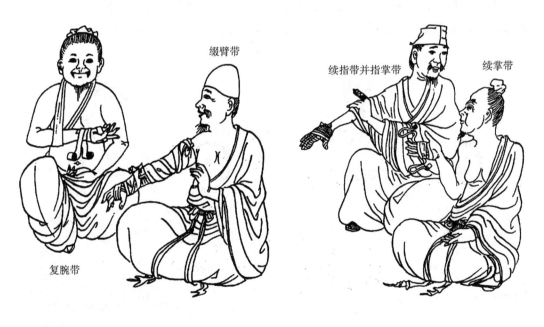

缀臂带

续指带并指掌带　续掌带

复腕带

下肢部（八法）

缀股带

用单轴布，长一丈六尺，宽一寸八分。用缝孔单轴布于下腹部缠绕一圈，降至股部缠绕，下行，除外膝头，在膝下缠绕一圈，再回膝上缠二三圈打结。

复颞带

用单轴布，腿部长一丈四尺五寸，宽一寸七分。腹部长一丈七尺，宽同上。用无孔单轴布，从股至膝缠绕。患者坐位两腿伸直岔开，将割准子置于其上，用前布之余连接割准子的麻绳打结。割准子的竖材置于腹侧旁，再用无孔单轴布与割准子的麻绳连接缠腹打结。

缀胫带

用单轴布，长一丈一尺，宽一寸七分。用坏孔单轴布在股下缠绕一圈，除外膝盖斜向降至膝下，从胫上际开始缠绕至踝，斜向至足跗缠绕，再至踝上缠绕二三圈，在胫中间打结。

接盖带

用双轴布，长一丈五尺，宽一寸五分。先在膝盖敷药膏，膝盖正置于其上，用双轴布缠绕，先至膝上，后降至踝缠绕，内裹桐木细条，再至膝上缠绕打结。

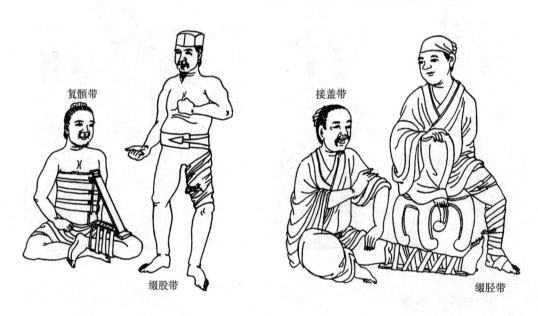

复颞带

缀股带

接盖带

缀胫带

复骰带

用单轴布，长一丈二尺六寸，宽一寸一分。缠法同下述的缩筋带。但脚侧外用檗皮。凡骰子骨脱臼，多在外侧用之，内侧用檗皮。

缩筋带（尺寸同复骹带）

先在患部敷药膏，伸足与胫平直，用无孔单轴布，从足心开始缠绕回至臁，其上加檗皮，进而用前布之余缠绕，后降至跗部打结。

续足带

用单双轴布，单轴布长四尺五寸，宽一寸。双轴布长七尺，宽同上。用无孔单轴布缠至踝部，放置竹片后用双轴布缠绕打结。加用竹片时，足心横放，足背竖放，这一点与手掌不同。

臀股带

用甲裳布、双轴布、单轴布。甲裳布的尺寸前面已经介绍。双轴布长六尺五寸，宽一寸五分。单轴布长八尺五寸，宽同上。用双轴布，连子穿过二个甲裳布，将甲裳布的上端置于少腹部，两轴回至背后，左右相交绕二圈打结。两个裳布遮蔽两股，便于大小便排泄，其次取缝孔单轴布，穿过裳布的层隙间（双轴布在裳布上面穿过，单轴布在下端），于裳布下端（即膝上）缠一圈收紧，持轴斜上缠绕出股间，斜上腰间于腰间缠绕一圈打结。另外的裳布用缝孔单轴布缠绕。该法用于双股疾患者，单侧的患者用一个。如为臀部疾患者与之相反，背后用其法均相同。一般单轴布斜向缠绕，稍用棉线。

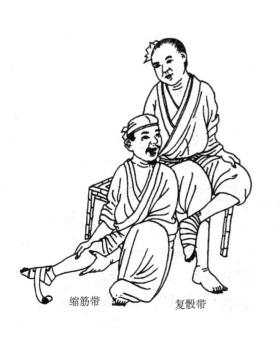
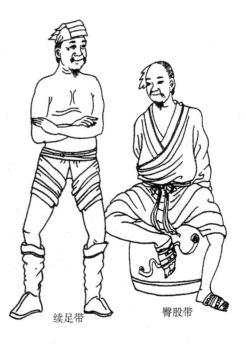

缩筋带　　　　复骹带　　　　　续足带　　　　臀股带

以上缚法共有三十五种，均是西医之说与余常用之法融汇交叉的内容。手法的细微之处用文字多难以说清，因此，后附图以便阅览参考。

药剂篇第十七

凡因跌扑损伤而致肌肉疼痛，或骨骼折断，或关节龃龉，虽疼痛但未破裂，未至出血者，施对症手术，然后外敷青阳膏。如各篇所述内无瘀血者服立效散。患部血液结聚、有红紫青斑；或有坚硬肿块、疼痛；或虽未出血但肌肤破损、疼痛难忍者，宜用泻血熨法。损伤严重，生机衰减，神志不清，急用挥发盐通鼻窍，先使其觉醒，而后给予拟泊夫蓝汤。大便秘结、肚腹胀满、恶心干呕者，先施瀚肠法，再投以行瘀汤。肌肤破损出血，创伤浅小外擦止血散，如血不止，先施以灌醋法，而后投以止血散，用蛋清调和敷患处。患处外用缚带，内服收敛散，兼用艾灸。如伤在上部者灸行间穴；伤在下部者灸身柱穴数壮，非常有效。若伤口深而大，用石灰水适量，苦酒三分之一，加热后浸在海绵上（如无海绵可用棉布），洗净伤口，血止后，缝合伤口。奇效油各等份用蛋清调和，浸湿棉布条或棉布，外敷伤口，再用醋浸棉布，敷在其上，外面再加按定布，最后施以缚带固定。这是首日治疗，次日起改用愈创膏敷患处，再用按定布及缚带，直至痊愈。如果伤者出血太多，胸腹悸动昏愦，投以保元汤及鹿头散。若证极危急，先给予蕃红花汤，再用前方。若牙关紧闭，用管经鼻道将药汁灌入，肢体酸痛不遂、麻痹痿弱者，用附子水或松叶散，施以酒酿熨，强壮神经。若伤口溃脓者，用矾石水加温后频洗，用文蛤散敷擦。若伤口腐烂甚，生虫者，用黑石水洗患处。若伤势重，痛苦不堪者，施术前投以麻睡散，而后施术。但用麻睡散要注意患者的身体强弱，有无宿疾等，非常仔细诊察，慎重掌握剂量慎防过量。应根据损伤、证候、每人的体质不同，而给予不同的药剂，不能一概而论。总之，灵活妙用才是医者的心术。现举二十六方，以示梗概。

外用方

青阳膏：用于诸损伤疼痛者。檗皮（生、炒），炭各百钱，以苦酒调和，摊在纸上，贴于患处。

挥发盐：不管由内而发或由外得之，用于一切失神昏晕者。碙砂五分　石灰三分各为细末，置于掌中，滴三四滴水，频擦鼻窍，使其气上于脑中。

瀚肠法：用于大便难通者。大黄六钱　硝石二钱　用水三合煎煮，得二合，加蜂蜜八钱，用吸液玻璃管射尽一剂。

灌醋法：用于伤口出血不止者。浓醋放铜酒提中温热，先将白布敷在伤口上，再将提中的温醋洒在白布上，使之渗入伤口。

止血散：用于金刃伤以及跌打损伤，出血不止者。蒲黄　麒麟血各大量　石灰

丹矾各小量　共为末，擦伤口，伤口大者，用蛋清调敷。

石灰水：石灰混入开水一升中，搅拌，取上清液用（成块的新石灰效佳，成粉末状的陈石灰效果差）。

奇效油：奇效油是余近年制作所得，其效果性状与西方的药用古巴香脂没有区别，屡用屡验。

檗木节：将檗木节锉成细末，加水适量，放入蒸馏罐中，取蒸馏水用之。

愈创膏：松脂　黄蜡　占各十五钱　乳香五钱　麻油八十钱　鸡子油七十五钱将占、松脂、黄蜡、麻油四味放入锅中煮变成黑色时，用布渗滤，稍凉后，加入鸡子油、乳香，搅匀，放在容器中贮藏。

矾石水：诸伤腐烂溃脓者用之。枯矾八钱　白降丹四钱　共为细末，加入适量米泔水，搅拌，洗患处。

文蛤散：此方有收敛之功，用于伤口脓液湿润者，先用矾石水洗，后用本药。能收敛伤口，干燥皮肤。文蛤　鹿角　蚌（分别烤焙）取各等份　黄柏（炒）减半　四味共为细末，擦患处或用麻油调敷。

黑石水：用于诸创溃脓生小虫者。胆矾五钱　片脑（冰片）七钱　共为末，用石灰水七合溶解，洗患处。

火酒浸：用于诸损伤日久，无热而痛不止者。猛烈火酒一升　制樟脑　硝石各五钱　为细末，前三味调匀。制樟脑为樟脑蒸馏得到的雪白色的结晶体。

蚯蚓膏：用于血脉凝结，焮肿热痛剧烈以及神经损伤者。蚯蚓油一百二十钱　黄蜡六十钱　共煮，使蜡溶解，滤于布上，微凉后，加入乳香、没药、蒲黄、黄柏各四钱为末，搅拌调和，贮藏。

蚯蚓油：其制作是将大蚯蚓三十条、火酒一合同浸，待蚯蚓吐尽泥土后，加入麻油一百二十钱，用微火煮升散酒气，以蚯蚓变细小为度，去滓取油。

酒酿熨方：用于活血化瘀，强壮神经。酒酿八百钱　忍冬　檗皮　矾石　杨梅皮各二十钱　缕泽十钱　人参二钱　后七味共为粗末，用酒酿调和，盛于布袋中，蒸热熨患处。

内服方

立效散：用于诸损伤瘀血凝滞者。合欢木（烧焦放入磁器中，再加酒烹制）　藜赤地利分别烧焦　三味药各等份为末，酒送服。

拟泪夫蓝汤：用于败血瘀滞，出血过多。因泪夫蓝非常难寻，故用以下药代替，定方名为拟泪夫蓝汤。缩砂　刚扑骨　川芎　槟榔　肉桂　黄连　白术　木香　萍蓬根　丁香　当归各等份　参叶半量　甘草少量　以上十四味药为粗末，缩砂、槟榔、肉桂、白术、丁香这五味药除外，其余用酒润之，焙干，再与前五味药调和一起，放密封容器中贮藏备用。用时取出，水煎服。

行瘀汤：用于瘀血内停，腹部胀满者。桃仁　桂枝　苏木各大量　红花　大黄硝石各中量　甘草少量　上药水煎服，加入酒及童尿最佳。

收敛散：用于诸损伤出血不止者。矾石　阿仙药各二钱　代赭石一钱　为极细末，调匀，白水送服。

保元汤：用于损伤出血过多，心悸昏愦者。应与鹿头散并用。地黄八分　黄芪当归各五分　酒母（炒）四分　参叶二分五厘　附子三分　甘草少量　水煎温服。

鹿头散：雌雄鹿的头　角皮同用　橘皮　青皮各五钱　荆芥　薄荷各三两　豆酱（酿制三年以上）百钱　阳物一具（若无，用乱发百钱代之）　烧黑后为末。

蕃红花汤：用于保元汤证之重证。

洎夫蓝：随病情轻重而调整剂量。单味药，提取后服用。

附子水：用于一切麻痹痿弱者。肉桂五十钱　白檀二十钱　酒　水各一百八十钱上药放在暖处数日后，入蒸馏罐，制取蒸馏液。另用附子六钱为粗末，放入制取的蒸馏液中浸泡十七天，去滓贮存，用时根据患者的老壮强弱斟酌服用量。

松叶散：用于诸损伤，四肢不仁或疼痛者。松叶（生）三钱　羌活（蜜渍或炒）蚯蚓（烧黑）　川乌各二钱　黑豆（炒，去皮）一钱　沉香二分半　共为末，酒送服。

麻睡散：用于重大创伤施术时的麻醉。曼陀罗花一钱　白蛇五分　为细末，剂量根据患者的老壮强弱而定，一般五六分，不能超过一钱。用温酒送服。

解醒剂：解麻睡散的作用，用于服用前剂麻痹不解者。上好茶为细末，盐水送服多次。又法：若误服或过服麻睡散或谵妄狂躁，或昏睡如死状，诸昏睡不醒近于死者，急用吸液玻璃管将温醋射入鼻窍，在冠状缝、矢状缝及颞颥、手足动脉处施以醋熨法。兼用发汗剂，盖被取汗。

以上内服、外用的药剂共二十六方，皆为摘选的经验良方。但药剂需活用，药随证变，不可拘泥。如只固守方法，而不明其理，决非本意。

整骨新书下卷完

题整骨新书跋

有客访子征，子乃示其所着《整骨新书》，客一阅曰：书中涉乎寻理，术出于构思，咄咄逼泰西矣。子征艴然曰：子以泰西为无复加焉乎，予观其所传之说，迂者非老，往往不勘今也。此书正彼谬误，用此新意，补其不足，助其不给。客曰：然。则宜远施诸海外，以博其传，何不修辞也。故在旁曰：吁是何言哉，苟修文辞乎，唯可示诸支那而已，支那为大邦，余六大州中实为一小国，何博云乎哉。且夫西方之人未尝有修我辞，以着书传诸我者也。虽然本邦学士笃志之至，切磋之不已，学文辞以取支那之书者，无论焉尔。方今学横行之文，用泰西之书者间亦有之也，则彼亦何不有笃志切磋茗我者哉。盖书之要，不在言，而在意；不在意，而在用焉。读此书者，置言而本意，会意而取用，则自知优于西东诸家，人之必传而不已，遂自及海外矣。客唯唯，因录附卷尾。

文化己巳之夏　平安　中川　故其德撰

发行书林：江户日本桥通贰丁目（须原屋茂兵卫）、江户日本浅草茅町贰丁目（须原屋伊八）、江户日本本桥通贰丁目（山城屋佐兵卫）、江户本石町十轩店（英大助）、江户日本芝神明前（冈田屋嘉七）、江户日本两国横山町壹丁目（出云寺万治郎）、江户日本下谷御成道（纸屋德八）、江户日本芝神明前（和泉屋吉兵卫）、江户日本桥南壹丁目（须原屋新兵卫）、大坂心斋桥通唐屋町（河内屋太助）。